"十二五"职业教育国家规划立项教材

国家卫生和计划生育委员会"十二五"规划教材

全国中等卫生职业教育教材

供营养与保健专业用

临 床 营 养

主　编　吴　苇

副主编　张　竹

编　者（以姓氏笔画为序）

叶　敏（江西中医药高等专科学校）

吴　苇（江西省南昌市卫生学校）

邹　清（江西省南昌市卫生学校）

张　竹（大庆医学高等专科学校）

罗　凯（大庆市卫生局卫生监督所）

窦娟花（陕西省西安市卫生学校）

人民卫生出版社

图书在版编目（CIP）数据

临床营养 / 吴莘主编 . —北京：人民卫生出版社，2015
ISBN 978-7-117-21556-5

Ⅰ. ①临⋯　Ⅱ. ①吴⋯　Ⅲ. ①临床营养 – 医学院校 – 教材　Ⅳ. ①R459.3

中国版本图书馆 CIP 数据核字（2015）第 250256 号

| 人卫社官网 | www.pmph.com | 出版物查询，在线购书 |
| 人卫医学网 | www.ipmph.com | 医学考试辅导，医学数据库服务，医学教育资源，大众健康资讯 |

临 床 营 养

主　　编：吴　莘
出版发行：人民卫生出版社（中继线 010-59780011）
地　　址：北京市朝阳区潘家园南里 19 号
邮　　编：100021
E - mail：pmph @ pmph.com
购书热线：010-59787592　010-59787584　010-65264830
印　　刷：北京虎彩文化传播有限公司
经　　销：新华书店
开　　本：787×1092　1/16　　印张：16
字　　数：399 千字
版　　次：2016 年 1 月第 1 版　2022 年 8 月第 1 版第 3 次印刷
标准书号：ISBN 978-7-117-21556-5/R · 21557
定　　价：72.00 元
打击盗版举报电话：010-59787491　E-mail：WQ @ pmph.com
（凡属印装质量问题请与本社市场营销中心联系退换）

出版说明

为全面贯彻党的十八大和十八届三中、四中、五中全会精神，依据《国务院关于加快发展现代职业教育的决定》要求，更好地服务于现代卫生职业教育快速发展的需要，适应卫生事业改革发展对医药卫生职业人才的需求，贯彻《医药卫生中长期人才发展规划(2011—2020年)》《现代职业教育体系建设规划(2014—2020年)》文件精神，人民卫生出版社在教育部、国家卫生和计划生育委员会的领导和支持下，按照教育部颁布的《中等职业学校专业教学标准(试行)》医药卫生类(第二辑)(简称《标准》)，由全国卫生职业教育教学指导委员会(简称卫生行指委)直接指导，经过广泛的调研论证，成立了中等卫生职业教育各专业教育教材建设评审委员会，启动了全国中等卫生职业教育第三轮规划教材修订工作。

本轮规划教材修订的原则：①明确人才培养目标。按照《标准》要求，本轮规划教材坚持立德树人，培养职业素养与专业知识、专业技能并重，德智体美全面发展的技能型卫生专门人才。②强化教材体系建设。紧扣《标准》，各专业设置公共基础课(含公共选修课)、专业技能课(含专业核心课、专业方向课、专业选修课)；同时，结合专业岗位与执业资格考试需要，充实完善课程与教材体系，使之更加符合现代职业教育体系发展的需要。在此基础上，组织制订了各专业课程教学大纲并附于教材中，方便教学参考。③贯彻现代职教理念。体现"以就业为导向，以能力为本位，以发展技能为核心"的职教理念。理论知识强调"必需、够用"；突出技能培养，提倡"做中学、学中做"的理实一体化思想，在教材中编入实训(实验)指导。④重视传统融合创新。人民卫生出版社医药卫生规划教材经过长时间的实践与积累，其中的优良传统在本轮修订中得到了很好的传承。在广泛调研的基础上，再版教材与新编教材在整体上实现了高度融合与衔接。在教材编写中，产教融合、校企合作理念得到了充分贯彻。⑤突出行业规划特性。本轮修订紧紧依靠卫生行指委和各专业教育教材建设评审委员会，充分发挥行业机构与专家对教材的宏观规划与评审把关作用，体现了国家卫生计生委规划教材一贯的标准性、权威性、规范性。⑥提升服务教学能力。本轮教材修订，在主教材中设置了一系列服务教学的拓展模块；此外，教材立体化建设水平进一步提高，根据专业需要开发了配套教材、网络增值服务等，大量与课程相关的内容围绕教材形成便捷的在线数字化教学资源包，为教师提供教学素材支撑，为学生提供学习资源服务，教材的教学服务能力明显增强。

　　人民卫生出版社作为国家规划教材出版基地,有护理、助产、农村医学、药剂、制药技术、营养与保健、康复技术、眼视光与配镜、医学检验技术、医学影像技术、口腔修复工艺等 24 个专业的教材获选教育部中等职业教育专业技能课立项教材,相关专业教材根据《标准》颁布情况陆续修订出版。

营养与保健专业编写说明

2010年,教育部公布《中等职业学校专业目录(2010年修订)》,将卫生保健(0803)更名为营养与保健专业(100400),目的是面向医院、社区卫生保健机构、养老机构、学校、幼儿园以及餐饮、食品与保健品等行业,培养具有基础营养、公共营养、临床营养知识与技能,服务于健康人群、亚健康人群、疾病患者的德智体美全面发展的高素质劳动者和技能型人才。人民卫生出版社积极落实教育部、国家卫生和计划生育委员会相关要求,推进《标准》实施,在卫生行指委指导下,进行了认真细致的调研论证工作,规划并启动了教材的编写工作。

本轮营养与保健专业规划教材与《标准》课程结构对应,设置公共基础课(含公共选修课)、专业基础课、专业技能课(含专业核心课、专业选修课)教材。其中专业核心课教材根据《标准》要求设置共9种。

本轮教材编写力求贯彻以学生为中心、贴近岗位需求、服务教学的创新教材编写理念,教材中设置了"学习目标""病例/案例""知识链接""考点提示""本章小结""目标测试""实训/实验指导"等模块。"学习目标""考点提示""目标测试"相互呼应衔接,着力专业知识掌握,提高专业考试应试能力。尤其是"病例/案例""实训/实验指导"模块,通过真实案例激发学生的学习兴趣、探究兴趣和职业兴趣,满足了"真学、真做、掌握真本领"的新时期卫生职业教育人才培养新要求。

本系列教材将于2016年2月前全部出版。

总序号	适用专业	分序号	教材名称	版次
1	护理专业	1	解剖学基础 **	3
2		2	生理学基础 **	3
3		3	药物学基础 **	3
4		4	护理学基础 **	3
5		5	健康评估 **	2
6		6	内科护理 **	3
7		7	外科护理 **	3
8		8	妇产科护理 **	3
9		9	儿科护理 **	3
10		10	老年护理 **	3
11		11	老年保健	1
12		12	急救护理技术	3
13		13	重症监护技术	2
14		14	社区护理	3
15		15	健康教育	1
16	助产专业	1	解剖学基础 **	3
17		2	生理学基础 **	3
18		3	药物学基础 **	3
19		4	基础护理 **	3
20		5	健康评估 **	2
21		6	母婴护理 **	1
22		7	儿童护理 **	1
23		8	成人护理(上册)- 内外科护理 **	1
24		9	成人护理(下册)- 妇科护理 **	1
25		10	产科学基础 **	3
26		11	助产技术 **	1
27		12	母婴保健	3
28		13	遗传与优生	3

续表

总序号	适用专业	分序号	教材名称	版次
29	护理、助产专业共用	1	病理学基础	3
30		2	病原生物与免疫学基础	3
31		3	生物化学基础	3
32		4	心理与精神护理	3
33		5	护理技术综合实训	2
34		6	护理礼仪	3
35		7	人际沟通	3
36		8	中医护理	3
37		9	五官科护理	3
38		10	营养与膳食	3
39		11	护士人文修养	1
40		12	护理伦理	1
41		13	卫生法律法规	3
42		14	护理管理基础	1
43	农村医学专业	1	解剖学基础 **	1
44		2	生理学基础 **	1
45		3	药理学基础 **	1
46		4	诊断学基础 **	1
47		5	内科疾病防治 **	1
48		6	外科疾病防治 **	1
49		7	妇产科疾病防治 **	1
50		8	儿科疾病防治 **	1
51		9	公共卫生学基础 **	1
52		10	急救医学基础 **	1
53		11	康复医学基础 **	1
54		12	病原生物与免疫学基础	1
55		13	病理学基础	1
56		14	中医药学基础	1
57		15	针灸推拿技术	1
58		16	常用护理技术	1
59		17	农村常用医疗实践技能实训	1
60		18	精神病学基础	1
61		19	实用卫生法规	1
62		20	五官科疾病防治	1
63		21	医学心理学基础	1
64		22	生物化学基础	1
65		23	医学伦理学基础	1
66		24	传染病防治	1

续表

总序号	适用专业	分序号	教材名称	版次
67	营养与保健专业	1	正常人体结构与功能 *	1
68		2	基础营养与食品安全 *	1
69		3	特殊人群营养 *	1
70		4	临床营养 *	1
71		5	公共营养 *	1
72		6	营养软件实用技术 *	1
73		7	中医食疗药膳 *	1
74		8	健康管理 *	1
75		9	营养配餐与设计 *	1
76	康复技术专业	1	解剖生理学基础 *	1
77		2	疾病学基础 *	1
78		3	临床医学概要 *	1
79		4	康复评定技术 *	2
80		5	物理因子治疗技术 *	1
81		6	运动疗法 *	1
82		7	作业疗法 *	1
83		8	言语疗法 *	1
84		9	中国传统康复疗法 *	1
85		10	常见疾病康复 *	2
86	眼视光与配镜专业	1	验光技术 *	1
87		2	定配技术 *	1
88		3	眼镜门店营销实务	1
89		4	眼视光基础 *	1
90		5	眼镜质检与调校技术 *	1
91		6	接触镜验配技术 *	1
92		7	眼病概要	1
93		8	人际沟通技巧	1
94	医学检验技术专业	1	无机化学基础 *	3
95		2	有机化学基础 *	3
96		3	分析化学基础 *	3
97		4	临床疾病概要 *	3
98		5	寄生虫检验技术 *	3
99		6	免疫学检验技术 *	3
100		7	微生物检验技术 *	3
101		8	检验仪器使用与维修 *	1
102	医学影像技术专业	1	解剖学基础 *	1
103		2	生理学基础 *	1
104		3	病理学基础 *	1

续表

总序号	适用专业	分序号	教材名称	版次
105		4	医用电子技术 *	3
106		5	医学影像设备 *	3
107		6	医学影像技术 *	3
108		7	医学影像诊断基础 *	3
109		8	超声技术与诊断基础 *	3
110		9	X 线物理与防护 *	3
111	口腔修复工艺专业	1	口腔解剖与牙雕刻技术 *	2
112		2	口腔生理学基础 *	3
113		3	口腔组织及病理学基础 *	2
114		4	口腔疾病概要 *	3
115		5	口腔工艺材料应用 *	3
116		6	口腔工艺设备使用与养护 *	2
117		7	口腔医学美学基础 *	3
118		8	口腔固定修复工艺技术 *	3
119		9	可摘义齿修复工艺技术 *	3
120		10	口腔正畸工艺技术 *	3
121	药剂、制药技术专业	1	基础化学 **	1
122		2	微生物基础 **	1
123		3	实用医学基础 **	1
124		4	药事法规 **	1
125		5	药物分析技术 **	1
126		6	药物制剂技术 **	1
127		7	药物化学 **	1
128		8	会计基础	1
129		9	临床医学概要	1
130		10	人体解剖生理学基础	1
131		11	天然药物学基础	1
132		12	天然药物化学基础	1
133		13	药品储存与养护技术	1
134		14	中医药基础	1
135		15	药店零售与服务技术	1
136		16	医药市场营销技术	1
137		17	药品调剂技术	1
138		18	医院药学概要	1
139		19	医药商品基础	1
140		20	药理学	1

** 为"十二五"职业教育国家规划教材

* 为"十二五"职业教育国家规划立项教材

前　言

现代社会,许多疾病的发生与发展、预防与治疗、康复与保健,都和临床营养有着密切的关系。一些慢性疾病通过营养干预、营养治疗,可以达到预防发病,减轻症状,控制和稳定病情,防止并发症的发生与发展的目的。因此,临床营养也越来越受到医护人员的重视,并被广泛应用于临床各个学科。

本教材是全国中等职业教育医药卫生类专业核心课程"十二五"规划教材之一,主要供中等职业学校营养与保健类专业全日制学生使用。教材根据现代社会的需求,以提高营养与保健专业学生整体素质为基础,以达到国家临床营养师和护士执业资格标准为导向而开发的具有中职营养与保健类教育特色的教材体系。

教材共分为临床营养总论和各论两篇。其中,总论包括:绪论,临床营养咨询和营养评价,临床营养调查、食谱编制及营养教育,医院膳食,肠内营养与肠外营养治疗。各论为常见疾病的营养治疗与膳食指导,包含有呼吸系统疾病、循环系统疾病、消化系统疾病、泌尿系统疾病、内分泌及代谢性疾病、血液系统疾病、感染性疾病、妇产科疾病、儿科疾病与营养以及特殊状态下的营养支持等。全书共十五章,按学时编写,共 64 个学时,其中理论 52 学时,实训 12 学时。

为适应中职学生的认知特点,教材在内容编排上力求与实用同步。在课程结构上,紧扣执业资格标准和教学大纲基本要求,对接国家营养师和护士资格考试及中职教育特点,注重知识更新,强调理实一体化,力求避免内容偏深、偏难;在课程内容上,坚持了解、熟悉、掌握的教学基本要求,同时本着就业为导向、能力为本位、技能为核心的原则,在教材风格和编写体例上进行了创新。全书力求简洁明快,条理清晰,每章前增加了学习目标,用以指导学生掌握知识,正文中插入案例与考点提示,每章结尾安排了本章小结和与考点相呼应的章后目标测试,突出了实用、简明、合理、新颖的特点,有利于帮助中职学生迎接考试,顺利就业。

教材在编写过程中,得到了江西省南昌市卫生学校、大庆医学高等专科学校、陕西省西安市卫生学校、江西中医药高等专科学校、大庆市卫生局卫生监督所等单位的领导和专家鼎力支持,在此表示衷心感谢。同时,由于编写时间较仓促,编者水平有限,可能存在不妥之处,敬请广大师生提出宝贵意见。

吴　苇

2015 年 10 月

目 录

第一篇 临床营养总论

第二篇 临床营养各论 常见疾病的营养治疗与膳食指导

第一篇 临床营养总论

第一章 绪 论

 学习目标

1. 掌握:临床营养学的概念。
2. 熟悉:临床营养治疗的原则。
3. 了解:临床营养学进展。

《临床营养》是一门新兴学科,临床营养知识已广泛应用于临床各个学科,它是临床医学的重要组成部分。同时,营养与健康也是反映一个国家或地区的经济与社会发展,卫生保健水平和人口素质的主要指标。因而,营养状况标志着一个国家或民族社会经济、科学技术、文化教育、精神文明等综合实力与可持续发展的水平,是整个人类文明进步的重要内容。为了适应现代社会快节奏的工作,追求高质量的生活,减少和控制慢性疾病,减少医疗费用,医护人员迫切需要临床营养知识,为预防和辅助治疗疾病,促进健康打下良好的基础,更好地为病人健康服务。

随着医学和临床营养学的发展,临床营养问题越来越受到人们的关注,人们认识到营养素摄入不足、过剩或结构不合理,都会引起与营养有关的疾病,例如糖尿病、肥胖症、高脂血症、冠心病、痛风及肿瘤等均与临床营养密切相关。通过营养干预、营养治疗,可减少发病,减轻症状,控制与稳定病情,用最小药物剂量达到最有效的治疗效果,从而大大节约了医疗费用。通过平衡膳食、合理营养、营养支持与营养护理,可以满足人们促进健康、加快疾病康复的迫切愿望。因此,在整个临床营养学的教学过程中要自始至终把握疾病的营养干预、营养支持、营养治疗与营养护理这个重点。

第一节 临床营养

一、营养学

(一) 营养的定义

营养是指人体摄入、消化、吸收、转运和利用食物中营养物质,以满足机体生理需要并排出废物的生物学过程。

（二）营养学的定义

营养学是研究选择食物，以及食物在人体内的消化、吸收、利用、代谢以及维持生长、发育与健康的相关过程的一门学科。营养学是生命科学的一个分支，具有很强的应用性。

营养学一般可以划分为膳食营养学、运动营养学、公共营养学、临床营养学等领域。

二、临床营养学

（一）临床营养学定义

临床营养学是研究病人营养的一门学科，是临床医学的重要组成部分。它主要研究营养与疾病的关系，人体在病理状态下的营养需要以及如何满足这种需要。它是利用增减营养素作为防治疾病的手段，通过多种途径供给病人合理的营养，达到减轻脏器负担、恢复组织和器官功能，提高病人免疫功能，增强抵抗力，促进病人康复的目的。而营养治疗则是临床营养学的主要内容，也是临床综合性治疗的措施之一。

（二）临床营养学的内容

临床营养学内容包括：机体营养缺乏或过剩的诊断与治疗；机体代谢及其应激后的变化；营养评价、营养治疗的适应证；营养制剂的种类及其制备和特点；营养输入通路建立及其监护；营养治疗的实施原则；并发症的防治；临床营养学的研究；营养制剂及营养品的研究开发；临床营养知识的科普宣传、教学等方面。另外，不同疾病的营养治疗方案还有具体的要求。

第二节 临床营养治疗

一、临床营养治疗的内容

临床营养治疗是现代综合治疗的重要组成部分。营养治疗是根据疾病的病理生理特点，按不同的疾病制定符合其特征的营养治疗方案和特定的饮食配方，达到辅助治疗或诊断的目的，以增强机体抵抗力，促进组织修复和恢复代谢功能，纠正营养缺乏。临床营养的工作对象主要是病人，需要与医院多科室合作共同参与，才能有效发挥其作用。具体内容应包括：住院病人营养状况评价及监测、医院膳食、常见疾病的营养治疗原则、肠内肠外营养、营养剂的选择和营养健康教育等。

二、临床营养治疗的原则

疾病的治疗除药物外，还应该重视饮食营养。营养治疗应根据疾病治疗的需要，增加或减少某些营养素的量，以达到辅助治疗的目的，且这种以食物形式提供的帮助，不良反应最少。合理的饮食营养治疗，即在饮食中提供营养素时，要求种类齐全、比例合适、色香味形俱全，并能增进患者的食欲，对恢复患者健康可以起到治疗药物不能达到的作用。所以，营养治疗在提高治疗效果方面，与医疗和护理有着同等重要的作用和地位，掌握营养治疗的基本原则十分重要。

病人住院时，为计划治疗饮食，采用个体化的治疗方案可以减少不良反应的发生并提高疗效。临床营养治疗有以下几个原则。

（一）环境因素

了解环境因素在配制治疗饮食中的意义。主要了解：病人的家庭情况、经济条件、生活、地位、职业；以前患过的疾病、是否手术、药物过敏史、住院治疗史；市场供应情况及食物的烹调方法，喜欢与不喜欢的食物习惯；每天食物的摄入量并分析其营养价值。

（二）病情与治疗需求

根据病人病情与治疗需求制定治疗饮食。主要了解：住院病人的一般需要、心理及生理的基本需要；凡刺激较强的食物及治疗上需要限制的食物，事先要把食物对病情影响的基本原理，向病人说明清楚，使他能乐意配合接受食物的治疗。在进行食物治疗时，应根据病人病情需要来计划食谱、选择食物、供应方法，并听取病人的反映。

注意用膳时间的改变：各种饮食有各种不同的餐次，如流质，半流质一日 5~6 次，鼻饲一日 6~8 次，普食一日 3 次，软食一日 5 次。

（三）出院后的营养

出院后病人需要继续治疗时，在制定饮食方案时，要有利于家庭、亲戚的照顾和护理。在病人需要特别护理时，需要家庭成员及访视护士共同商讨计划，订出饮食治疗方案。

（四）具体执行计划时应注意的事项

1. 营养治疗　饮食配制应经常改变花样或烹调方法，注意色香味并符合卫生要求，以保证其营养充分，质量良好。

2. 治疗用的膳食　不但应注意减轻患者内脏器官的负担，同时也应注意它对整个机体所起的作用。

3. 热量的消耗　应注意病人总热量的消耗。

4. 制订营养治疗计划　应向病人解释营养治疗的目的，使病人相信为他配制的饮食的合理性与遵守这种饮食制度的重要性，绝不能为了满足一种嗜好与要求而破坏营养治疗的原则，这对于用某一种定量膳食的患者有很大意义。

总之，无论使用何种营养治疗方式或是制剂，都要掌握适应证，注意禁忌证，防止并发症，促进患者康复。

第三节　临床营养的进展

一、中国营养学发展史

营养学是人类在长期的实践中逐步形成并发展起来的一门重要学科。它的发展史可划分为古代营养学、近代营养学及现代营养学。

（一）古代营养学的发展

中国的饮食文化、中医文化和养生学是现代营养学的鼻祖。"药食同源"是营养学从治病到预防疾病发展的趋势。《中医基础理论》详细介绍了五大脏腑与自然界五色、五味、四季等紧密联系在一起，人们可以通过简单易学基础衍生到日常生活习惯中，以不按照个人喜好暴饮暴食，严格按照食品的两性（温性、寒性）和个人体质选择适当的食品，达到体内外相对平衡的状态，使身体健康，达到预防疾病的功效。

中国作为一个文明古国，其营养学的发展与其他自然科学一样，历史悠久，源远流长，其发展要比西方国家早得多。《山海经》中就曾有神农尝百草的记载。《神农本草经》记载的

365 种上、中、下品药中,上者大多为食药通用的日常食物。3000 年前,黄帝诞生,《黄帝内经》就记载了食物的核心:五谷为养,五果为助,五畜为益,五菜为充,气味合而服之,以补精益气。"五谷、五果、五畜、五菜、"分别代表粮食、水果、肉类、蔬菜,而"养、助、益、充"是指它们在人体健康中的作用和地位,提出了各种食物的不同营养功能与平衡膳食的概念。这是世界上最早的膳食指南,也是理想的膳食模式。同样,1578 年李时珍著成的《本草纲目》将食物进行了温、热、寒分类,共 52 卷,分 16 部、60 类,代表了中国古代的食疗高峰。元朝饮膳太医包思慧,即皇帝的主任营养师出版了《饮膳正要》,这是中国也是世界上第一本营养治疗即膳食治疗疾病的书籍。此外,历史上还有《食经》《千金食治》等书籍,都反映了我国古代在营养学方面的成就。

(二) 近、现代营养学的发展

我国近、现代营养学起源于 18 世纪末,发展约始于 20 世纪初。这一时期,是发现和研究各种营养素的鼎盛时期,并逐渐形成营养学的基本理论。其发展可以分为四个历史阶段,这些阶段的形成既受到国际上营养学和其他相关科学发展的影响,也和我国不同时期的政治、经济和社会生活密切相关。

第一阶段:萌芽时期。20 世纪初到 1923 年。开始于医学院及医院,主要有当时齐鲁大学的阿道夫(Adolph)进行了山东膳食调查以及大豆产品的营养价值研究;协和医院的瑞德(Read)对荔枝进行分析;威尔逊(Wilson)进行了中国食物初步分析等。这一时期虽然实验设备简陋,成就不大,但却开创了我国现代营养学的研究。

第二阶段:成长时期。1924—1937 年。在此时期内,中国的营养学、生物化学及其他各门科学都有很大发展。当时的生化学家做了一些食物成分分析和膳食调查方面的工作。1927 年,中国生理学杂志问世,开始刊载营养论文。1928 年、1937 年分别发表了《中国食物的营养价值》和《中国民众最低营养需要》。1939 年,中华医学会提出了我国历史上第一个营养供给量建议。1941 年,我国卫生实验院召开了全国第一次营养学会议。1945 年中国营养学会在重庆正式成立,并创办了《中国营养学杂志》。中国科学生物研究所论文丛刊等刊物也相继有营养论文发表,营养研究在此期间有了长足的进步。

第三阶段:动荡时期。1938—1949 年。由于战争的影响,我国各学术机关纷纷西迁,设备器材大多简陋,图书资料无法补充,研究队伍参差不齐,但营养科学工作者仍然刻苦奋斗,克服种种困难,取得了许多营养学研究成果。各营养研究机构在抗日战争中均曾积极努力致力于食物营养的研究,推进了营养学在此期间的发展。1939 年,中华医学会提出了我国第一个营养素供给量——中国人民最低营养需要量的建议。1941 年和 1945 年,中央卫生实验院先后召开了全国第一次、第二次营养学会议,并于第一次全国营养学会议上酝酿组织成立中国营养学会,1945 年中国营养学会正式成立,《中国营养学杂志》亦在第二年正式出刊,但于出版两卷后停刊。此后,由于连年的战争状态,营养学研究工作举步维艰,难以收到实际成效,直到 1949 年无较大成绩可言。

第四阶段:发展时期。1949 年中华人民共和国成立后,中国营养学进入一个空前发展时期。建国初期,根据营养学家的建议,国家采取了对主要食品统购、统销和价格补贴政策,保证了食物合理分配和人民基本需要。设置了营养科研机构,进行科学研究,在全国各级医学院开设了营养卫生课程,为我国培养了大批营养专业人才队伍。同时在防治营养缺乏病等方面做了大量工作,取得显著成绩。营养学研究经过长期的发展,已经形成了一个系统的、包含多个研究领域的独立学科。在宏观和微观两个方面的研究工作都得到不断地扩展和深入。

新中国建立初期,营养工作主要针对当时比较紧迫的实际问题展开,先后进行了"粮食适宜碾磨度""军粮标准化""5410豆制代乳粉"以及"野菜营养"等研究。1952年我国出版第一版《食物成分表》,至今已多次更新和改进;1956年创刊了《营养学报》;1959年对全国26省市的50万人进行了四季膳食调查;1962年提出了新中国成立后第一个营养素供给量建议;1982—2002年,每隔10年进行一次全国性营养调查;1988年中国营养学会修订了每人每日膳食营养素供给量并于1989年又提出我国居民膳食指南。

在此期间,我国的营养工作者还进行了一些重要营养缺乏病的防治研究,包括佝偻病、癞皮病、碘缺乏病等,并结合对克山病及硒中毒病的防治研究,提出了人体硒需要量,得到各国营养学界认可和采用。中国营养学会在1997年修订了膳食指南,并发布了《中国居民平衡膳食宝塔》,广泛开展了营养知识的普及宣传。2000年,我国第一部《膳食营养素参考摄入量(DRIs)》的公布,标志着我国营养学在理论研究和实践运用的结合方面又迈出了重要的一步。1997年、2001年,国务院办公厅发布了《中国营养改善行动计划》《中国食物与营养发展纲要》。这一系列具有法律效力的文件,不仅为改善与促进国民健康提供了有力保障,而且还为我国营养学的发展注入了巨大的推动力。

从理论研究的角度,我国营养工作者开展了广泛和深入的工作。在宏观研究方面,对营养素生理功能的认识逐步趋于完善和系统化。一方面对营养素缺乏造成的身体和智力损害有了更深入的了解,另一方面对膳食成分和营养素摄入在预防慢性疾病、提高机体适应能力以及延缓衰老方面的意义有诸多发现。在微观研究方面,对营养素生理作用的认识已由器官组织水平推进到亚细胞结构及分子水平。叶酸、维生素B_{12}与出生缺陷及心血管疾病相关联的研究,肥胖等慢性病的发病机制研究已深入分子和营养基因组学水平;维生素E、维生素C、胡萝卜素及硒、锌等在体内的抗氧化作用及有关细胞机制和分子机制的研究也都有新的进展。另外,我国在基础营养学研究如居民蛋白质、能量需要量,以及利用稳定核素技术检测微量元素、体内代谢等研究领域已接近世界先进水平,并取得重要成果。

二、西方营养学的发展

西方现代营养学奠基于18世纪中叶。欧洲的文艺复兴打破了宗教的思想禁锢,人们的思想空前活跃,诞生了许多人文科学和自然科学的伟人。随之而来的工业革命也要求自然科学为提高生产力开辟道路,因而物理、化学有了突飞猛进的发展,科学方法学和实验技术也得以建立。营养学应用了化学、生物化学、微生物学、生理学、医学等多门学科的基本原理,使自身得到不断进步。

公元前400年至18世纪中期,许多营养学家称这段时间为营养学发展的自然主义时期。人们虽然知道要生存就必须饮食,但并不了解各种食物的营养价值。

国外近、现代营养学的发展大致可分为以下3个时期:

(一)萌芽与形成期(1785—1945年),此期的特点是:

1. 形成了营养学的基本概念和理论,在认识到食物与人体基本化学元素组成的基础上,逐渐形成了营养学的基本概念和理论。

2. 发现了病因,明确了一些营养缺乏病的病因。

3. 探索了多种食品检测的方法,建立了食物成分和化学分析方法,动物试验方法等。

4. 发现了营养素。1912—1944年,分离和鉴定了食物中绝大多数营养素,这个时期是发现营养素的鼎盛时期,也是营养学发展的黄金时期。

5. 成立了营养学会。1934年美国营养学会的成立,标志着营养学的基本框架已经形成。这一时期是营养学历史上突破最大、最多的时期。

(二) 全面发展与成熟期(1945—1985年),此期的特点主要有:

1. 开始关注营养过剩问题。此期不仅关注营养缺乏问题,而且还开始关注营养过剩对人类健康的危害。

2. 继续发现新营养素,并系统研究了这些营养素消化、吸收、代谢及生理功能,营养缺乏引起的疾病及其机制。

3. 公共营养的兴起。这是该时期营养学发展的显著特点。在世界卫生组织和联合国粮农组织的努力下,加强了全球营养工作的宏观调控,公共营养学应运而生。1996年,迈森等提出并经1997年第16届国际营养大会讨论同意,将"公共营养"的定义最终明确下来,它标志着公共营养的发展已经成熟。

(三) 新的突破孕育期(1985年至今),此期的特点主要表现在以下三个方面:

1. 营养学的研究内容更加宏观　2005年5月发表的吉森宣言以及同年9月第十八届国际营养学大会上均提出了营养学的新定义:营养学是一门研究食品体系、食品和饮品及其营养成分与其他组分和它们在生物体系、社会和环境体系之间及之内的相互作用的科学。

2. 营养学研究领域更加广泛　除研究传统营养素外,植物化学物对人体健康的影响及其对慢性病的防治作用逐渐成为研究热点,不仅研究营养素的营养生理功能,还研究其对疾病的预防和治疗作用。

3. 营养学的研究内容更加深入　随着分子生物学技术和理论向各学科的逐渐渗透,营养学的研究也进入了分子和组分时代;根据人群个体不同基因型制定不同的膳食供给量标准,为预防营养相关疾病做出重要贡献。

以上研究才刚刚起步,还处于初级阶段,但其未来的发展前景、将要产生的重大突破及其对人类和社会发展的巨大贡献是可预见的。因此这一时期是营养学发展的新的突破孕育期。

三、临床营养的发展趋势和未来前景

经过30多年的发展,近代临床营养治疗已经比较完善。反映在用于肠内、肠外营养的制剂日益丰富,适用于不同病情的病例;肠外营养、肠内营养所需的导管、储袋及输注泵等器具已随手可得。可以认为,目前营养治疗已能满足大多数病人的需要。但是,也还有不少问题要做更深入的研究。归纳起来,大致有下列几方面。

(一) 进一步加强营养学基础的研究

临床营养将重点研究营养素在人体的代谢情况、生理功能、作用机制以及人群营养状况,从而为进一步修订DRIs奠定了基础。同时,目前虽然对应激后的代谢变化已有所认识,并认为有些分解代谢是不可逆的,但对严重的分解代谢会对机体带来灾难性的后果还没有好的对策。如何采取相应的措施,有效地抑制其分解代谢,是今后研究的重点之一。

(二) 营养相关疾病的研究

一方面要重点研究钙、锌、硒和铁缺乏对机体健康的影响,特别是从细胞、分子生物学水平探讨与这些微量元素缺乏有关的生物标志物,从而为这些微量元素缺乏病的诊断提供特异、敏感的指标;另一方面要重点研究膳食结构、膳食成分与慢性病的关系,例如肝肾脏功能不良、心肺功能不全、糖尿病、老年病人及恶性肿瘤病人等,其营养治疗有各自不同的特点,

从专用制剂的研制,到临床治疗方案的制订,都需要分别进行研究。从微观与宏观两个方面同时入手,探讨防治慢性病的有效措施,使不良反应更少,治疗效果更好。

(三) 植物化学物的研究

将重点研究从传统中药材、药食两用植物、食物提取物、分离和纯化的植物化学物,建立体外快速筛选植物化学物的检测方法,探讨作用机制及构效关系,并进一步将植物化学物产业化,从而预防和治疗营养相关疾病。

(四) 营养的分子生物学研究

该领域的研究范围很广。从疾病角度,或从激素及其调节角度,观察在营养干预的情况下,机体在细胞和分子水平的变化。将重点研究营养基因组学、营养代谢组学,以及基因多态性对营养素代谢的影响。这些分子营养学基础工作的完成,促使研究者更加深入地了解营养物质在分子和基因水平对机体代谢的调节作用和机制,也将为分子水平采取有针对性的个体化及人群营养预防措施提供科学依据。对阐明营养状态和营养治疗中的某些现象的理论基础以及作用机制具有非常重要的意义。

(五) 新营养学的研究

新营养学将在公共营养的基础上,在研究领域与研究范围上进一步扩展。新营养学的概念、研究对象、研究内容及研究目标刚刚确立,有许多亟待解决的问题。由于新营养学涉及许多科学领域,需要快速与其他相关学科交叉融合形成新的交叉学科,如营养生态学、生态营养学、营养经济学、营养政策学、营养管理学等。其中许多关联营养与人体健康的观点、学说与理论,恰好能弥补现代营养学的缺陷。将二者有机地结合,融合成一门新的学科将是新营养学未来的发展方向。

（吴 苇）

第二章 临床营养咨询和营养评价

第一节 患者的营养咨询

一、营养咨询的形式

营养咨询是指帮助因缺乏营养知识、存在现实或潜在营养问题的患者解决营养相关问题,并改变不正确的饮食行为。其咨询的对象可以是患者,也可以是正常人,或尚无临床症状的亚临床患者。营养咨询有个别咨询、集体咨询、门诊咨询、电话咨询、街头咨询等多种形式。不同人群营养咨询的侧重点及形式各不一样,门诊患者主要是进行营养指导,加强营养保健意识;住院患者则应给予相应的营养治疗,配合临床治疗。

二、营养咨询的方法

目前常见的营养咨询方法为 SOAP 法,即主观询问(subjective)、客观检查(objective)、评价(assessment)和营养治疗计划(plan)英文字头的缩写。营养咨询的内容包括饮食调查、营养状况调查、实验室检查及提出营养咨询意见。此法包含咨询的主要内容,又有方便、简单、易行等优点,易于在实际工作中实施。

三、营养咨询的步骤

(一) 询问饮食史

主要包括咨询者的饮食习惯和嗜好、饮食调查、餐次和分配比例、有无偏食史及烹调加工习惯和方法等。

(二) 体格营养状况检查

主要包括测量身高、体重、TSF、AMC 及临床检查,生化检测包括测定蛋白质、脂肪、维生素及微量元素等。

(三) 营养评价

与 DRIs 相比较,对饮食调查结果进行评价,应该包括了解食物结构是否合理,各种营养素是否能满足机体需要,以及再根据体格营养状况检查的结果来评价当前的营养状况。

(四) 饮食营养计划

即结合咨询者经济条件和饮食习惯,以及疾病的种类,在营养治疗原则方面给予指导,包括饮食宜忌食物、注意事项及推荐食谱等。

第二节 患者的营养评价

李某,男,67 岁,胃大部分切除术后 1 个月,患者身高 170cm,体重 65kg,术后体重减少 10kg;术后食欲较差,伴有轻微恶心;以半流食为主,活动能力受限但可以下床走动;体格检查显示三头肌皮褶厚度(TSF)轻度减少,肌肉轻度消耗,无水肿。

请问:1. 试用 BMI 对该患者进行初步评价。

2. 试用 SGA 对该患者进行营养评价。

一、人体测量

(一) 测量项目及方法

1. **身高、体重** 此项目是人体测量资料中最基本及最主要的营养评定指标。身高可反映人体长期营养状况,而体重是脂肪组织、骨骼肌、骨骼和内脏器官之和,体重的改变与机体能量及蛋白质的平衡改变相平行,故体重可在一定时期内,从总体上反映人体营养状况的变化。体重减少是诊断营养不良最重要的指标之一,但应结合其他人体测量指标等进行综合评价。比如当短期内体重减少超过 10%,同时血浆白蛋白 <30g/L 时,则可诊断病人存在严重的蛋白质—热能营养不良。

在测体重时应保持时间、衣着、姿势等方面的一致,通常是指在晨起空腹,排空大小便后,穿内衣裤测定。体重计的灵敏度不得大于 0.5kg,测定前需校对准确。

2. **皮褶厚度** 人体皮下脂肪的含量约占全身脂肪总量的 50%,临床上通过测定皮褶厚度即可推算体脂总量,并能够间接反映热能的变化。一般用三头肌皮褶厚度(TSF)、肩胛下皮褶厚度、髋部与腹部皮褶厚度三个指标来反映。

(1) 三头肌皮褶厚度(TSF):被测者上臂自然下垂,取左上臂背侧中点,即肩峰至尺骨鹰嘴连线中点上约 2cm 处。测定者用左手拇指、食指将皮肤连同皮下脂肪捏起呈皱褶,皱褶两边的皮肤需对称。然后,用压力为 $10g/mm^2$ 的皮褶厚度计测定。注意应在夹住后 3 秒钟内读数,否则时间延长会压缩被测点皮下脂肪,造成人为误差。连续测定 3 次后取平均值。为减少误差,应固定被测者和皮褶计。

(2) 肩胛下皮褶厚度:被测者上臂自然下垂,取左(或右)肩胛骨下角约 2cm 处,测定方法同 TSF 测定。

(3) 髋部与腹部皮褶厚度:于被测者髋部取左侧腋中线与髂脊交叉点,腹部取脐右侧1cm 处。测定方法同 TSF 测定。

3. **上臂围(AC)** 被测者上臂自然下垂,取上臂中点,用软尺测量。软尺误差不得大于0.1cm。

（二）评价指标

1. **标准体重** 国内多采用 Broca 改良公式和平田公式。

Broca 改良公式：标准体重（kg）= 身高（cm）-105

平田公式：标准体重（kg）=［身高（cm）-100］× 0.9

参考标准：现实体重比标准体重低于 80% 为消瘦，介于 80%~90% 间为偏轻，介于 90%~110% 间为正常，介于 110%~120% 为超重，超过 120% 为肥胖。

体重改变：由于我国目前尚无统一的标准体重值，加之身高与体重的个体变异情况较大，故采用体重改变为指标似乎更合理。但是需与变化速度结合起来综合考虑。用公式表示为：

体重改变（%）=［标准体重（kg）- 实测体重（kg）］÷ 标准体重（kg）× 100%

测体重时的注意事项：①患者有水肿或胸腔积液、腹水等疾病时，会出现测量的体重高于患者的实际体重。②患者有巨大肿瘤或脏器肿大等疾病时，体重减轻不明显，会在一定程度掩盖营养不良的症状。③当使用利尿药会导致体重丢失的假象。④如被测者摄入的钠盐或能量在短时间内有显著改变，也会影响体重。⑤如果每日体重改变大于 0.5kg，一般是体内水分改变而影响结果，而非真正的体重变化。

须注意在临床上不同类型的营养不良病人，因体内脂肪和蛋白质消耗的程度不同，即使减少相同的体重，也可能会有不同的预后。比如营养不良性消瘦内脏蛋白质消耗较少，恶性营养不良蛋白质消耗较多，往往蛋白质消耗比体重减轻预后更差。

2. **体质指数（body mass index，BMI）** BMI 是反映蛋白质 - 能量营养不良以及肥胖症的可靠指标。

公式：BMI= 体重（kg）/［身高（m）］^{2}

评价标准：BMI 的评价标准不一，但通常可参考 2002 年国际生命科学学会中国肥胖问题工作组提出国内标准：

（1）18 岁以上中国成人的 BMI 标准为：BMI 在 18.5~23.9 之间为正常，<18.5 为营养不良，≥24.0 为超重，≥28.0 为肥胖。但此标准不适用于儿童、青少年、孕妇、乳母、老人及运动员等特殊人群。

（2）18 岁以下青少年 BMI 的参考值为：11~13 岁，BMI<15.0 时存在蛋白质 - 能量营养不良，<13.0 为重度营养不良；14~17 岁，BMI<16.5 时存在蛋白质 - 能量营养不良，<14.5 为重度营养不良。

3. **皮褶厚度**

（1）TSF 正常参考值：男性为 8.3mm，女性为 15.3mm。实测值相当于正常值的 90% 以上为正常；介于 80%~90% 为轻度亏损；介于 60%~80% 为中度亏损；小于 60% 为重度亏损。

（2）以肩胛下皮褶厚度与 TSF 之和来判定：正常参考值男性为 10~40mm，女性为 20~50mm；如男性 >40mm，女性 >50mm 者则为肥胖；如男性 <10mm、女性 <20mm 者则为消瘦。

（3）计算总体脂（TBF）：TBF（%）=0.91137A+0.17871B+0.15381C-3.60146

A、B 和 C 分别代表三头肌、肩胛下和髋部皮褶厚度（mm）。结果 >20% 者为肥胖。

4. **上臂肌围（AMC）** 上臂肌围可间接反映体内蛋白质储存水平，它与血清白蛋白水平相关。

公式：AMC（cm）=AC（cm）-3.14 × TSF（cm）

（AMC 为上臂肌围、AC 为上臂围、TSF 为三头肌皮褶厚度）

AMC 的正常参考值:男性为 24.8cm,女性为 21.0cm。实测值在正常值 90% 以上时为正常;占正常值 80% ~90% 时,为轻度营养不良;60%~80% 时,为中度营养不良;小于 60% 时,为重度营养不良。有报道当血清白蛋白值小于 28g/L 时,87% 的患者可能出现 AMC 值减少。

二、临床检查

临床检查是通过病史采集及体格检查来发现营养素缺乏的体征。

(一) 病史采集的重点

1. 膳食史 包括热量与营养素的摄入量,有无厌食、吸收不良等消化道障碍,食物禁忌如对某些食物过敏或不耐受等。

2. 既往史 包括结核、肝炎等一些传染病,内分泌疾病及一些慢性疾病等。

3. 用药史 包括免疫抑制剂、类固醇、利尿药、代谢药物、泻药等。

4. 治疗手段 包括放疗与化疗等手段。

(二) 营养失调的临床体格检查

1. 营养缺乏的体征 导致各种营养素缺乏的原因往往不单一,应结合既往史、膳食史、临床症状等进行综合分析。其中临床体格检查重点应注意患者是否有以下情况:①毛发脱落。②皮肤改变。③肌肉萎缩。④维生素缺乏体征。⑤必需脂肪酸缺乏体征。⑥常量和微量元素缺乏体征。⑦水肿或腹水。⑧肝大。⑨恶病质等。此外,WHO 专家委员会建议特别需要注意以下 13 个方面:即头发、面色、眼、唇、舌、齿、龈、面(水肿)、皮肤、指甲、心血管系统、消化系统、神经系统等。因此,在发现其中某一种营养素缺乏时,往往还可能伴有其他营养素的缺乏,工作中应细心观察后再进行判断。常见营养素缺乏表现及其可能原因见表 2-1。

表 2-1 营养素缺乏表现及其可能因素

部位	临床表现	可能的营养素缺乏
头发	干燥、变细、易断、脱发	蛋白质 - 热能、必需脂肪酸、锌
鼻部	皮脂溢	烟酸、维生素 B_2、维生素 B_6
眼	眼干燥症、夜盲症、毕脱斑	维生素 A
	睑角炎	维生素 B_2、维生素 B_6
舌	舌炎、舌裂、舌水肿	维生素 B_2、维生素 B_{12}、维生素 B_6、叶酸、烟酸
牙	龋齿	氟
	齿龈出血、肿大	维生素 C
口腔	味觉减退、改变	锌
	口角炎、干裂	维生素 B_2、烟酸
甲状腺	肿大	碘
指甲	杵状指、指甲变薄	铁
皮肤	干燥、粗糙、过度角化	维生素 A、必需脂肪酸
	瘀斑	维生素 C、维生素 K
	伤口不愈合	锌、蛋白质、维生素 C
	阴囊及外阴湿疹	维生素 B_2、锌
	癞皮病皮疹	烟酸

续表

部位	临床表现	可能的营养素缺乏
骨骼	佝偻病体征、骨质疏松	维生素 D、钙
神经	肢体感觉异常或丧失、运动无力	维生素 B_1、维生素 B_{12}
	腓肠肌触痛	维生素 B_{12}
肌肉	萎缩	蛋白质 - 热能
心血管	脚气病心脏体征	维生素 B_1
	克山病体征	硒
生长发育	营养性矮小	蛋白质 - 热能
	性腺功能减退或发育不良	锌

2. 某些营养素过剩的临床表现　近年来，由于现代人在饮食上倾向于选择肉类或高脂肪食物，以及一些较为精致或太甜的食物，而导致部分营养素过剩，同时高纤维的食物却又摄入过少，再加上体力活动减少，工作压力又加重，以及环境的污染等，这些综合因素都导致与营养相关的慢性疾病的患病率明显增加。如蛋白质摄入过多，会引发痛风；脂肪摄入过多，会造成高脂血症、动脉硬化、脂肪肝等；而碳水化合物摄入过多，则会造成糖尿病、肥胖等。

三、实验室检查

利用多种生化及实验室检查可测定蛋白质、脂肪、维生素及微量元素的营养状况。因营养素在组织及体液中浓度的下降及各种酶活性的减低，一般比出现临床或亚临床症状要早，故生化及实验室检查对于早期出现营养素缺乏的类型和程度有着重要的意义。其不仅可以提供客观的营养评价结果，不受主观因素影响，而且还可确定具体存在哪一类的营养素缺乏，这两点均优于人体测量及临床检查等方法。

生化及实验室检查的内容包括：①营养成分的血液浓度测定。②营养素代谢产物的血液及尿液浓度测定。③与营养素吸收和代谢有关的各种酶的活性测定。④头发、指甲中营养素含量的测定等。

(一) 血清蛋白

血浆蛋白水平可反映机体蛋白质营养状况。最常用的指标包括血清白蛋白、前白蛋白、转铁蛋白和视黄醇结合蛋白。

1. 血清白蛋白（Alb）　白蛋白是临床上评价蛋白质营养状况的常用指标之一，其在肝脏合成，半衰期约为 20 天，每日合成及分解 15g 左右，是血清蛋白质中的主要成分。正常情况下，体内总白蛋白为 3~5g/kg 体重，其中近 1/3 分布在血液内，而其余则分布于皮肤、肌肉和内脏组织。血清白蛋白的浓度受合成和分解代谢的速度、体液总量及分布、是否存在大量丢失等各种因素的影响。如短期蛋白质摄入不足，机体可通过肌肉分解释放氨基酸，提供合成白蛋白，还同时会有部分血管外白蛋白向血管内转移，使血浆白蛋白维持在一定的水平。此外，血清白蛋白浓度增高偶见于严重脱水所致的血液浓缩；血清白蛋白浓度降低在临床上较常见，急性降低可见于大量出血、严重烧伤等高度应激状态。但慢性降低则常见于蛋白质长期摄入不足、肝肾疾病、恶性肿瘤、甲状腺功能亢进、长期慢性发热等情况。血清白蛋白水平与外科病人术后并发症及死亡率相关，低白蛋白血症者择期手术并发症的发生率高于正常者。不同疾病对白蛋白代谢的影响参见表 2-2。

表2-2 不同疾病对白蛋白代谢的影响

疾病	对白蛋白代谢的影响
半饥饿营养不良	白蛋白由血管外向血管内转移,合成分解均降低,血浓度下降
甲状腺功能减退	白蛋白由血管外向血管内转移,血浓度下降
甲状腺功能亢进	白蛋白的合成与分解都增加,血浓度及总白蛋白大小不变
肝硬化,肝衰竭	白蛋白合成下降,伴有血管外损失(腹水),血浓度下降
酒精性肝病	抑制白蛋白合成
肠梗阻及肠病	白蛋白丢失增加
肾小球病变	白蛋白从尿中丢失
肾病综合征	大量蛋白尿,低白蛋白血症
尿毒症	白蛋白合成减少
肿瘤	白蛋白分解增加
烧伤	白蛋白大量丢失
创伤、大手术	白蛋白分解增加,合成减少,血浓度下降

正常参考值:35~55g/L,持续性低白蛋白血症是诊断营养不良的可靠指标之一。一般30~35g/L为轻度营养不良,25~30g/L为中度营养不良,低于25g/L为重度营养不良。

2. 血清前白蛋白(PA) 前白蛋白主要在肝脏合成,其分子量为61 000,因电泳速度较白蛋白快而得名。其半衰期短,约为1.9天,每日全身代谢池分解率为33.1%~39.50%。前白蛋白与转铁蛋白,视黄醇结合蛋白共称为快速转换蛋白(RIP)。前白蛋白可与甲状腺素结合球蛋白及视黄醇结合蛋白结合,转运甲状腺素及维生素A,故又名甲状腺素结合前白蛋白(TBPA)。与白蛋白相比,前白蛋白的生物半衰期短,血清含量少且体库量较小,所以在判断蛋白质急性改变方面较白蛋白更为敏感而直接。

许多疾病会影响血清前白蛋白的浓度。例如慢性肾衰竭时前白蛋白浓度可升高,是因其主要通过肾脏排泄,故肾衰竭时可出现升高的假象;而在负氮平衡时,其浓度则可下降,在恶性营养不良时则可完全缺如。由于前白蛋白主要在肝脏合成,肝癌、肝硬化、慢性活动性肝炎、阻塞性黄疸等肝脏疾病均可导致血清前白蛋白水平降低,故在临床上,通常通过测定前白蛋白在血清中的浓度可作为肝病诊断及疗效观察的指标之一。另外,由于前白蛋白的主要功能是转运甲状腺素和维生素A,因此,这些物质在体内的水平会影响前白蛋白的活性。

正常参考值:150~300mg/L。

3. 血清转铁蛋白(TF) 转铁蛋白在肝脏合成,是血浆中主要的含铁蛋白质,分子量77 000,半衰期8天,其在体内的主要功能是转运铁质。转铁蛋白是评价蛋白质营养状况比较敏感的指标。慢性肝炎、再生障碍性贫血及营养不良时浓度下降;急性肝炎、缺铁性贫血时水平增高。但是转铁蛋白的代谢较复杂,影响因素较多,故一般不用于评定个体营养状况,只用于群体营养调查。

正常参考值:2~4g/L。

4. 血清视黄醇结合蛋白(RBP) RBP在肝脏合成,主要功能是运载维生素A和前白蛋白。RBP主要在肾脏代谢,其半衰期仅为10~12小时,故能及时反映内脏蛋白的变化。在蛋白质短期摄入不足时,RBP就有明显改变,故可作为早期诊断营养不良的指标。目前常用视黄醇结合蛋白来早期监测营养治疗的成效。

正常参考值：2~76mg/L。

将几种血清蛋白的基本特征总结见表2-3。

表2-3 血清蛋白的基本特征

血清蛋白	分子量	合成部位	血清正常值	半衰期
白蛋白	66 460	肝细胞	35~55g/L	20天
前白蛋白	61 000	肝细胞	150~300mg/L	19天
转铁蛋白	77 000	肝细胞	2~4g/L	8天
视黄醇结合蛋白	20 960	肝细胞	2~76mg/L	10~12小时

(二) 氮平衡与净氮利用率

氮平衡(NB)是评价机体蛋白质营养状况的最可靠与最常用指标。一般食物蛋白质氮的平均含量为16%,若摄入量与排出量相等,则维持氮的平衡状态,表示摄入蛋白质的量基本可满足机体的需求。若氮的摄入量大于排出量,则为正氮平衡;若氮的摄入量小于排出量,则为负氮平衡。

计算氮平衡时,应准确计算氮的摄入量与排出量。氮的摄入包括经口、经静脉等方式。一般采用经典的微量凯氏定氮法,但亦可采用一些新的方法,如化学荧光法等。

在正常情况下,机体的氮主要经尿排出,约占80%,称为尿氮。其余氮的排出途径还包括粪氮、体表丢失氮、非蛋白氮及体液丢失氮等。

氮平衡计算公式为:

NB=(氮的摄入量)-(尿氮+粪氮+体表丢失氮+非蛋白氮+体液丢失氮)

(三) 肌酐身高指数(CHI)

肌酐为肌肉中的磷酸肌酸脱去磷酸形成。肌酐在肌肉中形成后进入血液循环,最终经尿排出。肌酐身高指数(CHI)是衡量机体蛋白质水平的灵敏指标,其优点在于:①成人体内肌酸和磷酸肌酸的总含量较为稳定,每日经尿排出的肌酐量基本一致,正常男性为1000~1800mg/d,女性为700~1000mg/d;②运动和膳食对尿中肌酐含量的影响甚微;③经40K计数测定,成人24小时尿肌酐排出量与瘦体组织量一致;④因水肿等情况而影响体重测定准确度时,CHI值不受影响。

CHI测定方法:连续保留3天24小时尿液,取肌酐平均值并与相同性别及身高的标准肌酐值,所得百分比即为CHI。但是CHI应用于临床存在一定的局限性:①准确收集24小时尿样有一定的难度。②一些因素可导致尿肌酐排出量减少,如肝、肾衰竭,肿瘤和严重感染等。③尿肌酐排出量随年龄增加而减少。④目前尚缺乏中国健康成人CHI的标准值。

CHI评定标准:CHI>90%为正常;80%~90%表示瘦体组织轻度缺乏;60%~80%表示中度缺乏;<60%表示重度缺乏。

(四) 肌酐身高比(CHR)

计算公式:CHR=24小时尿肌酐量(mg)/身高(cm)

正常值:男性CHR>6.2mg/cm,女性CHR>4.0mg/cm。若CHR小于上述标准,则说明存在营养不良。

(五) 血浆氨基酸谱

在重度蛋白质-热能营养不良时,血浆总氨基酸值明显下降。其中不同种类的氨基酸浓度下降表现并不一致。一般来说,必需氨基酸(EAA)下降得较非必需氨基酸(NEAA)更为明显。在 EAA 中,亮氨酸、异亮氨酸、缬氨酸、甲硫氨酸下降最明显,而赖氨酸与苯丙氨酸下降相对较少。在 NEAA 中,大多数浓度不变,而酪氨酸和精氨酸下降明显。甚至会出现个别氨基酸(如胱氨酸等)浓度还可上升。在正常情况下,EAA/NEAA>2.2;如果 EAA/NEAA<1.8,则说明存在中度以上的营养不良。

(六) 维生素及微量元素的生化检查(表2-4)

表 2-4 维生素及微量元素的生化检查

营养素	基本方法	辅助方法
维生素 A	相对剂量反应	血浆维生素 A 及胡萝卜素
维生素 B_1	红细胞转酮酶活性	尿及血浆维生素 B_1
维生素 B_2	红细胞(或全血)谷胱甘肽还原酶活性	
烟酸	尿中 N- 甲基烟酸酰胺	全血 NADP 浓度
	尿中 N- 甲基 -2- 吡啶酮 -5- 羧酸	
吡哆醇	血浆吡醛 -5- 磷酸及红细胞转氨酶活性	尿 FIGLU 排出量(组氨酸负荷)
叶酸	血浆及红细胞叶酸水平,血涂片观察红细胞	尿 FICLU 排出量(组氨酸负荷)
维生素 B_{12}	血浆转钴胺素及红细胞 B_{12} 含量	Schilling 试验
维生素 C	白细胞维生素 C 含量	尿维生素 C 及其代谢物
维生素 D	血中 25-(OH)-D_3 水平	血浆碱性磷酸酶活性
维生素 E	血浆生育酚	
维生素 K	血浆凝血酶原	
铁	血红蛋白、血浆铁蛋白	红细胞原卟啉
硒	血清 / 血浆硒浓度	谷胱甘肽氧化酶活性
锌	血清 / 血浆锌浓度	发锌及血细胞锌浓度
碘	血浆 T_3 及 T_4 浓度	甲状腺症状

四、营养状况综合评价

营养评价是通过膳食调查、人体测量、临床检查、实验室检查及多项综合营养评价等方法及手段,判定人体营养状况,确定营养不良的类型及程度,估计营养不良后果的危险性,并及时监测营养治疗的疗效。其中既有主观检查,也有客观检查,但是没有任何单一的检查指标可以准确地反映患者的整体营养状况。因此,大多数学者主张需要根据患者的疾病情况,结合患者的营养状况采用综合营养评定的方法,进行营养状况综合评价用以保证诊断的准确性。故常采用的营养状况综合评价指标有营养预后指数(PNI)、营养评价指数(NAI)和住院患者预后指数(HPI)等。

考点提示

营养状况综合评价

(一) 预后营养指数(PNI)

据调查随着 PNI 的增高,病死率、并发症和感染发生率均增加,并发症增加与 PNI 呈直线相关,其他 12 项常用营养评价指标并不能提高 PNI 可靠性。对有危险的患者进行预测,发现其病死率和并发症可增加6~12倍,显示多数并发症与感染有关。因此,PNI 是较全面的、较特异的营养评价方法,初步结果链接用 PNI 预测并发症,尤其是感染性并发症,比预测死亡率更正确。

1. 计算公式 $PNI(\%)=158-16.6\times ALB-0.78TSF-0.20\times TFN-5.80\times DHT$

ALB:血清白蛋白(g%);TSF:三头肌皮褶厚度(mm);TFN:血清运铁蛋白(mg%);DHT:迟发型超敏试验皮试无反应 DHT=0,硬结直径 <5mm DHT=1,硬结直径 >3mm DHT=2。

2. 评价标准 PNI<30% 并发症发病和死亡率均较低,预期危险性小;30%~59% 并发症发病和死亡率增高,预期危险性为中等;>60% 并发症发病和死亡率显著升高,预期危险性大。

(二)营养评价指数(NAI)

该指数是 Masato Iwasa 于 1983 年提出的综合评定指数,主要用来评价食管癌患者的营养状况。

1. 计算公式 $NAI=2.64\times AMC+0.60\times PA+3.76\times RBP+0.017\times PPD-53.80$

AMC:上臂肌围(cm);PA:前清蛋白(mg%);RBP:视黄醇结合蛋白(mg%);PPD:用纯蛋白质衍生物进行迟发超敏皮肤实验结果(硬结直径 >5mm,PPD=2;<5mm,PPD=1;无反应者,PPD=0)。

2. 评价标准 若 NAI≥60,表示营养状况良好;若 40≤NAI<60,表示营养状况中等;若 NAI<40,表示营养不良。

(三)住院病人预后指数(HPI)

该指数的预测准确性约为 70%。

1. 计算公式 $HPI=0.92\times ALB-1.00\times DHT-1.44\times SEP+0.98\times DX-1.09$

ALB:血清白蛋白(g/L);DHT 表示迟发超敏皮肤试验结果(有 1 种或多种阳性反应,DHT=1;所有均呈阳性,DHT=2);SEP:有败血症 SEP=1,无败血症 SEP=2;DX:有癌症 DX=1,无癌症 DX=2。

2. 评价标准 HPI=+1,表示有 75% 的生存概率;HPI=0,表示有 50% 的生存概率;HPI=-2,表示仅有 10% 的生存概率。

(四)营养危险指数(NRI)

Sato 于 1982 年提出,由外科病人术前 3 种营养评定参数的结果计算术后营养危险指数。

1. 计算公式 $NRI=10.7\times ALB+0.0039\times TLC+0.11\times Zn-0.044\times Age$

ALB:血清白蛋白;TLC:淋巴细胞计数;Zn:血清锌水平;Age:年龄。

2. 评价标准 NRI>60,表示危险性低;若 NRI≤55,表示存在高危险性。

(五)主观全面评定(SGA)

SGA 亦称全面临床评定,是 Detsky 等于 1987 年提出的临床营养评价方法(表 2-5)。其特点是以详细的病史及临床检查为依据,省略了生化检验。SGA 主要评价步骤是:①了解患者体重变化:包括过去 6 个月体重变化,尤其是最近住院时 2 周的体重变化。如果在过去 6 个月内,体重丢失 10% 以上,则表示为非常显著;如体重丢失 5%~10% 则表示为显著;如体重丢失 5% 以内则表示为少量。但如果在过去 5 个月内,体重丢失 10% 以上,而在最近 1 个月体重却没有变化,甚至增加;或在最近 2 周经治疗后,体重稳定或增加,则体重丢失这项可不予以考虑。②了解患者饮食变化情况:如没有变化或饮食减少。如饮食减少,或是不进食,吃低能量流质,吃流质,还是仍吃普通饮食,但摄取能量较低。③了解有无胃肠症状:如食欲缺乏、恶心、呕吐、腹泻等。但这些症状必须持续 2 周,偶尔有 1~2 次胃肠症状则不予以考虑。

④了解患者活动能力或功能变化:如活动能力减退,是能起床走动,还是只能卧床休息。
⑤了解患者有无应激反应:如大面积烧伤、高热或大量出血应属高应激反应,长期发热、慢性腹泻应属中度应激反应,长期低热或恶性肿瘤应属低应激反应。⑥人体测量部分则测量肱三头肌与肩胛下皮褶厚度,测定肌肉消耗程度:如检查大腿前侧股四头肌与肩部三角肌,观察这些肌肉体积与弹性。此评价方法简便易行,适于基层医院使用。

表 2-5　SGA 的主要内容及评定标准

指标	A 级	B 级	C 级
1. 近期(2 周)体重改变	无 / 升高	减少 <5%	减少 > 5%
2. 饮食改变	无 / 减少	不进食	低热量流食
3. 胃肠道症状(持续 2 周)	无 / 食欲不减	轻微恶心、呕吐	严重恶心、呕吐
4. 活动能力改变	无 / 减退	能下床走动	卧床
5. 应激反应	无 / 低度	中度	高度
6. 肌肉消耗	无	轻度	重度
7. 三头肌皮褶厚度	正常	轻度减少	重度减少

注意,在上述 7 项中,至少有 5 项属于 C 级或 B 级可被定为中、重度营养不良。

(六) 微型营养评定(MNA)

20 世纪 90 年代初,Vellas,Garry,Cuigoz 等创立了一种新的主要适用于老年人的一种人体营养状况评定方法即微型营养评定(MNA),其内容包括:

1. 人体测量　包括身高、体重及体重丢失等。
2. 整体评定　包括生活类型、医疗及疾病状况(如消化功能状况等)。
3. 膳食问卷　包括食欲、进食数量、餐次、营养素摄入量、有否摄食障碍等。
4. 主观评定　对健康及营养状况的自我监测。

 本章小结

　　疾病的发生发展与营养状况的改变相互影响,患者的营养状况与治疗效果及预后有极其密切的关系。因此,营养咨询与营养评价是现代临床医学综合治疗中不可缺少的组成部分。通过对本章的学习,能够对患者进行系统的营养调查,做出正确的营养评价,选择适当的营养治疗措施及时地给予营养治疗具有十分重要的意义。

（叶　敏）

目标测试

A1 型题

1. 判断机体肥胖最常用、最简便的指标是
　　A. 理想体重　　　　　　　　B. BMI　　　　　　　　C. 皮褶厚度
　　D. 体脂率　　　　　　　　　E. 实际体重与理想体重之比
2. 下列选项中,能可靠判断蛋白质营养不良的指标是
　　A. 血清总蛋白　　　　　　　B. 血清白蛋白　　　　　C. 球蛋白
　　D. 转铁蛋白　　　　　　　　E. 视黄醇结合蛋白

3. 一年轻女性身高为 160cm,体重为 53kg,用 Broca 改量公式计算她的理想体重为

    A. 51kg   B. 52kg   C. 53kg

    D. 54kg   E. 55kg

4. 人体营养状况评价不包括

    A. 膳食调查   B. 临床生化检测   C. 个人经济状况调查

    D. 人体测量   E. 临床检查

A3/A4 型题

(5~7 题共用题干)

某女性,45 岁,体检结果显示体重 68kg,身高 160cm,甘油三酯 4.5mmol/L(参考值 0.56~1.7mmol/L),胆固醇 5.1mmol/L(参考值 2.33~5.7mmol/L),血压 11/18kPa。

5. 此女性 BMI 值为

    A. ≥28.0   B. 24.0~27.9   C. 18.5~23.9

    D. 18.0~18.4   E. <18.5

6. 此女性营养状况应判断为

    A. 肥胖   B. 消瘦   C. 超重

    D. 正常   E. 严重肥胖

7. 饮食治疗时应注意严格控制

    A. 胆固醇摄入   B. 总热能和脂肪的摄入

    C. 胆固醇和脂肪的摄入   D. 高糖类食物的摄入

    E. 蛋白质的摄入

第三章 临床营养调查、食谱编制及营养教育

学习目标

1. 掌握：掌握膳食调查的设计、调查资料的分析方法与结果的评价。
2. 熟悉：食谱编制原则与食谱编制方法。
3. 了解：营养教育。

第一节 临床营养调查

完善而合理的营养可以保证人体正常的生理功能，促进健康，提高机体的抵抗力和免疫力。营养调查是运用科学的方法来了解调查对象的膳食结构、饮食习惯、营养水平，并以此判断膳食结构是否合理和营养状况是否良好的手段。营养调查由四部分组成，即膳食调查、实验室检查、临床检查及人体测量。综合分析调查结果并得出判断，称为营养评价。

一、膳食调查的方法

膳食调查是营养调查的基础。其目的是了解在一定时间内调查对象通过膳食所摄取的能量和各种营养素的数量及质量，并与供给量比较，借此评定正常营养需要能被满足的程度，为设计合理膳食，改善营养提供依据。

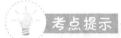
考点提示

膳食调查与评价

根据具体情况可采用称重法、记(查)账法、询问法、化学分析法等方法。在进行膳食调查时，应选择能正确反映被调查者当时食物摄入量的方法，必要时可并用两种方法。

（一）称重法

称重法(或称量法)可以应用于集体食堂、家庭以及个人的膳食调查。是将调查对象在调查期间所消耗的全部食物分别称量，从而求出每人每日各类食物摄入量。调查期间调查对象在食堂或家庭以外吃的零食或添加的菜等均需详细记录。

该方法的主要优点是较为精确，获得可靠的食物摄入量，可调查出每日膳食的变动情况和三餐食物的分配情况，是个人膳食摄入调查的较理想方法。

缺点包括：①在外消费食物汇报的准确性差。②食物记录过程可能影响或改变其日常的饮食模式。③随着记录天数的增加，记录的准确性可能降低。④所费人力大，不适合于大规模的个体调查工作(如肿瘤流行病学调查)。

(二) 记(查)账法

记(查)账法适用于有详细账目集体单位和家庭。通过查账或记录一定期间内各种食物的消费总量及用餐人数,计算出平均每人每日各种食物的摄入量。记(查)账法不如称重法细致,但在账目精确和每餐用膳人数统计确实的情况下相当准确,并可调查较长时期的膳食状况。

该方法的主要优点是操作比较简单,所用费用低,人力少,可适用于大样本;可以调查较长时间的膳食,适合于进行全年不同季节的调查;较少依赖记账人员的记忆,食物遗漏少。

缺点是调查结果只能得到全家或集体中人均摄入量,难以分析个体膳食摄入情况。

(三) 询问法

在客观条件限制不能进行记(查)账法或称重法时,应用询问法对个体的食物消耗量也能得到初步的了解。同时了解患者的膳食史,饮食习惯及有无忌食、偏食等情况,此法简便易行,适用于对家庭、个人、门诊或病房病人的调查,有经验人员可发现被调查者膳食营养的缺陷和不良饮食习惯。受被调查者记忆力和对度量的判断差异影响,结果误差较大,必要时可结合其他方法予以核实。

1. 膳食 24 小时回忆法 经过询问,由被调查对象提供 24 小时内的膳食组成情况,据此进行评估的方法。此法可用于单独就餐的个体,常用于门诊或住院患者的膳食调查。

主要优点是所用时间短,应答者不需要较高文化;能得到个体的膳食营养素摄入情况。缺点是有一定局限性,如果回忆不全面,对结果影响会很大;当样本较大,膳食相对单调时,误差将被分散;应答者依赖于短期记忆,对调查者需要严格培训,不然很难标准化。

2. 膳食史法 具体是要求被调查对象保存 3 天的食物记录,了解饮食习惯,据此估计出常吃食物的量。主要是记录家庭用的衡量器皿之数量,根据食物成分表换算成营养素摄入量。在我国现有的膳食情况下,采用膳食史调查食物消耗量、评定人群营养状况是可行的。

主要优点是能迅速得到平时食物摄入种类和摄入量;反映长期营养素摄取模式;可以作为研究慢性病与膳食关系的依据。缺点是需要对过去的食物进行回忆;对食物份额大小的量化不准确;不能提供每天之间的变异信息;不能反映特定文化习俗的食物的特殊性。

(四) 化学分析法

化学分析法是将调查对象一日备份的全部食品收集,在试验中进行化学分析,测定其中的能量和各种营养素含量的方法。此法优点是所得数据精确,缺点是操作复杂,只是在有特殊需要精确测定时才进行。一般只测某一种或几种食物中的某一种或几种营养素。

二、膳食调查的计算和步骤

(一) 膳食资料的收集与整理

1. 记(查)账法 记(查)账法记录被调查单位各种食物消耗量为期一个月,并仔细统计每日吃饭人数,以求出平均每人每日各种食物消耗量。

2. 称量法 称量法系将伙食单位(或个人)每日每餐各种食物食部消耗的数量都称量记录。各种食物需经分类综合,然后求得每人每日食物的平均消耗量。

(二) 资料的计算

取得的原始资料按食物成分表计算出每种食物所供给的能量和各种营养素。求出平均

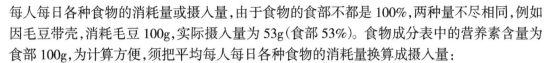

每人每日各种食物的消耗量或摄入量,由于食物的食部不都是100%,两种量不尽相同,例如因毛豆带壳,消耗毛豆100g,实际摄入量为53g(食部53%)。食物成分表中的营养素含量为食部100g,为计算方便,须把平均每人每日各种食物的消耗量换算成摄入量:

每人每日各种食物的摄入量 = 每人每日各种食物的消耗量 × 食部(%)

(三) 计算膳食中三大营养素所供能量百分比

计算蛋白质、脂肪及碳水化合物所供能量占总能量的百分比及三餐分配,蛋白质的食物来源分配。

三、膳食调查结果的评价

(一) 膳食构成评价

计算后得到膳食的食物组成、能量分配情况,评价膳食调配是否合理。

我国居民的膳食应以植物性食物为主、动物性食物为辅,尽可能做到品种丰富、比例适当,搭配合理,以满足各类人群的需要。

(二) 能量及各种营养素满足程度评价

膳食调查的结果可以与我国颁布的中国居民膳食营养素参考摄入量进行比较。评价摄入量能满足生理活动的程度。

1. 实验室检查 由于膳食调查是一种短期调查,只能反映调查期限内营养素的摄入情况,人体内营养水平还受到食物烹调加工、营养素的消化吸收状况及人体需要量变化等因素的影响。人体测量发现营养缺乏症时,表明体内营养素缺乏已较严重,并造成了不良的后果。实验室检查可提供客观的营养评价结果,从而判断人体营养水平。并且可确定存在哪一种营养素的缺乏或过量,以指导临床营养治疗。

2. 临床检查 与人体营养有关的临床体格检查主要有两个方面的内容,即营养缺乏症和营养过剩性疾病的检查。目的是评价膳食的营养状况与生长发育和某些生理功能的关系,以及有无营养性疾病。

3. 人体测量 人体测量数据可以较好地反映营养状况,通过人体测量可对病人营养状态进行一定程度的评价。人体测量的内容主要包括身高(长)、体重、围度、皮褶厚度、握力等。

第二节 临床食谱编制

 案例

李某,成年女性,30岁,身高165cm,体重52kg,私企员工,无糖尿病史,血脂水平正常。

请问:1. 李某每日能量供给量是多少?

2. 请制定一份适合李某的食谱。

食谱(recipes)是合理调配食物以达到合理营养要求而制订的膳食计划。即根据用膳者的营养需要、饮食习惯和食物供应情况,制订在一定时间内每天各餐的主副食品种类、数量、烹调方法、进餐时间等详细的计划,并以表格的形式展示给就餐者及食物加工人员。食谱应包括进餐的日期、餐次、饭菜名称、食物名称和进食数量。

一、食谱编制的意义

1. 具体落实营养素摄入量　将各类人群的膳食营养素参考摄入量具体落实到用膳者的每日膳食中,使他们能按需要摄入足够的能量和各种营养素,同时又防止营养素或能量的过高摄入。

2. 根据需要,结合实际,达到平衡膳食　可根据群体对各种营养素的需要,结合当地食物的品种、生产季节、经济条件和厨房烹调水平,合理选择各类食物,达到平衡膳食。

3. 有利于管理、成本核算　通过编制营养食谱,可指导食堂管理人员有计划地管理食堂膳食,也有助于家庭有计划地管理家庭膳食,并且有利于成本核算。

二、食谱编制的原则

编制食谱的目的是为了保证用膳者对能量和各种营养素的需要,合理地将全天的能量和营养素分配到三餐中去。由于临床营养学的对象是病人,不同的病人对营养有不同的需求,故应根据各类疾病的膳食治疗原则、适应对象、市场食物供应情况,并结合病人的经济条件,科学合理地选择食物。所以食谱的编制应遵循以下原则:

1. 饮食习惯和供给量　在编制食谱时,既要充分尊重用膳者的饮食习惯,对不良的饮食习惯也要加以纠正。食谱不是各种营养素的简单罗列和拼凑,要求食谱中的各种营养素不仅数量充足,而且比例也要恰当,能充分满足用膳者的需要。保证营养平衡又要防止过量。

2. 结合供给标准选择适宜的食物　根据食物的生产供应情况和用膳者的经济条件,在供给量规定的范围内动物性食物以选择低脂肪、高蛋白的禽类、水产类、海产类食物为宜,蔬菜应选择富含胡萝卜素、维生素的有色蔬菜。

注意饮食习惯和饭菜口味,在可能的情况下,既要膳食多样化,又要照顾就餐者的膳食习惯。注重烹调方法,做到色香味美、质地宜人、形状优雅。

3. 注意食物搭配　制定食谱时,应注意食物的颜色、质地搭配,经常变换烹调方法,避免品种单调,做到色、香、味、形齐全以便刺激食欲增加消化液的分泌。还要考虑季节和市场供应情况兼顾经济条件,既要使食谱符合营养要求,又要使进餐者在经济上有承受能力,才会使食谱有实际意义。

无论是一周食谱,还是一日食谱,原料的数量都要适度。真正意义的食谱不是炫耀富有,更不是以量取胜,应该与人们的消化功能相协调,与人体的生理需要相适应。编制菜谱,既要有一餐、一日、一周的微观安排,又要有中、长期的宏观计划,并灵活调整,适时修订,最终使膳食达到标准化、规范化和科学化。

三、食谱编制的方法

(一) 确定能量及营养素摄入量

按不同病人的需要编制,根据用膳者的年龄、性别、劳动性质和强度、身体状况等,决定每人每日所需的总能量及各种营养素的供给量。

(二) 计算三大营养素及主食的摄入量

1. 摄入量　根据用餐对象的劳动强度、年龄、性别确定其全日能量需要量。可直接引用中国居民膳食能量推荐摄入量数值,也可查表或使用公式计算能量需要量。

2. 品种　主食的品种可以根据用餐者的饮食习惯和营养需要来确定,其数量主要根据各类主食原料中碳水化合物的含量确定。

（三）确定副食数量

根据用膳者的经济条件和当地食物供应以及个人饮食习惯而确定肉、鱼、蛋、豆类及蔬菜的摄入量。优质蛋白质应占全天蛋白质总量的 1/3，蔬菜量应达到 500g/d，其中绿叶菜类应占 50%，蔬菜种类应在两种以上，以充分满足维生素和无机盐的供给。

（四）制定食谱

按食谱的基本内容，将全天选择的食物配制成饭菜，再根据合理营养原则和食品卫生要求，进行科学合理的烹调加工，使饭菜具有良好的感官性状和品种多样化。

1. 普食制定原则 普食应尽量做到粗细混食、荤素搭配、有菜有汤。全天膳食按早餐占总能量的 25%~30%、午餐占 40%、晚餐占 30%~35% 分配。三大供能营养素的供热比例按蛋白质 10%~15%、脂肪 20%~30%、碳水化合物 55%~65% 分配。其他按软食、半流质、流质等要求配制。需要加餐的病人，则根据治疗膳食原则按时足量供给。

2. 食物交换份法制定原则 食物交换份法是把常用的食品按照所含营养素的特点进行分类，在每一类食品中选择一种食用最为广泛的食物，按该食物的习惯用量设定为 1 份，并粗略计算 1 份该食物所含能量及蛋白质、脂肪、碳水化合物的含量。然后以此含量作为参照，计算出每一类食品中的等值营养成分使用量。将所有数据归类列表后，即可在制定食谱时方便地选择。

食品交换份法是一种较为粗略的食谱编排方法。它的优点是简单、实用，可避免摄入食物太固定化，增加饮食和生活乐趣。实际应用中，首先确定食物的需要量，然后用食物交换份法确定食物种类及数量。食物交换份法不仅广泛应用于国内外的临床营养工作中，也广泛应用于公共营养、社区营养等。

一般来说，食物交换份法将食物分成六大类：主食类（或称谷类、米面类）、蔬菜类、水果类、鱼肉蛋类（含豆制品）、乳类（含豆奶）和油脂类（表 3-1~ 表 3-6）。每种食物交换份可产生 378kJ（90kcal）能量，依照病人一日所需总能量将各类食品所需份数确定下来，在每一类食物中可用不同种类的食品依一定数量互相代换。列出各类食物的单位数，可以随意组成食谱。

表 3-1 等值主食类（谷类、米面类）交换表（g）

食品	重量	食品	重量
大米，小米，糯米，薏米	25	绿豆，红豆，芸豆，干豌豆	25
高粱米，玉米碴	25	干粉条，干莲子	25
面粉，米粉，玉米粉	25	油条，油饼，苏打饼干	25
混合面	25	烧饼，烙饼，馒头	35
燕麦面，莜麦面	25	咸面包，窝窝头	35
荞麦面，苦荞面	25	生面条，魔芋条	35
各种挂面，龙须面	25	慈姑	75
通心粉	25	马铃薯，山药，藕，芋艿	125
荸荠	150	凉粉	300

每份提供：能量 378kJ（90kcal），蛋白质 2g，碳水化合物 19g，脂肪 0.5g

表 3-2 等值蔬菜类交换表(g)

食品	重量	食品	重量
大白菜,圆白菜,菠菜,油菜	500	白萝卜,青椒,茭白	400
韭菜,茴香,茼蒿,鸡毛菜	500	冬笋,南瓜,花菜,油菜	350
芹菜,苤蓝,莴苣笋,油菜薹	500	鲜豇豆,扁豆,洋葱,蒜苗,四季豆	250
西葫芦,西红柿,冬瓜,苦瓜	500	胡萝卜,蒜苗,洋葱	200
黄瓜,茄子,丝瓜,莴笋	500	山药,荸荠,藕,凉薯	150
芥蓝菜,瓢儿菜,塌棵菜	500	慈姑,芋头	100
蕹菜,苋菜,龙须菜	500	毛豆,鲜豌豆	70
绿豆芽,鲜蘑,水浸海带	500	百合	50

每份提供:能量 378kJ(90kcal),蛋白质 5g,碳水化合物 17g

表 3-3 等值鱼肉蛋类交换表(g)

食品	重量	食品	重量
熟火腿,瘦香肠,太仓肉松	20	鸡蛋粉	15
肥瘦猪肉	25	鸡蛋(1枚,带壳)	60
熟叉烧肉(无糖),午餐肉	35	鸭蛋,松花蛋(1枚,带壳)	60
熟酱牛肉,酱鸭,肉肠	35	鹌鹑蛋(6个,带壳)	60
瘦猪、牛、羊肉	50	鸡蛋清	150
带骨排骨	70	带鱼,甲鱼,比目鱼,草鱼	80
鸭肉,鸡肉,鹅肉	50	大黄鱼,鳝鱼,黑鲢,鲫鱼	80
兔肉	100	河蚌,蚬子,豆腐,豆腐脑	200
对虾,青虾,鲜贝,蛤蜊肉	100	嫩豆腐	150
蟹肉,水浸鱿鱼,老豆腐	100	豆腐丝,豆腐干	50
水浸海参	350	油豆腐	30

每份提供:能量 378kJ(90kcal),蛋白质 9g,脂肪 4g

表 3-4 乳类(含乳或豆类)交换表(g)

食品	重量	食品	重量
全脂奶粉	15	酸牛奶,淡全脂牛奶	100
豆浆粉,干黄豆	20	豆浆	200
脱脂奶粉	25		

每份提供:能量 378kJ(90kcal),蛋白质 9g,碳水化合物 4g,脂肪 4g

表 3-5 水果类交换表(g)

食品	重量	食品	重量
西瓜	750	李子,杏	200
草莓,杨桃	300	葡萄,樱桃	200
鸭梨,杏,柠檬	250	橘子,橙子	200
柚子,枇杷	225	梨,桃,苹果	200
猕猴桃,菠萝	200	柿,香蕉,鲜荔枝	150

每份提供:能量 378kJ(90kcal),蛋白质 1g,碳水化合物 21g

表 3-6 油脂类交换表（g）

食品	重量	食品	重量
花生油,香油(1汤匙)	10	猪油	10
玉米油,菜籽油(1汤匙)	10	羊油	10
豆油(1汤匙)	10	牛油	10
红花油(1汤匙)	10	黄油	10
核桃仁	15	葵花子(带壳)	25
杏仁,芝麻酱,松子	15	西瓜子(带壳)	40
花生米	15		

每份提供:能量 378kJ(90kcal),脂肪 10g

3. 评价食谱　食谱计算和调整后,要从以下几方面进行评价:

(1) 食谱实际供给量与目标需要量进行比较:在计算食谱时不要求供给量与需要量完全吻合,一般认为能量和营养素的供给量在需要量的 ±10% 范围内即为合格。如超出此范围,则需要对食谱进行重新调整。

(2) 食谱内容与中国居民平衡膳食宝塔进行比较:主要评价食物的种类是否齐全、膳食结构是否合理。评价时需要先将食谱中的所有食物进行分类、合计。

(3) 能量来源的评价:即宏量营养素的供能比例是否恰当。

(4) 蛋白质评价:主要评价优质蛋白质的比例、优质蛋白质中动物性蛋白质与大豆蛋白质的比例。

(5) 脂类的评价:主要评价饱和脂肪酸、单不饱和脂肪酸与多不饱和脂肪酸的比例,n-3 与 n-6 脂肪酸的比例,对高胆固醇血症、动脉粥样硬化等病人还需要评价胆固醇的供给量。

(6) 微量营养素的评价:对微量营养素有特殊需求时,还应对相应的矿物质和维生素供给量和来源进行评价,如对高血压病人应评价食谱中钠、钾的供给量,对缺铁性贫血病人应评价食谱中铁的供给量及其来源。

(7) 餐制的评价:主要评价餐次制定是否合理、各餐的供能比例是否合理。

对食谱进行评价后,针对不足之处可能仍需做进一步的微调,之后即可交付使用。一份营养配餐的一日食谱应包括就餐时间、餐次、食物名称、原料名称、原料用量、能量与宏量营养素供给量及比例、特定微量营养素供给量等基本内容。

四、食谱制定实例

下面举例说明食谱编制的步骤和方法。

【例】成年男性张某,身高 170cm,体重 70kg,公司职员,无糖尿病史,血脂水平正常,要求为其设计一日食谱。

(一) 计算每天需要的能量

根据体重和体力活动情况计算每日能量供给量。

1. 体重评价　张某的理想体重 =170–105=65(kg),实际体重(70kg)在理想体重 10% 范围内。

张某的 BMI=70/1.70²=24.22,在正常范围内。

由以上两式可知,张某的体重和体形均正常,能量及营养素可按正常人膳食推荐摄入量供给。

2. 体力活动分级　张某为公司职员,属极轻体力劳动,按中国居民膳食推荐摄入量确定其每日能量供给量为 10.0MJ(2400kcal)。

(二) 确定各类食物交换份数

1. 确定全天产能营养素的供给量　由于张某是一位体重正常的健康成年男性,蛋白质、脂肪及碳水化合物可分别按总能量的 15%、25% 及 60% 供给,则供给量分别为:

$$蛋白质(g)=2400kcal \times 15\% \div 4kcal/g=90$$
$$脂肪(g)=2400kcal \times 25\% \div 9kcal/g=66$$
$$碳水化合物(g)=2400kcal \times 60\% \div 4kcal/g=360$$

2. 计算全天各类食物份数　根据上述计算结果,参考食物交换份表,计算张某全天各类食物的份数。具体步骤为:

(1) 假设张某每日饮用牛奶 200ml(2 份),苹果或橘子 200g(1 份),青菜 500g(1 份),计算上述三类食物提供的能量和产能营养素。

$$能量(kcal)=2 \times 90+1 \times 90+1 \times 90=360$$
$$蛋白质(g)=2 \times 9+1 \times 1+1 \times 5=24$$
$$脂肪(g)=2 \times 4+1 \times 0+1 \times 0=8$$
$$碳水化合物(g)=2 \times 4+1 \times 21+1 \times 17=46$$

(2) 计算除去上述三类食物后剩余的能量及产能营养素需要量。

$$能量(kcal)=2400-360=2040$$
$$蛋白质(g)=90-24=66$$
$$脂肪(g)=66-8=58$$
$$碳水化合物(g)=360-46=314$$

(3) 分别计算其他几类食物所需的份数:首先计算以提供碳水化合物和蛋白质为主的主食类,然后计算以提供蛋白质和脂肪为主的肉鱼蛋类,最后计算油脂类。

$$主食类(份)=314g \div 19g/份=16.5$$
$$肉鱼蛋类(份)=(66g-16.5 份 \times 2g/份) \div 9g/份 \approx 4$$
$$油脂类(份)=(58-16.5 份 \times 0.5g/份 -4 份 \times 4g/份) \div 10g/份 \approx 3.5$$

(4) 选择食物:根据计算结果,可根据饮食习惯和口味在食物交换份表中选择适当的食物。如主食类可选择大米 7 份、面粉 8.5 份、山药 1 份;肉鱼蛋类可选择排骨 2 份、带鱼 2 份;油脂类选择豆油 2.5 份、花生米 1 份;蔬菜类选择海带丝(水浸)0.2 份、菠菜 0.3 份、油菜 0.4 份、灯笼椒 0.1 份;全脂奶 2 份;橘子 1 份。全天食物合计 28 份,与查表法所得食物种类和份数接近。

(三) 分配每餐交换份数

根据三餐分配比例确定每餐各类食物交换份数,假设早、午、晚餐各占 20%、40%、40%,则张某每餐食物份数见表 3-7(按计算法所得分配)。

表 3-7 每餐各类食物份数(份)

食物类别	早餐(份)	中餐(份)	晚餐(份)	合计(份)
主食类	3.5	6.5	6.5	16.5
蔬菜类	0.2	0.4	0.4	1
水果类	0	1	0	1
肉鱼蛋类	0	2	2	4
乳类	2	0	0	2
油脂类	0.5	2	1	3.5
合计(份)	6.2	11.9	9.9	28

(四) 制定食谱并评价食谱

根据上述计算结果列举张某参考食谱,计算能量及产能营养素供给量,并与推荐摄入量相比较,得知所定食谱中能量与产能营养素的供给量在推荐摄入量的 ±10% 范围内,因此该食谱制定合理,可供参考(表 3-8)。

表 3-8 张某一日参考食谱

早餐	粥(大米 25g,薏米 12.5g),馒头(面粉 50g),拌海带丝(水浸海带丝 200g,豆油 2g),牛奶 200ml
午餐	米饭(大米 100g,小米 37.5g),红烧排骨(排骨 100g,豆油 5g),青椒炒山药(山药 125g,青椒 80g,豆油 3g),果仁菠菜(花生米 15g,菠菜 150g,豆油 2g),橘子 200g
晚餐	粥(大米 25g,玉米 12.5g),馒头(面粉 125g),红焖带鱼(带鱼 100g,豆油 5g),扒油菜(油菜 200g,豆油 3g)
能量 10.3MJ(2468.8kcal)	蛋白质 95.2g(15.4%)
脂肪 69.2g(25.2%)	碳水化合物 366.9g(59.4%)

注:控制钠的摄入,约为食盐 4g、酱油 10ml

第三节 临床营养教育

一、营养教育的相关理论

营养教育是通过改变人们的饮食行为,从而达到改善营养状况目的的一种有计划的行为。通过普及营养知识,提高人群自我保护意识,改变不良的饮食行为和生活方式,使目标人群实现膳食结构的调整,达到合理营养、防治营养缺乏或过剩疾病和慢性疾病、改善营养健康的目的。

由于营养教育的方法途径多、成本低、涉及面广,目前营养教育已被各国政府和营养学家作为改善人民营养状况的主要手段,对提高社区群众的营养知识水平,预防儿童生长发育迟缓、缺铁性贫血、佝偻病、儿童肥胖、成人高血压、糖尿病、心血管病以及肿瘤等起到了一定的作用。

二、营养教育的对象

临床营养教育的对象主要包括:到医院接受医疗保健服务的病人及其家属。通过提高他们的营养知识和自我保健的技能,达到促进病人康复的目的;临床医护人员,主要对其进行科普宣传,以及对初级营养工作人员进行培训;临床营养教育的对象还包括以所谓"健康人群"及亚健康状态人群,教育的目的是预防或及早发现疾病,维护与促进健康,提高生活质量。对于不同的人群,营养教育的侧重点有所不同。门诊患者主要进行营养指导,加强营养保健意识;住院患者应给予相应的治疗饮食,配合临床治疗。

三、营养教育的方法和步骤

(一) 营养教育的方法

营养教育的方法包括大众传播、人际指导、同伴教育、网络教育等。也有人将面对面的教育方法称为双向媒体教育,将利用大众传播媒介的教育称为单向媒介教育。

面对面的教育可以与宣教对象相互交流,信息可以及时反馈,其宣教内容可因人、因事、因时、因地而异,效果较好。但是面对面教育系统的组织很困难,尤其在大规模、长时间开展时,现场管理、经费预算、资源利用都可能存在问题。

大众传播媒介作为营养教育的一种形式有着覆盖范围大,无需建立昂贵的基础设施,经济方便,能够很快地与教育对象见面等优点。但是,大众传播媒介缺乏面对面直接交流信息的可信性;人群针对性差,教育内容不能因人而异,从而造成信息的浪费;相互交流和反馈的可能性受到限制。

鉴于以上方法都有其优缺点,所以,近来主张采取两种以上方法共同使用。

一般来讲,传单、广告、小册子、挂图、动画、幻灯、电影、广播、电视都是常用的营养教育方法。

(二) 营养教育的步骤

具体的营养教育,主要包括以下主要步骤 。

1. 营养教育计划的设计 为确保某项营养教育活动有依据、有针对性、有目标地进行,首先必须制订一个好的营养教育计划。应通过专题小组讨论的方式,了解教育对象的需要和接受能力,有针对性地设计营养教育计划。

2. 选择教育途径和资料 根据设计计划,在调查研究的基础上,明确教育目标和对教育对象的认识,选择适宜的交流途径和制作有效的教育材料。

3. 准备营养教育资料和预试验 根据要求编写相关的营养教育材料,要求内容科学、通俗易懂、图文并茂。为了宣传材料内容准确、合适,在大多数设计工作完成后,需要将准备好的宣传材料进行预试验,以便得到教育对象的反馈意见,进行修改完善。

4. 实施营养教育计划 实施营养教育计划,包括制定宣传材料和活动时间表,让每个工作者都明白自己的任务,并通过所确定的传播途径把计划中要宣传的营养内容传播给教育对象。

5. 营养教育的评价 可通过近期、中期和远期的效果评价说明营养教育的效果。

(1) 近期效果:即目标人群的知识、态度、信息、服务的变化。

(2) 中期效果:主要指行为和危险目标因素的变化。

(3) 远期效果:指人们营养健康状况和生活质量的变化。

四、营养教育的内容

临床营养教育的基本内容主要应包括以下几个方面:

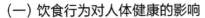

(一) 饮食行为对人体健康的影响

1. 营养的基本知识　包括各类营养素的生理功能及其食物的来源。

2. 营养与疾病的关系　包括营养对疾病的发生、发展、转归的影响等。

3. 病人的饮食　主要包括病人当前的营养状况评价、病人食谱的制定以及病人适宜或禁忌的饮食。

4. 临床综合治疗过程中的营养支持　例如病人在手术后、恢复期中的营养安排。

5. 营养保健知识　包括与疾病康复有关的营养知识以及出院后的营养保健知识。

(二) 倡导科学饮食,促进人体健康

临床营养教育的实施应遵循科学性、思想性、趣味性、保护性的原则。在实施的过程中,应首先考虑教育对象的需求,主要是了解病人及其家属所需要的知识及技能。根据病人对所患疾病的认识水平、病人对相关营养知识的掌握程度、病人的接受愿望和能力及病人的环境因素。其次要确定对病人的营养教育目标,教育的目标应明确、具体,具有可行性与实际性。再次,根据对病人情况的了解制定具有针对性的营养教育计划,主要考虑营养教育的内容、营养教育的方法、实施营养教育的人员、可用的营养教育资料、进行营养教育的时间和场所。最后,实施对病人的营养教育。在实施过程中,应注意与病人的交流,应从"科普"的角度,从"外行"的角度与之交流,用"大众化"的语言,通俗易懂地进行讲解,同时使用适当的传播媒介,让教育信息表达明确、重点突出。

 本章小结

膳食调查是营养调查的基础。根据具体情况可采用称重法、记(查)账法、询问法、化学分析法等方法进行膳食调查。

编制食谱的目的是为了保证用膳者对能量和各种营养素的需要,合理地将全天的能量和营养素分配到三餐中去。食谱的编制原则是应根据各类疾病的膳食治疗原则、适应对象、市场食物供应情况,并结合病人的经济条件,科学合理地选择食物。

食谱的编制方法首先确定能量及营养素的摄入量,其次计算三大营养素与主食的量,然后确定副食数量,最后可以结合食物交换份法制定食谱。

（张　竹）

目标测试

A1 型题

1. 称量法进行膳食调查的主要优点是

   A. 省时省事

   B. 准确

   C. 可以大样本进行

   D. 可以进行膳食结构与相关疾病的关系分析

   E. 方便快捷

2. 常用于科研或特殊治疗膳食的膳食调查方法是

   A. 称量法　　　　　　B. 记账法　　　　　　C. 食物频数法

   D. 化学分析法　　　　E. 回忆法

3. 在编写产品宣传资料时,应注意的问题不包括
    A. 目的明确、针对性强   B. 形式新颖   C. 美观大方、有创意
    D. 简单明了   E. 通俗易懂

4. 宣传资料的种类不包括
    A. 印刷品   B. 录像带   C. 幻灯片
    D. 实物展示   E. 动画

5. 用录像带作为产品宣传的优点是
    A. 真实生动   B. 复制容易   C. 阅读容易
    D. 针对性强   E. 简捷方便

6. 用印刷宣传品的优点不包括
    A. 成本低廉   B. 复制容易   C. 形象具体
    D. 动感强   E. 色彩亮

7. 用幻灯片作为产品宣传的优点错误的是
    A. 清晰准确   B. 重点突出   C. 成本低廉,修改方便
    D. 传播面广   E. 针对性强

A3/A4 型题

(8~11 题共用题干)

张某,女,30 岁,教师。身高 165cm,体重 60kg。平时喜欢喝牛奶,吃烤牛肉,也喜欢吃青菜等食物。

8. 张某的标准体重是
    A. 70kg   B. 55kg   C. 60kg
    D. 65kg   E. 75kg

9. 张某的体重指数是
    A. 24.02   B. 22.1   C. 28.08
    D. 22.04   E. 24.08

10. 如果张某的体重指数是正常范围,体重应在什么范围合适
    A. 50.4~65.1kg   B. 54~68kg   C. 48~60kg
    D. 60~68kg   E. 68~70kg

11. 根据中国居民膳食参考摄入量的标准,张某的蛋白质推荐量约是
    A. 70g   B. 65g   C. 80g
    D. 85g   E. 90g

第四章 医院膳食

随着现代医学、营养学的迅速发展,营养在医疗中的作用越来越受到人们的重视,营养与医疗、药物、手术、理疗等治疗方法具有同等重要的作用,成为临床综合治疗的重要组成部分。营养治疗是根据患者生理、心理及疾病的病理特点,调整营养素的供给量,配合临床治疗需要,用以增强机体抵抗力,促进组织修复,降低相应器官的代谢负担,协助个体早日恢复健康。为适应不同病情的需要,医院膳食可分为基本膳食、治疗膳食、试验膳食和代谢膳食。前两类是患者住院期间营养物质的主要来源,后两类则是通过特定的膳食达到辅助诊断的目的。

第一节 基本膳食

案例

陈某,女性,34岁,体温38.2℃,口腔黏膜糜烂,疼痛难忍。
请问:1. 根据陈女士的病情,你应给予她何种膳食?
2. 试说出陈女士的膳食有何禁忌?

医院基本膳食是根据个体不同疾病的生理和病理需要,将各类食物用改变烹调方法或改变食物质地的方法配制的膳食,其营养素含量一般不变。基本膳食主要包括普通膳食、软质膳食、半流质膳食和流质膳食。

一、普通膳食

普通膳食简称普食,与正常人平时所用膳食基本相同,一般选用易消化、无刺激性的正常食物。住院患者中采用普食者数目最多,所占比例最大。

(一)适用范围

凡消化功能正常、体温正常、咀嚼能力无问题,

考点提示

普通膳食的适用范围、饮食原则和要求

病情较轻或疾病恢复期的患者,在治疗上无特殊要求限制时,都可接受普食。

(二) 饮食原则和要求

1. 次数　每日进餐 3 次。

2. 热能　成人总热能为 9.5~11.0MJ/d。

3. 蛋白质　蛋白质应满足 70~90g/d,占总能量 12%~14%,其中优质蛋白质应占蛋白质总量的 50% 以上,可选择大豆蛋白质。

4. 饮食要求　热量及营养素含量必须满足每日膳食供给量的标准。食物应美观可口,注意色、香、味、样,以增加患者食欲促进消化。

(三) 食物宜忌

少用一些较难消化的食物;少用气味浓烈的调味品;不用油煎炸食物;避免使用辛辣、有刺激性的食物;避免使用易产气的食物。

膳食举例:

早餐:稀饭、馒头、清淡爽口的蔬菜。

中餐:米饭或馒头或面条、少许瘦肉、蔬菜、蛋汤。

晚餐:稀饭、馒头、蔬菜、少许瘦肉。

二、软食

软食也称软质膳食,是半流质膳食向普通膳食过渡的中间膳食,其特点为质软、易咀嚼,比普通膳食更易消化。

(一) 适用范围

老年人及幼儿,低热、牙齿咀嚼不便、消化吸收能力稍弱,术后或肠道疾病恢复期的患者。

(二) 饮食原则和要求

1. 次数　每日进餐 3~4 次。

2. 热能　成人总热能为 8.5~9.5MJ/d。

3. 蛋白质　蛋白质应满足 60~80g/d。

> **考点提示**
> 软食的适用范围、饮食原则和要求

4. 维生素　长期采用软食者由于蔬菜都是切碎煮软,维生素损失较多,所以需要及时补充,如增加维生素 C 含量丰富的新鲜果汁等。

5. 饮食要求　食物烹调时应切碎,烧烂煮软,满足易咀嚼、易消化、清淡、少油腻的目的。

(三) 食物宜忌

在基本膳食的禁忌基础上,少用含粗糙的膳食纤维及较硬的肌肉纤维食物。

膳食举例:

早餐:稀饭、碎烂的蔬菜、蛋糕、蒸蛋。

中餐:软饭或馒头或软烂面条、碎蔬菜、蛋汤。

晚餐:软饭或馒头、碎烂的蔬菜、肉末。

三、半流质膳食

半流质膳食质地介于软饭和流质膳食之间,其特点是食物较稀软,呈半流质状态,易于咀嚼和消化。

（一）适用范围

中等度体温升高、胃肠消化道疾病、口腔疾病或咀嚼困难、外科手术后、身体比较衰弱缺乏食欲的患者。

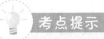
考点提示

半流质膳食的适用范围、饮食原则和要求

（二）饮食原则和要求

1. 次数　每日少量多餐，通常 2~3 小时进餐一次，每天 5~6 次。

2. 热能　成人总热能为 6.5~8.5MJ/d。

3. 蛋白质　蛋白质应满足 50~70g/d。

4. 饮食要求　膳食应较稀软，纤维较少，易于咀嚼和消化。主食可选用米粥类，如大米粥、碎菜肉末粥、蛋花粥、枣泥粥、鱼末粥、鸡末粥、虾仁粥、瘦肉粥等；面条类如面片、馄饨、面包、馒头、苏打饼干、麦片、蛋糕等软点心；蛋类如蒸蛋、卤蛋、咸鸭蛋等；荤食类如瘦肉、鸡、鸭、鱼、虾等；果蔬类如碎叶菜汤、煮烂瓜果、土豆泥、压碎的水果汁等。

（三）食物宜忌

在软食的禁忌基础上，禁用油脂类食物，避免含膳食纤维多的食物。

膳食举例：

早餐：稀饭、蒸蛋、苏打饼干。

点心：牛奶 1 杯。

中餐：肉末挂面。

点心：碎菜肉末粥。

晚餐：稀饭、菜肉馄饨。

四、流质膳食

流质膳食也称流食，其食物呈液体状态或在口腔内能融化为液体，含水分较多，比半流质更易吞咽和消化。流食一般可分为清流质膳食、厚流质膳食及冷流质膳食等。一般腹部手术后，由静脉输液过渡到食用全流质膳食之前，先采用清流质膳食，每餐进食数量不宜过多，不可选用牛奶、豆浆、浓糖及一切易导致肠胀气的食物，所提供营养较低，能量及其他营养素均不足，只能短期内应用，长期应用将导致营养缺乏；厚流质膳食常用于手术后咀嚼和张口困难的患者，如采用淀粉类食物菱粉、藕粉、糯米粉和面粉等调成糊状，加到各种流质膳食中煮熟食用，以增加流质膳食的厚度，产生饱腹感，同时可提高膳食的糖分和热能，如芝麻糊、肉末菜泥羹、蛋花羹、红豆羹、肝泥羹、花生酪、奶酪和麦片糊等；冷流质膳食常用于喉部手术后 2 日内及上消化道出血的患者，此类患者原则上不用热食物、酸味食物及含刺激性香料的食物，防止引起伤口出血及对喉部刺激。

（一）适用范围

高热、身体极度衰弱、口腔疾病、消化道急性炎症的患者，以及各种外科大手术前后或病情危重的患者。

考点提示

流质膳食的适用范围、饮食原则和要求

（二）饮食原则和要求

1. 次数　少量多餐，每日进食 6~7 次，每次液体量为 200~250ml，味道有咸有甜，咸甜相间。

2. 热能　成人总热能为 3.5~5.0MJ/d。

3. 蛋白质　蛋白质应满足 40~50g/d。

4. 饮食要求　食物呈液体状,米面类有米汤、各类米面糊,如芝麻糊、枣泥糊等;汤类有鸡汤、排骨汤、牛肉汤、菜汤等;乳类有奶、牛奶蛋花、奶油、奶酪等;饮料有蔬菜水、煮烂瓜果、压碎的水果汁等。由于提供的能量、蛋白质及其他营养素均不足,该膳食只能短期或过渡期应用,如需长期应用可添加肠内营养制剂匀浆膳、要素膳等特殊流质食物。

(三) 食物宜忌

在半流质膳食的禁忌基础上,禁用一切非流质的固体食物。

膳食举例:

早餐:稀饭。

9AM:豆浆 1 杯。

中餐:去油的骨头汤。

3PM:藕粉 1 杯。

晚餐:面糊或芝麻糊。

7PM:牛奶 1 杯。

第二节　治疗膳食

案例

刘某,女性,51 岁,身高 155cm,体重 75kg,因消化性溃疡少量出血入院治疗。查体:体温 38℃,脉搏 88 次 / 分,呼吸 21 次 / 分,血压 165/95mmHg。

请问:1. 该患者可选择的基本膳食为何种?

2. 经治疗后患者停止出血,此时该患者可选择的最适宜的治疗膳食是什么?

3. 进一步检查时发现患者血胆固醇含量明显高于正常,请你制定适宜的食谱?

医院治疗膳食是指在基本膳食的基础上,根据病情的需要,适当调整某一种或几种营养素的摄入量,以达到治疗的目的。治疗膳食具有增强机体抵抗力、供给或补充疾病消耗或组织新生所必需的营

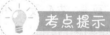

考点提示

各种治疗膳食的使用对象

养物质、纠正机体代谢紊乱、减轻相关器官的代谢负担等作用。治疗膳食要满足"四要",即要符合营养治疗要求、要经常变换烹调方法、要符合卫生标准、要注意食物保暖。治疗膳食的种类很多,医院常用的有高能量膳食、低能量膳食、高蛋白质膳食、低蛋白质膳食、低胆固醇膳食、低脂肪膳食、限钠(盐)膳食、少渣膳食、低嘌呤膳食等。

一、高能量膳食

由于基础代谢率的增高或机体能量消耗增加,机体对能量的需求大幅度升高,因此,该类膳食的能量及蛋白质含量均高于正常人膳食标准。

(一) 使用对象

1. 基础代谢率增高者　如甲状腺功能亢进、大面积烧伤、创伤、高热患者。

2. 营养不良者　如体重过低、贫血患者。

3. 慢性消耗性疾病　如肿瘤、结核病等。

(二) 饮食原则和要求

1. 能量　成人总能量摄入为 >35kcal/(kg·d)、>2000kcal/d。

2. 次数　在均衡膳食原则下应尽可能增加摄入量,可采用增加餐次的方法,少量多餐满足治疗目的,即正餐外,可加 2~3 次点心。

3. 饮食要求　摄入量增加应循序渐进,不可一次性大量给予,避免引起胃肠功能紊乱。

(三) 食物选择

1. 可选食物　应在基本膳食的基础上加餐 2 次含热量高的食物,如牛奶、豆浆、鸡蛋、藕粉、蛋糕、巧克力等。

2. 限用食物　同普通膳食。

二、低能量膳食

低能量膳食除了限制能量供应外,必须满足机体对其他营养素的需要。能量供应要适当地、逐步地减少,有利于机体动用和消耗储存的脂肪。

(一) 使用对象

1. 为治疗需要必须减轻体重者　如单纯性肥胖症。

2. 为控制病情必须减轻机体代谢方面负担者　如糖尿病、冠心病、高脂血症等。

(二) 饮食原则和要求

1. 能量　由医嘱计算所需能量后准备膳食,以减少膳食总能量的摄入。根据肥胖情况每日能量摄入量为 1200kcal、1500kcal 或 1800kcal,蛋白质供应不宜少于 1g/kg,其中碳水化合物约占总能量的一半。

2. 脂肪　限制脂肪的摄入,尤其是动物性脂肪和胆固醇的摄入。

3. 钠摄入　应适当减少食用盐的摄入,以免体重减轻后发生水钠潴留。

(三) 食物选择

1. 可选食物　高膳食纤维的蔬菜、水果,如韭菜、芹菜等,避免个体产生饥饿感。

2. 限用食物　精白米面;不用含油脂高的食物,如肥肉、全脂奶等;忌用精糖、甜点心等含糖量高的食物。

三、高蛋白质膳食

高蛋白质膳食常见于患者因受感染或其他原因使机体蛋白质消耗增加,或机体康复时需要大量蛋白质以提高机体抵抗力、促进创面修复时,因此,在原有膳食的基础上应额外增加蛋白质的摄入。

(一) 使用对象

1. 营养缺乏者　如营养不良、贫血患者。

2. 手术前、后患者　如胃肠手术后。

3. 慢性消耗性疾病　如肿瘤、结核病等。

4. 蛋白质需要量增加者　如孕妇、乳母、烧伤患者。

(二) 饮食原则和要求

1. 蛋白质　在供给充足能量的基础上,应增加蛋白质的摄入量,蛋白质占总能量的 15%~20%,每日 100~120g,其中优质蛋白质占 50% 以上。

2. 脂肪　为防止血脂升高,应尽量降低膳食中胆固醇与糖类的摄入量,调整饱和与不饱和脂肪酸的比例。

3. 维生素　长期采用高蛋白膳食者,维生素 A 和钙的需要量也随之增多,故应增加膳食中维生素 A、胡萝卜素和钙质的含量。

4. 禁忌证　肝性脑病、肝性脑病前期、尿毒症患者。

(三) 食物选择

1. 可选食物　食欲好的患者应在正常膳食基础上增加肉、蛋、奶等富含优质蛋白质的食物;对于食欲欠佳的患者可采用高蛋白配方制剂。

2. 限用食物　避免使用高蛋白食物的同时过多摄入胆固醇和脂肪酸。

四、低蛋白质膳食

当人体的肝、肾等代谢器官发生疾患时,人体代谢废物的排泄发生障碍,代谢产物在体内蓄积造成人体器官负荷过重,因此,采用低蛋白质膳食可以减轻患病脏器的代谢负担。

(一) 使用对象

急、慢性肾炎,慢性肾衰竭、尿毒症及肝性脑病等患者。

(二) 饮食原则和要求

1. 蛋白质　蛋白质供应量应根据病情随时调整,蛋白质每日供给 0.6~0.8g/kg。成人膳食中蛋白质总量应在 40g/d 以下。

2. 维生素和微量元素　维生素和微量元素一般应供给充足,多用新鲜的水果及蔬菜。

3. 肾功能异常者　对肾功能不全者尽量供给适当量的含优质蛋白质较多的食物,如蛋、乳、瘦肉类等,目的是增加必需氨基酸量,避免负氮平衡。

4. 肝功能异常者　肝衰竭者可选用高支链氨基酸、低芳香族氨基酸,以豆类蛋白为主的食物,避免肉类蛋白质。肝性脑病者应以植物性蛋白为主。

(三) 食物选择

1. 可选食物　有藕粉、水果类、蔬菜类、食糖、油类(少用动物油)。

2. 限用食物　限量使用蛋白质类,如肉、蛋、奶等,避免使用市售奶糖、蛋糕、冰激凌等。植物蛋白应适当限量,米面等主食中含有较多蛋白质,一般在 6%~10%,而麦淀粉中蛋白质含量仅为 0.4%~0.6%,对需严格控制蛋白质摄入的患者,可采用麦淀粉代替主食制作膳食。麦淀粉膳食适应证为:慢性肾衰竭、尿毒症前期未进行透析的患者。大豆类制品、坚果类等含植物蛋白较高的食物。

五、低胆固醇膳食

低胆固醇膳食是将胆固醇限制在较低水平的一种膳食,目的是降低血清胆固醇的水平。

(一) 使用对象

高胆固醇血症、动脉粥样硬化、肥胖症、胆囊结石、冠心病、高血压等患者。

(二) 饮食原则和要求

1. 能量　控制总能量,以期达到或维持理想体重或适宜体重,避免肥胖。

2. 脂肪　限制脂肪总量,由脂肪提供的能量不应超过总能量的 20%~25%,或脂肪供给量不超过 50g/d。减少饱和脂肪酸的摄入,尽量选用植物油,少用含饱和脂肪酸的动物性食物。

3. 胆固醇　限制胆固醇,胆固醇的摄入应限制在 300mg/d 以下。

4. 膳食纤维　增加膳食纤维的摄入量,多选用粗粮、杂粮、蔬菜、水果等植物性食物,有助于降低胆固醇和血脂。

5. 禁忌证　生长发育期的儿童、孕妇及疾病恢复期的患者。

(三) 食物选择

1. 可选食物　富含膳食纤维的食物,如谷类、薯类、蛋类、瘦肉、豆类、植物油等。

2. 限用食物　限用含胆固醇高的食物,如动物内脏及脑组织、蛋黄、鱼子等。少用含饱和脂肪酸的动物性食物,如猪油、肥肉等。

六、低脂肪膳食

低脂肪膳食也称少油膳食,是将膳食中各类脂肪摄入量限制在较低水平的一种膳食。

(一) 使用对象

1. 肝、胆、胰疾病患者　急、慢性胰腺炎,慢性肝炎,胆囊疾病,脂肪泻。

2. 心血管疾病患者　高血脂、动脉粥样硬化、冠心病。

3. 肥胖症。

(二) 饮食原则和要求

1. 脂肪　限制脂肪摄入,除选用含脂肪少的食物外,还应减少烹调用油,烹调时可选用蒸、炖、煮、烩、卤、拌等方法。成人脂肪摄入量控制在 50g/d 以下,肝、胆、胰疾病患者 40g/d 以下。

2. 维生素和微量元素　脂肪泻可导致多种营养素的丢失,包括能量、必需氨基酸、脂溶性维生素 A、维生素 D、维生素 E、维生素 K、钙、铜、锌、镍等元素,必要时应进行补充。

3. 烹调要求　食物应清淡,少刺激性,易于消化,必要时少量多餐。

4. 高脂血症及动脉硬化患者　不必限制植物油(椰子油除外)。

5. 低脂肪膳食的种类

(1) 完全不含脂肪的膳食:用于急性胰腺炎患者。

(2) 严格限制脂肪的膳食:用于急性胆囊炎患者,膳食中脂肪总量不超过 20g/d。

(3) 中度限制脂肪的膳食:用于胆囊炎恢复期患者,膳食中脂肪总量不超过 40g/d。

(4) 轻度限制脂肪的膳食:用于冠心病、高血脂患者,膳食中脂肪总量不超过 50g/d。

(三) 食物选择

1. 可选食物　有谷类、豆类、水果、蔬菜、鸡蛋白、禽、鱼、瘦肉、肝、动物血、脱脂奶等。

2. 限用食物　禁用全脂乳、肥肉、蛋黄、动物脑、油煎炸类食物及巧克力、干果类。

七、限钠(盐)膳食

限钠(盐)膳食是调整膳食中的钠摄入量,纠正水钠潴留,达到维持机体水、电解质平衡的目的。食盐是钠的主要来源,限钠实际上以限食盐为主。每克食盐含钠 393mg。一般将限钠(盐)膳食分为 3 类:①低盐膳食:全日供钠 2000mg,饮食中禁用一切咸食如酱菜、咸蛋、咸肉、甜面酱、罐头等,但允许烹调或食用时加食盐 2~3g(或用酱油 10~15ml 代替);②无盐膳食:全日供钠 1000mg,饮食中禁用食盐、酱油及一切咸食;③低钠膳食:全日供钠 500mg,饮食中除无盐膳食要求外,还需限制一些含钠量高的蔬菜(每 100g 蔬菜含钠 100mg 以上),如茴香、芹菜、海带、紫菜等。

（一）使用对象

1. 心血管疾病　如高血压、心功能不全、心力衰竭、水钠潴留者。

2. 肾脏疾病　如伴有高血压或者水肿的肾小球肾炎、肾病综合征者。

3. 肝脏疾病　如肝硬化腹水患者。

（二）饮食原则和要求

1. 钠摄入　膳食中钠的供给量应随病情变化及时调整。

2. 烹调方法　改进烹调方法，如采用番茄汁、芝麻酱等调料以改善口味，或用原汁炖、蒸等方法以保持食物本身的味道。此外，应注意菜肴的色、香、味，促进食欲。也可根据病情选择市场上售的低钠盐。市场上售的无盐酱油是以氯化钾代替氯化钠，故高钾血症患者不宜使用。

3. 要求　对于 60 岁以上的储钠能力低者、心肌梗死、回肠切除术后的患者应根据 24 小时尿钠排出量、血钠、血压等临床指标来决定是否需要限钠。

（三）食物选择

禁用一切咸食，慎用含盐量不明的食物和调味品。

八、少渣膳食

少渣膳食也称低纤维膳食，是一种含极少量膳食纤维和结缔组织的易于消化的膳食。主要目的是尽量减少膳食纤维对消化道刺激和梗阻，减慢肠道蠕动，减少粪便数量。

（一）使用对象

1. 消化道疾病　各种急、慢性肠炎，伤寒，痢疾、结肠憩室炎、肠道肿瘤，肠道手术前、后，肠道、食管管腔狭窄及食管静脉曲张，消化道少量出血者。

2. 直肠和肛门疾病　如痔疮、痔瘘、肿瘤。

（二）饮食原则和要求

1. 摄入量　每次进食数量不宜太多，少量多餐。

2. 脂肪　食物中脂肪含量不宜太多，因腹泻患者对脂肪的吸收能力减弱，易致脂肪泻。

3. 维生素　长期应用易导致维生素 C 缺乏，应补充新鲜水果汁、菜汁等。

4. 食物要求　食物应细软、少渣、无刺激、便于咀嚼吞咽，易于消化吸收。

（三）食物选择

1. 可选食物　谷类食物有粥、烂饭、面包、软面条、面片、甜点心等。豆类有豆浆、豆腐脑、豆腐等。乳类有鲜奶、奶粉、酸奶。肉类包括所有瘦肉、鱼、鸡、虾均制备软烂即可。菜类可根据病情选用菜泥或含有少量纤维的软烂蔬菜。水果类可选用果汁、蔬果汁。

2. 限用食物　各类粗粮食物。较硬的坚果、豆类。油炸食物。多纤维的蔬菜和水果。

九、低嘌呤膳食

低嘌呤膳食是一种限制饮食中嘌呤含量的膳食。嘌呤在体内最终产物为尿酸，如尿酸经肾脏排出减少，可导致高尿酸血症，甚至痛风。

（一）使用对象

急、慢性痛风，高尿酸血症患者。

（二）饮食原则和要求

1. 限制嘌呤的摄入量　应控制在 150mg/d 以下（正常 600~1000mg/d）。

2. 能量　控制总能量摄入在 30kcal/(kg·d)。肥胖者每日总能量摄入低于正常的 10%~20%，防止出现酮血症。

3. 蛋白质　摄入适量的蛋白质 50~70g/d。

4. 脂肪　痛风患者多伴有高脂血症和肥胖，故应限制脂肪的摄入量。

5. 维生素及微量元素　保证维生素及微量元素的摄入量，多食蔬菜、水果等碱性食物，有利于溶解尿酸盐。

6. 水　每日水的摄入量 2500~3000ml，以促进尿酸的排出。

(三) 食物选择

1. 可选食物　可选择嘌呤含量低的食物有蛋、乳类：牛奶、炼乳、奶酪、酸奶、鸡蛋。谷类包括大米、面包、馒头、苏打饼干、玉米面、精白粉等。常见的蔬菜主要有白菜、芹菜、韭菜、茄子、胡萝卜、冬瓜、黄瓜、青椒、番茄、马铃薯，以及各种水果。

2. 限用食物　禁用含嘌呤高的食物，详见第十章第三节痛风的营养治疗与膳食指导。

第三节　诊断膳食和代谢膳食

李某，男性，43 岁，腹痛 2 天来院就诊。查体：T 37.5℃，胆囊肿大，有压痛，疑为慢性胆囊炎、胆石症，预行胆囊造影术以明确诊断，医嘱为胆囊造影膳食。

请问：1. 你应如何对此患者进行膳食指导？

2. 请说出对该疾病应如何进行人群膳食指导？

诊断膳食是临床饮食治疗的重要组成部分，对于临床疾病诊断、辅助检查或代谢研究有重要的协助作用。诊断膳食是指在特定的时间内，通过调整饮食的内容，以协助疾病的诊断和提高实验室检查结果正确性的一类饮食，亦称试验膳食。代谢膳食是临床上用于诊断疾病、观察疗效和研究机体代谢反应等情况的一种方法，是一种严格的称重膳食。配制代谢膳食的方法有两种：一种是按食物成分表计算的方法，此方法欠精确，但较简便，常用于临床；另一种是食物分析法，此法较复杂，但较精确，多用于需要精确的代谢研究。

一、糖耐量试验膳食

(一) 目的

临床上对于空腹血糖正常或稍高，偶有尿糖，但糖尿病症状又不明显的患者常用口服葡萄糖耐量试验(oral glucose tolerance test, OGTT)来明确诊断。

(二) 原理

正常情况下，一次摄入大量糖类，人体血糖会暂时升高，2 小时内即可恢复正常。在个体调节功能异常时，口服一定量葡萄糖后血糖急剧升高，持久不能恢复正常。通过口服葡萄糖，检测人体对葡萄糖的耐量，观察血糖、尿糖情况，来协助诊断糖尿病。

(三) 使用对象

怀疑有糖尿病者，如有阳性家族史或反复流产、早产、死胎、巨婴、难产者，或 40 岁以上的肥胖患者。

(四) 方法

1. 方法

(1) 试验前 3 天患者进正常饮食,饮食中碳水化合物不少于 150g/d。

(2) 试验前日晚餐后禁食 8 小时以上至试验结束。忌饮茶、咖啡。

(3) 将 75g 葡萄糖(儿童按标准体重 1.75g/kg 葡萄糖计算,总量≤75g),溶于 250ml 温开水中,于 5~15 分钟内饮入。

(4) 分别于 0、30、60、120 分钟取静脉血测血糖,并同时留尿做尿糖定性。

2. 判断标准

(1) 正常空腹血糖:3.61~6.11mmoL/L(65~110mg/dl)。

(2) 30~60 分钟升至最高峰:峰值 <11.1mmol/L(200mg/dl)。

(3) 120 分钟血糖回到空腹水平:<7.8mmol/L(140mg/dl)。

(4) 尿糖(−)~(+)。

3. 意义及注意事项

(1) 糖尿病:空腹血糖≥7.0mmol/L(126mg/dl) 和(或)餐后 2 小时血糖≥11.1mmol/L(200mg/dl)。

(2) 糖耐量减低:空腹血糖 6.2~6.9mmol/L(111~125mg/dl) 和(或)餐后 2 小时血糖 7.8~11.0mmol/L(140~199mg/dl)。

(3) 肾性糖尿:糖耐量曲线正常,尿糖不成比例增加。

(4) 肝脏疾病:空腹血糖低,服糖后异常高峰出现,缓慢下降,尿糖可呈阳性。

(5) 空腹血糖≥13.9mmol/L(250mg/dl)者不宜进行 OGTT 试验,可以用馒头餐试验代替。

(6) 空腹和(或)餐后 2 小时血糖 2 次达诊断标准者,可不必行 OGTT 试验。

二、隐血试验膳食

(一) 目的

检验粪便中是否有隐血,以诊断胃肠道有无出血。

(二) 原理

检测粪便隐血的常用方法是联苯胺法,即利用血红素、过氧化氢与联苯胺会生成蓝色的联苯胺蓝,根据蓝色深浅判断出血量多少。

(三) 使用对象

各种消化道出血、消化道溃疡、肿瘤等患者。

(四) 方法

1. 时间 试验期 3 天。

2. 食物选择 3 天膳食中主食不受限制,副食 3 天中禁用:①一切动物类食物,如肉类、肝、动物血、蛋黄;②绿叶蔬菜类食物;③含铁丰富的食物和药物,以免造成假阳性反应。可吃鸡蛋清、牛奶、豆制品、去皮的土豆、粉丝、白或黄色的菜。

3. 检测 第四天开始留取粪便标本,做隐血试验检查。

三、肌酐试验膳食

(一) 目的

用于测定内生肌酐清除率,估计患者的肾小球滤过情况和重症肌无力患者的肌肉功能。

（二）原理

肌酐系肌肉中的磷酸肌酸经不可逆的非酶促反应,脱去磷酸转变而来。肌酐在肌肉中形成后进入人体血液循环,最终经肾小球滤过方式排出体外,不受肾小管重吸收影响。因此,肌酐清除率可在一定程度上反映肾小球滤过功能。成人体内肌酸和磷酸肌酸的总含量较恒定,每日经尿液排出的肌酐量基本一致,正常成人男性为 1000~1800mg/d,女性为 700~1000mg/d。

（三）使用对象

肾盂肾炎、尿毒症等患者。

（四）方法

1. 时间与要求　试验期 3 天。前 2 天为准备期,最后 1 天为试验期。每天膳食中蛋白质总量限制在 40g 以内。

2. 食物选择　①每日主食不超过 300g,主要因为谷类含蛋白质 6%~10%。如患者有饥饿感,可增加藕粉、蔬菜、水果、果汁及植物油的用量。②烹调用水及饮水均用蒸馏水。③禁用各种肉类、鱼类、鸡、鸭、豆类、咖啡、茶等食物。④可用鸡蛋、牛奶及其制品。鸡蛋每日不超过 1 个。⑤蔬菜、水果可不限。

四、甲状腺 ^{131}I 试验膳食

（一）目的

用于检查甲状腺功能。

（二）原理

人体摄入的碘主要储存在甲状腺,甲状腺具有浓缩碘的功能。如膳食中摄入的碘过多,就会影响 ^{131}I 的吸收,而 ^{131}I 吸收障碍就会干扰同位素试验的结果。

（三）使用对象

协助检查甲状腺功能亢进症、甲状腺功能减退症等患者。

（四）方法

1. 时间与要求　可选用普通膳食。①但在试验前凡吃过下列海味需停吃 2 个月才能做此试验,如海带、海蜇、紫菜、淡菜、海苔条(包括其他海苔食品)等。②凡吃过下列海味需停吃 2 周后才能做试验,如海蜒、梭子蟹、毛蚶、干贝、蛏子等。③凡吃过下列海味需停 1 周后才能做试验,如带鱼、黄鱼、鲳鱼、鲨鱼、乌贼鱼、虾皮等。

2. 检查　随后开始抽取血液标本检查。

五、胆囊造影检查膳食

（一）目的

检查胆囊、胆管疾病。

（二）原理

口服的碘剂在小肠内吸收后经肝门静脉到达肝脏,并随胆汁排出。一般情况下,碘剂在 8~12 小时后进入胆囊并浓缩,经放射线检查可了解胆囊的形态、功能及有无炎症、结石等。显影后再进食高脂肪膳食,可引起胆囊的收缩和排空,放射性检查可再次观察胆囊和胆管的变化。一般 5 分钟后胆囊开始收缩,如胆囊不缩小,表示其功能不正常。

(三) 使用对象

慢性胆囊炎、胆石症等患者。

(四) 方法

1. 要求 检查前一天午餐进食高脂肪膳食,如增加油煎鸡蛋、高脂牛奶、肥肉、巧克力等,使胆囊排空。晚餐可进食无脂肪高糖少渣膳食,基本为纯碳水化合物膳食,以减少胆汁分泌和排出。晚餐后 30 分钟开始吃碘剂,之后不可再进食,只可少量喝水,直至第二天。

2. 检查 检查当天禁食早餐,然后作胆囊造影。若显影明显,食高脂肪食物如油煎鸡蛋 2 个,再进行第二次显影,观察胆囊及胆管的变化。

六、钾、钠定量代谢膳食

(一) 目的

诊断原发性醛固酮增多症。

(二) 原理

膳食中钾、钠定量后,测定血尿中钾、钠含量,有助于诊断原发性醛固酮增多症。并可在摄入量恒定的条件下,用药物进行治疗,使代谢得以纠正。

(三) 使用对象

诊断原发性醛固酮增多症。

(四) 方法

钾、钠定量代谢膳食常用的方法有 4 种。

1. 钾、钠恒定膳食 试验期 6 天,前 3 天为适应期,后 3 天为代谢期。每日膳食中钠不足部分用食盐补充,多选用含钾丰富的食物,总能量、蛋白质按正常供给。试验期最后一天测血钾、钠和二氧化碳结合力,测尿钾、钠及 pH。正常人食用该膳食后钾、钠代谢均呈正平衡或接近平衡。但原发性醛固酮增多症患者,尿钾排出量增高,血钾小于 3mmol/L,呈负平衡;尿钠排出量减少,血钠增高,尿 pH 呈碱性反应。

2. 低钠膳食 试验期 6 天,前 3 天为适应期,后 3 天为代谢期,一般可选含钠低的食物有面粉、土豆、鲜蘑菇、瘦肉等。在低钠膳食条件下,到达肾远曲小管的钠量将较少,而原发性醛固酮增多症患者体内的钾、钠交换减少,从尿中排出的钾减少,导致血钾升高。采用该膳食后,患者尿钾排出量减少,血钾有所升高,尿钠在数日内迅速减少,即可诊断。

3. 高钠膳食 适用于血钾正常或稍低的临床可疑者。试验期 6 天,前 3 天为适应期,后 3 天为代谢期。膳食中的钠量为 5520mg/d,如饮食不足则可用食盐进行补充。正常个体和原发性高血压患者血钾无变化,而原发性醛固酮增多症患者由于钠大量进入肾远曲小管进行离子交换,使尿钾排出增加,而血钾降至 3.5mmol 以上。

4. 螺内酯试验膳食 试验期 10 天,前 3~5 天为适应期,后 5~7 天为试验期,在适应期最后一天测血钾、血钠、尿钾、尿钠、二氧化碳结合力、尿 pH。试验期主食可选择米、面等,但不可用含碱和含发酵粉制备的面食,副食中宜选择含钾高、钠低的食物。其中,钠摄入量在 3450~3680mg/d,钾摄入量在 1950~2340mg/d,并将调味品中的钠、钾含量也计算在内,不足的钠量由食盐补充。禁用的食物有加碱及含发酵粉制作的面食、盐腌食物。同时,口服螺内酯 300mg/d,分 3~4 次口服,连续使用 5~7 天。在试验期最后一天再重复上述化验一次。如是醛固酮增多症患者则血钾显著上升、血钠降低、尿钾减少、尿钠增多、二氧化碳结合力与尿

pH 降至正常,症状可纠正。

七、钙、磷定量代谢膳食

(一) 目的
协助诊断甲状旁腺功能亢进、骨质疏松症。

(二) 原理
甲状旁腺功能亢进可使甲状腺素分泌增多,出现溶骨作用造成钙和磷进入血液,尿钙增加。同时甲状旁腺素作用于肾脏,使肾小管对磷的重吸收减少,尿磷增多,血磷降低。通过对膳食中钙、磷、蛋白质的调整,测定血、尿中钙、磷及肌酐的含量,用来协助诊断甲状旁腺功能亢进。

(三) 使用对象
甲状旁腺功能亢进、骨质疏松症的患者。

(四) 方法
钙、磷定量代谢膳食常用的方法有两种。

1. 低钙、正常磷膳食　每日膳食钙量不超过 150mg,磷 600~800mg。试验期共 5 天,前 3 天为适应期,后 2 天为代谢期。在最后 1 天收集 24 小时尿液,测尿钙含量。正常人进此膳食后,尿钙量每天超过 150mg 为异常。

常选用低钙、高磷的食物包括大米、面粉、鸡蛋、番茄、粉皮、粉丝、绿豆等。此期限用的食物有:①牛奶含钙高不宜选择;②盐使用时应称重;③酱油中钙、磷含量不恒定,也不宜使用;④因瘦肉、内脏含大量肌酐和磷酸肌酐影响内生肌酐清除率,应禁用。

2. 低蛋白质正常钙、磷膳食　试验期共 5 天,前 3 天为适应期,后 2 天为代谢期。膳食中蛋白质总量不超过 40g/d,供给钙 500~800mg/d,磷 600~800mg/d。全日主食量不超过 300g,全部用细粮,忌用各种肉类,饥饿时可用粉条、瓜果等,可适当增加植物油的用量。代谢期的最后 1 天测空腹血肌酐和血磷,并留 24 小时尿液,测尿肌酐和尿磷,从而计算出肾小管磷重吸收率。肾小管磷重吸收率正常值为 80%,若此值变低可辅助诊断为甲状旁腺功能亢进。

本章小结

医院膳食可分为基本膳食、治疗膳食、诊断膳食和代谢膳食。基本膳食适用范围广泛,可分为普通膳食、软食、半流质膳食和流质膳食;治疗膳食是在基本膳食的基础上,根据病情的需要,适当调整总热量和某些营养素,以达到辅助治疗的一类膳食,如高能量膳食、低能量膳食、高蛋白质膳食、低蛋白质膳食、低胆固醇膳食、低脂肪膳食、限钠(盐)膳食、少渣膳食、低嘌呤膳食等;试验膳食是指在特定的时间内,通过调整膳食的内容来协助诊断疾病和提高实验室检查的正确性的一类膳食,如糖耐量试验膳食、隐血试验膳食、肌酐试验膳食、甲状腺[131]I 试验膳食、胆囊造影检查膳食等;代谢膳食是临床上用于诊断疾病、观察疗效和研究机体代谢反应等情况的一种方法,是一种严格的称重膳食,如钾、钠定量代谢膳食、钙、磷定量代谢膳食。

(窦娟花)

目标测试

A1 型题

1. 肝硬化腹水患者宜进
   A. 低盐膳食
   B. 低蛋白膳食
   C. 低脂肪膳食
   D. 高脂肪膳食
   E. 高热量膳食

2. 低脂肪膳食应遵守下列哪项原则
   A. 可用鸡蛋、蛋黄补充脂类的不足
   B. 禁食肥肉,可用椰油代替
   C. 成人脂肪总量在 50g/d 以下
   D. 成人胆固醇控制在 80g/d 以下
   E. 胆、胰疾病患者脂肪总量少于 60g/d

3. 大面积烧伤的患者宜采用的膳食是
   A. 高热量、低蛋白膳食
   B. 高蛋白、高热量膳食
   C. 高维生素,低蛋白膳食
   D. 高脂肪、高蛋白膳食
   E. 低脂肪、高热量膳食

4. 为了诊断有无出血现象,而要求患者食用隐血试验膳食的患者是
   A. 口腔疾病
   B. 血液系统疾病
   C. 胃肠道疾病
   D. 肾脏泌尿系统疾病
   E. 呼吸道疾病

5. 患者不宜长期使用流质膳食的原因是
   A. 影响消化吸收
   B. 影响营养供给
   C. 影响食欲
   D. 影响休息
   E. 进食次数过多

6. 一般不选用低盐膳食的疾病是
   A. 心力衰竭
   B. 贫血
   C. 高血压
   D. 急性肾炎
   E. 肝硬化腹水

A2 型题

7. 王某,男性,45 岁,入院后诊断为痛风。护士指导患者可以多吃的食物是
   A. 动物内脏
   B. 鱼虾类
   C. 菠菜
   D. 蘑菇
   E. 柑橘

8. 王某,女性,40 岁,将于下月底做甲状腺摄碘率测定,应嘱其在检查前一个月禁食的
食物是
   A. 河鱼
   B. 白菜
   C. 土豆
   D. 紫菜
   E. 鸡蛋

9. 刘某,男性,35 岁。因"急性肾炎"入院,应给予
   A. 低蛋白膳食
   B. 要素膳食
   C. 低脂肪膳食
   D. 低胆固醇膳食
   E. 少渣膳食

10. 刘某,女性,29 岁,习惯性便秘,该患者无其他系统疾病时宜采用的膳食是
   A. 高纤维膳食
   B. 低纤维膳食
   C. 高蛋白膳食
   D. 低蛋白膳食
   E. 低脂肪膳食

A3/A4 型题

(11~12 题共用题干)

王某,女性,70 岁。因胆囊炎、胆囊结石入院。查体体温 38℃,脉搏 90 次/分,呼吸 21 次/分,血压 180/100mmHg。

11. 就以上信息,应给予患者的适宜膳食为
    A. 低蛋白、低脂肪膳食　　　　　B. 低盐、低脂肪膳食
    C. 低盐、低蛋白膳食　　　　　　D. 高蛋白、低脂肪膳食
    E. 高蛋白、低盐膳食

12. 为协助患者诊断可采用的膳食为
    A. 隐血试验膳食　　　　　　　　B. 糖耐量试验膳食
    C. 胆囊造影检查膳食　　　　　　D. 钾、钠定量代谢膳食
    E. 钙、磷定量代谢膳食

B 型题

(13~15 题共用备选答案)
    A. 普通膳食　　　　B. 高蛋白膳食　　　　C. 无盐膳食
    D. 流质膳食　　　　E. 低蛋白膳食

13. 病情较轻或恢复期的患者应给予

14. 急性消化道疾病患者应给予

15. 尿毒症的患者应给予

第五章 肠内营养与肠外营养治疗

 学习目标

1. 掌握:肠内外营养的适应证与禁忌证。
2. 熟悉:肠内外营养的调配及途径。
3. 了解:肠内外营养制剂的种类和肠内外营养并发症。

第一节 肠内营养治疗

 案例

男性,46岁,因从高处坠落致伤头部伴意识障碍1小时入院。伤后持续昏迷,GCS5分,右侧瞳孔散大,急诊行CT检查表现弥漫性脑肿胀、DAI、颅底骨折入院。

诊断:重型闭合性颅脑损伤(弥漫性脑肿胀、弥散性轴索损伤、外伤性蛛网膜下腔出血、颅底骨折、头皮挫裂伤)。

入院后治疗情况:入院后行术前准备,急诊行双侧标准外伤大骨瓣减压术,术中置颅内压脑实质内探头监测,术后带气管套管住神经外科重症监护病房(NSICU)进行监测和治疗。

请问:患者目前属于神经外科重症、意识障碍,为了尽早达到营养治疗的能量和蛋白目标,现在应该采取的营养支持方式是什么?

肠内营养是指对于不能耐受正常膳食的病人,经口服或胃肠道置管途径,将只需化学性消化或不需消化,由中小分子营养素组成的营养液直接注入胃肠道,提供营养素的方法。肠内营养能保持对消化道的适当负荷,维持消化道功能。肠内营养按照供给方式分为口服营养和管饲营养两种。与肠外营养相比,具有副作用小、更接近正常生理状态等特点,临床应用时,一般应遵循"当胃肠道有功能时,应首先采用肠内营养"的原则,以利于有效改善病人的营养状态和免疫功能。

自20世纪50年代以来,肠内营养有了显著的进展。发达国家,肠内营养的应用率已占全部营养支持的80%左右,在我国肠内营养支持治疗也日渐受到关注,但应用率与国外相比还有差距。肠内营养支持应用范围广,方法简便,易于管理,且能保持对消化道适当负荷,维持消化道功能,避免肠道黏膜失用性萎缩对机体免疫功能及营养素代谢产生的不良影响。

一、肠内营养制剂的种类

根据肠内营养制剂的组成分为非要素制剂、要素制剂、组件制剂和特殊治疗制剂四类。

(一)非要素制剂

以整蛋白或蛋白水解物为氮源,渗透压接近等渗(300~450mOsm/L),口感好,适合口服,亦可管饲。具有使用方便、耐受性强等优点,适用于胃肠道功能较好的患者。

1. 混合奶 包括普通混合奶和高能量高蛋白混合奶。

2. 匀浆制剂 包括商品匀浆制剂和自制匀浆制剂。

3. 以整蛋白或蛋白质水解物为氮源的非要素制剂 多以乳、乳蛋白或大豆分离蛋白为氮源,包括含乳糖类和不含乳糖类。

(二)要素制剂

要素制剂是一种营养素齐全、不需消化或稍加消化即可吸收的少渣营养剂。可分为以水解蛋白为氮源的要素制剂和以氨基酸为氮源的要素制剂。

(三)组件制剂

即营养素组件也称不完全营养制剂,是以某种或某类营养素为主的肠内营养制剂。组件制剂可对完全营养制剂进行补充或强化,以弥补完全营养制剂在适应个体差异方面欠缺灵活的不足;亦可采用两种或两种以上的组件制剂构成组件配方,以满足病人的特殊需要。

组件制剂包括蛋白质组件、脂肪组件、碳水化合物组件、维生素组件和矿物质组件。根据蛋白质含量蛋白质组件又可分为:①标准型要素,蛋白质含量8%;②高氮型要素,蛋白质含量17%。

(四)特殊治疗制剂

临床常用的有婴儿制剂、肝衰竭制剂、肾衰竭制剂、肺疾病制剂、创伤制剂、先天性氨基酸代谢缺陷症制剂等。

一般情况下,肠内营养制剂的能量应能满足基础能量消耗、活动消耗和疾病应激时的能量消耗。

二、肠内营养的调配及途径

(一)调配方法

肠内营养制剂剂型分为粉剂和液剂,其中以粉剂为多。粉剂调配时要先在有刻度的容器内盛一定量温开水,再加入所需数量的粉剂,并同时进行搅拌,即得较稳定的混悬液,最后加水至所需容量,一般无沉淀。但若调配不当,可出现结块,应过滤后再输注。

液态型的肠内营养制剂直接输注或开盖饮用都可。肠内营养液的标准能量密度是4.18kJ(1kcal)/ml。

在调配过程中要注意容器的清洁卫生及防止污染,做到现配现用或当日用完。当暂不输注时,应注意置4℃冰箱保存。为防止变质,输注过程中营养液在室温中的保留时间一般不超过5~6小时。

(二)途径

肠内营养途径有口服、食管造瘘、胃造瘘、空肠造瘘以及鼻胃、鼻十二指肠、空肠置管等,临床较为常用的有鼻胃、鼻十二指肠、空肠置管以及胃、空肠造瘘等。一般预计肠内营养不超过4周的,可优先考虑鼻胃、鼻十二指肠置管;预计肠内营养需4周以上者,则应考虑肠造瘘。

(三) 输注方式

肠内营养输注方式可分为一次性输注、间歇重力滴注和连续滴注。

1. 一次性输注 将配制好的肠内营养液用注射器缓慢注入鼻饲管中,每日6~8次,每次200ml左右。一般病人初期不易耐受,可出现恶心、呕吐、腹胀、腹痛、腹泻等不适,大多可以逐渐适应,不需特殊处置。一次性输注方式仅适用于经鼻胃置管或胃造瘘的病人,空肠置管或肠造瘘的病人不宜采用,以免导致肠管的扩张。

2. 间歇重力滴注 将肠内营养液置于无菌输液袋中,营养液在重力作用下经输液管、喂养管缓慢滴入胃肠内,每次250~500ml,每日4~6次,滴速一般为20~30ml/min。多数病人可耐受这种喂养。间歇重力滴注法优点是类似正常餐次,病人有更多的离床活动时间;缺点是可能发生胃排空延缓。

3. 连续滴注 肠内营养液置于密封袋或瓶中,经输液管嵌入输注泵内,在泵的带动下连续滴注,一般可持续16~24小时。连续滴注适用于危重病人及十二指肠或空肠近端喂养的病人。滴注时输注速度由慢到快,营养液浓度由低到高,便于病人逐步适应。连续滴注的优点是输注效果更接近胃肠道的工作状态,营养素吸收好,胃肠道不良反应轻;缺点是持续时间长,病人不便离床活动。

(四) 营养液的浓度、输注量和温度

标准营养液的能量密度一般为4.18kJ(1kcal)/ml。当应用时,宜从低浓度向高浓度逐渐过渡。若从2.09kJ(0.5kcal)/ml的浓度开始,可在2~5小时向标准浓度逐渐地过渡;在控制入水量的时候,可将能量密度增至6.27~8.36kJ(1.5~2.0kcal)/ml,此浓度亦需有一个递增的过程。要注意的是,增加浓度时不宜同时增加容量,两者的增加应交错进行。输注量可从部分量开始,如500ml/d,可在5~7天过渡至全量,以此缓慢地递增,能增加肠内营养支持患者治疗的耐受力。

营养液的温度要求一般以接近正常体温为宜,过热可灼伤胃肠道黏膜,过冷易刺激肠道,引起肠痉挛或腹泻。输注时可视患者习惯而定。偏爱"凉"的患者,可在营养袋的隔层内放置冰块;偏爱"热"的患者,可在邻近导管入口处加热,但需防止加热器烫伤患者。

三、肠内营养的适应证与禁忌证

(一) 肠内营养的适应证

原则上只要小肠具有一定的吸收功能,都可以采用肠内营养。主要适应证归纳如下:

1. 经口摄食障碍

(1) 口腔或咽喉炎症、食管化学性灼伤、上消化道术后等经口进食困难者。

(2) 大面积烧伤、脓毒血症、甲状腺功能亢进症、AIDS等营养物质消耗增加而相对经口摄食不足者。

(3) 脑血管意外、头部外伤等丧失吞咽功能者。

2. 胃肠道疾病

(1) 短肠综合征:由于肠扭转、肠系膜血管栓塞、Crohn病等小肠部分或广泛切除的病人,术后早期需肠外营养,逐步过渡到肠内营养,具体时间取决于胃肠道功能恢复的程度。

(2) 胃肠道瘘:肠内营养制剂易于吸收,对胃肠道刺激小,能有效降低瘘孔的排出液,

> **考点提示**
>
> 肠内营养的适应证与禁忌证

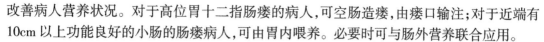

改善病人营养状况。对于高位胃十二指肠瘘的病人,可空肠造瘘,由瘘口输注;对于近端有10cm以上功能良好的小肠的肠瘘病人,可由胃口喂养。必要时可与肠外营养联合应用。

(3) 炎性肠道疾病:溃疡性结肠炎、肠结核等炎性肠道疾病病情严重时应采用肠外营养支持,病情缓解后,应逐步过渡到肠内营养。肠内营养有利于防止肠道黏膜萎缩和菌群易位。

(4) 顽固性腹泻:吸收不良综合征、小肠憩室炎等导致的顽固性腹泻者,应用肠内营养有助于疾病的恢复和营养状况的改善。

(5) 急性胰腺炎:急性期应首选肠外营养支持,恢复期宜采用空肠喂养,可减少胰腺外分泌,利于肠道功能早日恢复。

(6) 结肠手术术前准备:结肠手术术前应用无渣肠内营养制剂可避免菌群失调,降低术后感染的危险性,也便于术后护理。

3. 胃肠道外疾病

(1) 围术期:择期手术的病人在术前进行肠内营养支持,可改善病人的营养状况和免疫功能,提高手术耐受力,减少术后并发症。术后肠蠕动恢复后,尽早采用肠内营养,有利于病人早日恢复。

(2) 肿瘤化疗、放疗:化疗、放疗可引起厌食、恶心、呕吐、腹泻、味觉改变、黏膜溃疡等不良反应。肠内营养制剂中的氨基酸混合物和蛋白质水解物可降低胰液与胰酶的分泌,保护小肠黏膜,同时减轻照射对小肠黏膜吸收氨基酸和低聚肽能力的影响。肠内营养支持有助于改善化疗、放疗引起的不良反应,改善病人营养状况,具有辅助治疗作用。

(3) 烧伤、创伤:烧伤、创伤急性期,分解代谢激素如儿茶酚胺、糖皮质激素及胰高血糖素升高,合成代谢激素受到抑制,持续的高分解代谢导致消耗增加。肠内营养支持可以迅速纠正负氮平衡,改善营养状态,减少并发症。

(4) 肝衰竭:应用肝衰竭制剂,纠正血浆氨基酸谱的紊乱,改善营养状态。

(5) 肾衰竭:应用肾衰竭制剂,补充必需氨基酸和组氨酸,满足机体代谢的需要,同时又减轻氮质血症。

(6) 心血管疾病:严重心脏功能衰竭,经日摄入能量不足 1000kcal/d 时,应采用肠内营养支持。

(7) 先天性氨基酸代谢缺陷病:苯丙酮尿症等先天性氨基酸代谢缺陷病是由于缺乏某种氨基酸代谢中的某种酶而引起的遗传性疾病,应用去除这种氨基酸的特殊肠内营养制剂是本病的主要治疗手段。

(8) 肠外营养的补充或过渡:周围静脉营养时,由于营养液体积与浓度的限制,营养素的供给常不足,应采用肠内营养作为补充。长期应用TPN支持,可导致胃肠道结构与功能衰竭,应采用逐渐增量的肠内营养过渡到经口进食。

(二)肠内营养的禁忌证

肠内营养适应范围非常广泛,其先决条件是肠道功能部分或完全正常,且肠管远端无梗阻。任何与此冲突的情况或状态应视为肠内营养的禁忌。下列情况应慎用或推迟使用肠内营养。

1. 出生不足 3 个月的婴儿 由于其消化道结构和功能尚不健全,尚不能耐受高渗的肠内营养,使用时要注意电解质紊乱,补充足够的水分。

2. 小肠广泛切除者 宜采用 PN 6~8 周,以后逐步采用增量的肠内营养。

3. 胃部分切除者 因该患者易产生倾倒综合征,不能耐受高渗糖的肠内营养。有的病人可能只能耐受缓慢的滴注。

4. 空肠瘘患者 因缺乏足够的小肠吸收面积,不能轻易采取管饲,以免加重病情。

5. 严重炎性肠病者 严重炎性肠病、腹泻急性期及肠梗阻的患者,均不宜采取肠内营养。而对于严重肠吸收功能不良综合征及衰弱患者,在肠内营养以前,应先给予一段时间的PN,以改善小肠酶的活动力及黏膜细胞的状态。

6. 其他 当处于严重应激状态、上消化道出血、顽固性呕吐及腹膜炎的患者,均不宜给予患者肠内营养;症状明显的糖尿病及接受高剂量类固醇药物的患者,不能耐受肠内营养的高糖负荷;先天性氨基酸代谢缺陷病的儿童不能采用一般的肠内营养。

只有上述病人病情控制后,方可考虑给患者实施肠内营养支持。

四、肠内营养的并发症

肠内营养的并发症主要有胃肠道并发症、代谢并发症、感染并发症和置管并发症等。

(一) 胃肠道并发症

肠内营养最常见的胃肠道并发症是腹泻、恶心、呕吐。

1. 腹泻

(1) 原因:营养制剂选择不当、营养液渗透压过高、输注速度过快、营养液温度过低、低蛋白血症、乳糖酶缺乏、肠道菌群失调等都能引起腹泻,去除不利因素可缓解。

(2) 处理方法:选用适合于个体的营养液,去除乳糖或采用低脂营养液;调整渗透压,逐步递增营养液的浓度和剂量;低蛋白血症者,静脉输注清蛋白,使血浆清蛋白升至或接近35g/L 后开始喂养;同时使用抗生素治疗者,可给予乳酸杆菌制剂;营养液的配制严格执行无菌操作,放置时间不超过 8 小时;应用输液泵控制速度,根据季节或个体耐受性调节营养液的温度。

2. 恶心、呕吐

(1) 原因:要素制剂中的氨基酸和短肽多有异味,使用调味剂仍有 10%~20% 病人会出现恶心、呕吐。

(2) 处理方法:加入可口有味的作料或尽可能选用聚合物组成的营养液;稀释营养液为等渗,后再逐渐增加浓度或改用等渗营养液;先降低输注速度,然后逐渐增加,以使患者适应;改用低乳糖或无乳糖营养液;降低脂肪比例或用低脂营养液。

(二) 代谢并发症

代谢性并发症包括水、电解质、糖、维生素和蛋白质代谢的异常。营养液配方无法适应所有个体,个别病人可能出现代谢并发症。常见的是脱水和高血糖症,但发病率明显低于肠外营养,预防及处理的关键是认真监测,及时纠正。

1. 高血糖

(1) 原因:喂养速度过快;肾功能不全。

(2) 防治:使用输液泵,以持续、低速、低浓度方式输注营养液;监测体重、24 小时出入量、肾功能、电解质的变化;随时调整胰岛素的用量;纠正水、电解质失衡。

2. 高碳酸血症 肠内营养制剂中糖类含量较高时,氧化代谢过程中可产生大量二氧化碳,对肺功能低下的病人,可致高碳酸血症,加速其肺衰竭。因此,这类病人应采用低糖类配方,同时必须监测肺功能。

3. 水、电解质及微量元素失衡 一般情况下,通过提供 1500~2000ml 标准肠内营养液,即可满足代谢需要。当水分缺乏或过量,肾脏或胃肠道体液丢失过多、营养液提供不足或超量,均可导致水、电解质和微量元素失衡,最常见的是血钾异常,主要为营养液中钾过高,或患者肾功能不全引起高钾血症;也有的患者因使用胰岛素未及时补钾引起低钾血症。故应监测患者的水、电解质及微量元素水平,及时发现,很容易纠正。

(三) 感染并发症

营养液污染、输液系统污染、吸入性肺炎等可引起感染并发症,严格规范操作、加强护理、认真监测可以预防,一旦发生,应加用抗生素即可。

(四) 置管并发症

并发症的发生主要与胃肠营养管的大小、质量和位置有关,同时也与置管者的经验有关。此类并发症通过加强护理监测,提高临床管理经验,及早发现,及时处理,可减少病人的痛苦。

1. 经鼻置管 长期经鼻置管可引起鼻翼部糜烂、咽喉部溃疡、声音嘶哑、鼻窦炎、中耳炎等并发症。对长期经鼻置管者,应加强局部护理;预计需置管四周以上者,应选择胃或空肠造瘘。

2. 胃造瘘 常见的并发症是胃与腹前壁固定不严密,导致胃内容物漏出,引起腹腔内感染。一旦发生,应及时重新缝合。

3. 空肠造瘘 并发症主要是瘘口周围渗漏和肠梗阻。渗漏多由技术疏漏、瘘口周围固定不严造成,梗阻则由肠蠕动异常所致。

(五) 精神心理性并发症

主要原因是病人不易接受置管,自诉口渴,失去味觉的正常体会,限制咀嚼运动等。

第二节 肠外营养治疗

案例

女性,62 岁,上腹痛 3 天。

3 天前进食后 1 小时上腹正中隐痛,逐渐加重,呈持续性,向腰背部放射,仰卧、咳嗽或活动时加重,伴低热、恶心、频繁呕吐,吐出食物、胃液和胆汁,吐后腹痛无减轻,多次使用止痛药无效。发病以来无咳嗽、胸痛、腹泻及排尿异常。既往有胆石症多年,但无慢性上腹痛史,无反酸、黑便史,无明确的心、肺、肝、肾病史,个人史、家族史无特殊记载。

查体:T38.9℃,P102 次 / 分,R20 次 / 分,Bp135/70mmHg,急性病容,侧卧卷曲位,皮肤干燥,无出血点,浅表淋巴结未触及,巩膜无黄染,心肺无异常,腹平坦,上腹部轻度肌紧张,压痛明显,可疑反跳痛,未触及肿块,Murphy 征阴性,肝肾区无明显叩痛,移动性浊音可疑阳性,肠鸣音稍弱,双下肢不肿。

化验:血 Hb125g/L,WBC20×10^9/L,N85%,L13%,plt120×10^9/L,尿蛋白(±),RBC3~4/ 高倍,尿淀粉酶 33U(Winslow 法),腹平片未见膈下游离气体和液平,肠管稍扩张,血清 BUN7.1mmol/L。

请问:患者目前诊断为重症胰腺炎,为了尽早达到营养治疗的能量和蛋白目标,现在应该采取的营养支持方式是什么?

肠外营养是通过肠道外通路(即静脉途径)输注足够的能量和各种营养素,以纠正或预防营养不良,维持营养平衡的营养治疗方法。适用于暂时或永久不能经消化道进食、进食后不能吸收或胃肠道需充分休息的患者。

肠外营养可分为中心静脉营养和周围静脉营养两种。中心静脉营养也称为完全肠外营养,即碳水化合物、氨基酸、脂肪、维生素、矿物质和水等所有营养物质均经静脉输入;周围静脉营养是部分营养物质经静脉输入,是对病人肠内营养摄入不足的补充。

近代的肠外营养支持治疗由美国外科医师 Durick 等首先用于临床,故又称外科营养。肠外营养技术与通常的静脉输液有很大的区别。它使用完全新型的营养物质(复方氨基酸液、脂肪乳剂、多种维生素和微量元素复合液等)经中心静脉导管或周围静脉输入,在大多数情况下可满足患者全面的营养需求,有效地改善并维持机体的营养状态。由肠外直接供给营养液,是某些因解剖结构或功能上的原因不能经胃肠道营养者,如小肠切除 70% 以上、多发性肠瘘等疾病的唯一营养途径。肠外营养支持已成为危重患者抢救工作中不可缺少的重要组成部分。

一、肠外营养制剂的种类

(一) 制备肠外营养制剂的基本要求

肠外营养制剂的成分包括蛋白质(氨基酸)、脂肪、碳水化合物、维生素、微量元素、电解质和水等,均系中小分子营养素。

肠外营养的要求如,液体量按 1kcal/ml 计算,能量一般为 30kcal/(kg·d);营养制剂的 pH 和渗透压应适宜;营养制剂应无菌、无毒、无热源;营养制剂的包装材料应无菌无热源;营养制剂应具有良好的相容性和稳定性。

(二) 肠外营养制剂的组成成分

1. 葡萄糖溶液 葡萄糖在体内利用率高,是人体的主要供能物质,高浓度的葡萄糖常作为肠外营养的主要能量来源。肠外营养配方中一般常用 25%~50% 的葡萄糖溶液,每日提供葡萄糖 200~250g,最多不超过 300g,占总能量的 60%~70%。葡萄糖溶液的渗透压较高,经周围静脉输入易引起血栓性静脉炎,只能经中心静脉输入。机体利用葡萄糖的能力有限,输入太快,可发生高血糖、糖尿及高渗性脱水。超量补充葡萄糖,易转化为脂肪而沉积在肝脏组织内,引起脂肪变性。

2. 脂肪乳剂 肠外营养中所应用的脂肪是以大豆油或红花油为原料,经卵磷脂乳化制成的脂肪乳剂,临床常用的有 10%、20% 和 30% 的脂肪乳剂。输注时,通常在最初的 15~30 分钟速度不超过 1ml/min,半小时后可逐渐加快,输注过快易出现发热、畏寒、心悸、呕吐等急性反应。脂肪乳剂常与葡萄糖溶液合用,成人每天 1~2g/kg,提供总能量的 30%~50%。

脂肪乳剂的优点在于:与高渗葡萄糖、电解质溶液同时输入,可降低营养液浓度,减少血管壁的损伤;脂肪释放的能量是碳水化合物的 2 倍,可以在不增加液体总量的前提下提供更多的能量;提供能量的同时,又保证了亚油酸、亚麻酸等必需脂肪酸的摄入;脂肪的呼吸商为 0.7,比碳水化合物和蛋白质都低,提供相同能量时产生的二氧化碳最少,可减轻呼吸功能受损病人的代谢负担。但对于脂肪代谢紊乱、动脉硬化、肝硬化、血小板减少等病人应慎用脂肪乳剂。

3. 氨基酸溶液 疾病状态下,非必需氨基酸在蛋白质合成代谢中与必需氨基酸具有同样重要的作用,临床常用的复方氨基酸溶液一般均含有 8 种必需氨基酸和数量不等的非必需氨基酸。氨基酸溶液的用量可根据体表面积或体重计算,一般为 6~8g/m² 或 0.15~0.2g/(kg·d)。根据组成成分,一般氨基酸溶液可分为两大类:一类是平衡氨基酸溶液,除含 8 种必需氨基酸外,还含有 8~12 种非必需氨基酸,可适用于大多数病人;另一类是特殊复方氨基酸溶液,可分别应用于肾衰竭、肝衰竭及严重创伤等病人。

4. 水、电解质　成人每天液体量 3000ml 左右为宜;无额外丢失时,钠、镁、钙等离子可按生理需要量补给。临床常用的电解质溶液有 10% 氯化钠、10% 氯化钾、10% 葡萄糖酸钙、25% 硫酸镁及有机磷制剂等。

5. 维生素、微量元素　维生素一般可按生理需要量补充,但维生素 D 例外,长期应用含维生素 D 的肠外营养制剂可使代谢性骨病加重。微量元素一般无需特殊补充。

(三) 肠外营养制剂的配方原则

可根据病情按下列程序配制肠外营养制剂:

1. 总量　确定当天拟补充的总能量、总氮量及总液体量。

2. 用量　根据总能量和总液体量确定葡萄糖溶液的浓度及用量。若加用脂肪乳剂,通常占总能量的 30% 左右。

3. 溶液　根据总氮需要量选用合适的氨基酸溶液。

4. 附加溶液　加入适量电解质溶液及复合维生素。

原则上,一般不主张在肠外营养液中加入其他药物。但有时病情需要限制入水量,或其他静脉途径难以维持,不得不将各种药物加入肠外营养制剂中一并输入。近来有报道关于各种药物对肠外营养制剂的配伍禁忌,但尚不成熟,工作中应尽量避免混合使用。

二、肠外营养的调配与途径

(一) 调配方法

肠外营养所提供的营养素种类繁多。为确保机体组织能有效利用输注的营养物质及促进合成代

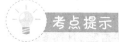

考点提示

肠外营养的途径

谢,临床上通常将各种营养素(葡萄糖、脂肪乳剂、氨基酸、水电解质、微量元素和维生素等)在无菌条件下混合,并置入 3L 输液袋里,并由静脉同步输注,此种营养制剂称为全营养混合液又称"全合一"。全营养混合液提供的肠外营养治疗其营养物质的有效性和完全性,优点在于:增加了节氮效果;简化输液的过程,节省护理体力、时间和护理费用;降低与肠外营养有关并发症的发生。

全营养混合液的配制:

1. 无菌配制　营养液需由专人在无菌配制间内配制;配制人员在进入配制间时,应更换衣、帽、口罩、鞋等,配制时应减少出入配制间的次数,非配制人员不得入内;每天配制前必须清洁、消毒配液间,用 75% 乙醇擦拭净化台、速灭净拖地,启动净化台 20 分钟、紫外线消毒 30~60 分钟后开始工作;所需物品用乙醇擦拭,放在风幕前或风幕下。无菌配制间每月应进行二次细菌培养。

2. 配制程序

(1) 配制前需再次核对医嘱,检查药品的色泽、澄清度、密封性及有效期等信息。

(2) 将电解质、微量元素、胰岛素加入葡萄糖或氨基酸液中。

(3) 磷酸盐加入另一瓶葡萄糖或氨基酸液中。

(4) 脂溶性维生素加入脂肪乳剂中。

（5）氨基酸、葡萄糖与脂肪乳剂分别经 3L 输液袋的 3 个输入口注入,先注入葡萄糖和氨基酸液,最后混入脂肪乳剂。

（6）配制应一次完成,并注意不断摇动混合均匀。

（7）灌入液体时要关闭未接液体的管子。

（8）临时用药,常规消毒后通过接口加入,注意药物配伍禁忌。

（9）配制出的营养液应在 24 小时内用完,暂不使用时应放在冰箱冷藏保存,于输注前 0.5~1 小时取出待用。

（10）配制结束后,在输液袋外表标明姓名、药品、名称和剂量、配制日期、时间。

（11）用 75% 乙醇清洁工作台,物归原处,用速灭净拖地,紫外线消毒 30~60 分钟。

3. 特殊病人的营养液　各种特殊病人的营养液配方都有所不同。例如糖尿病患者应限制葡萄糖用量并补充外源性胰岛素以控制血糖;肝硬化代偿期患者基本营养液成分及用量不受限制,而失代偿期者,营养液的组成及用量应根据病情有所变化;肾衰竭患者肠外营养液中葡萄糖及脂肪乳用量一般不受限制,但氨基酸常选用以必需氨基酸为主的肾病氨基酸。

（二）输注途径

1. 中心静脉置管　适用于需 2 周以上 TPN 患者。

2. 周围静脉输注　适用于短期、仅需部分肠外营养患者。

三、肠外营养的适应证与禁忌证

（一）肠外营养的适应证

肠外营养的基本适应证是胃肠道功能严重障碍或衰竭的病人。换言之,凡需要进行营养支持,又不能或不宜接受肠内营养的病人,都是肠外营养的适应证。许多外科情况,例如:营养不良者的围术期、瘫痪、大面积烧伤、炎性肠道疾病、克罗恩病或溃疡性结肠炎的急性期,重症急性胰腺炎等疾病的病程多长达 1 个月以上,过早恢复肠内营养可能使病情加重,故应用肠外营养,以维持机体营养需要。

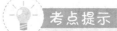

考点提示

肠外营养的适应证与禁忌证

1. 消化系统疾病

（1）消化道瘘:一般早期宜采用肠外营养支持,病情稳定后应尽早改为肠内营养。

（2）炎性肠道疾病:肠外营养支持是治疗炎性肠道疾病的重要手段。对于溃疡性结肠炎、肠结核、Crohn 病等,肠外营养可减少肠蠕动,减少消化液分泌,保证肠道充分休息。肠外营养支持有助于急性期病人炎症控制、缓解症状,还能够维持儿童病人的生长发育。

（3）短肠综合征:小肠大部切除的病人手术后 2 个月内,无法经胃肠道吸收营养物质,需完全肠外营养;接下来 6 个月到 2 年的肠功能代偿期,可逐步尝试肠内营养,肠外营养逐渐减少;2 年后,可根据肠道功能恢复情况适当少量进食,但仍需辅以肠内、肠外营养作为必要的补充。

（4）急性重症胰腺炎:禁食可使重症胰腺炎病人减轻呕吐、腹部疼痛等症状,肠外营养不但可满足禁食时机体的营养需要,还能使肠道充分休息,减少胰液、胰酶分泌,利于重症急性胰腺炎的治疗。

（5）胃肠道梗阻:常见有幽门梗阻、高位肠梗阻、新生儿胃肠道闭锁等。

（6）其他:一些疾病可影响小肠的运动与吸收功能,如长期顽固性的恶心呕吐、严重腹

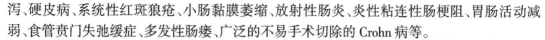

泻、硬皮病、系统性红斑狼疮、小肠黏膜萎缩、放射性肠炎、炎性粘连性肠梗阻、胃肠活动减弱、食管贲门失弛缓症、多发性肠瘘、广泛的不易手术切除的 Crohn 病等。

2. 大面积烧伤、严重复合伤、破伤风等 病人处于强烈的应激状态,代谢旺盛,大量消耗,营养状况迅速恶化,迫切需要补充营养。同时,与分解代谢有关的氮、钾、磷等从渗出液中大量流失。另外,儿茶酚胺、胰高血糖素,生长激素与糖皮质激素等分泌增加,蛋白质及脂肪分解、糖异生活跃,水钠潴留。肠外营养可有效改善病人营养状态,减少继发感染、低蛋白血症、多脏器损害等并发症。

3. 严重感染与败血症 持续高热使能量需增加,食欲减退会引起营养摄入不足。病人可出现负氮平衡、低蛋白血症,日趋消瘦。对于此类病人应尽早采用肠外营养支持。

4. 围术期 营养不良者术后易发生切口裂开、延迟愈合、合并感染、胃排空延迟等并发症,术后恢复较慢。围术期营养支持,可以改善病人营养状况,提高手术耐受力,减少并发症,促进术后恢复。

5. 急性肾衰竭 急性肾衰竭病人多伴有胃肠道黏膜水肿,表现为厌食、恶心、吸收不良。急性肾小管坏死时,蛋白分解增加,每日可达 150g 以上,同时大量的钾离子释放至细胞外。透析治疗时,血浆中游离氨基酸平均每小时丢失近 2g,蛋白质损失进一步增加。诸多因素均可促使病人营养状况迅速恶化,从而使已受损的肾功能更不易恢复。肠外营养可有效改善病人营养状况,有助于缩短病程,减少并发症。

6. 妊娠剧吐与神经性厌食 早孕反应所致的严重恶心、妊娠呕吐超过 5~7 天,应采用肠外营养支持,以保护孕妇及胎儿。神经性厌食可以引起严重营养不良,特别是消化道分泌受抑制所引起的营养不良难以纠正时,亦应采用肠外营养支持。

7. 其他 神志不清、肺内吸入高度危险倾向、腹膜炎、肿瘤化疗或放疗引起的胃肠道反应等短期内不能经肠内营养支持者,均可采用肠外营养支持。

(二)肠外营养的禁忌证

经过多年的临床实践,对肠外营养的应用范围及并发症的发生和处理进行了广泛的研究,认为目前阶段应用肠外营养的禁忌证有:严重循环、呼吸功能衰竭,严重水、电解质平衡紊乱,肝、肾衰竭等。

具体肠外营养的禁忌证如下,无明确治疗目的或已确定为不可治愈、无复活希望而继续盲目延长治疗者;心血管功能紊乱或代谢严重紊乱需要控制或纠正者;休克状态者;胃肠道功能正常或可适应肠内营养者,对接受肠外营养支持的患者,应注意观察肠道功能的恢复情况,及时由肠外营养过渡到肠内营养。

四、肠外营养的并发症

根据其性质和发生原因,肠外营养并发症可归纳为置管并发症、感染并发症和代谢并发症三大类,大多数并发症是可以预防和治疗的。

(一)置管并发症

并发症均与中心静脉导管的置入技术及护理有关。常见有气胸、血胸、血肿,损伤胸导管、动脉、神经以及空气栓塞等。此外,护理不当也可造成导管脱出、折断等并发症,借助 X 线检查可确定深静脉导管放置部位,若能严格按照操作规程和熟练掌握操作技术,这些并发症是可以预防的。出现静脉血栓可用尿激酶或链激酶等作纤溶处理。在每升肠外营养制剂中加 3000U 肝素可减少血栓形成机会。

(二) 感染并发症

管置入、营养液配制及输入过程中极易发生感染,导管性败血症是肠外营养常见的严重并发症。营养液是良好的培养基,可使细菌迅速繁殖,导致脓毒血症,因此每一步骤必须严格按无菌操作技术规定进行。在中心静脉营养治疗过程中突然出现寒战高热,而无法用其他病因来解释时,则应考虑导管性败血症。应立即拔除旧导管,做导管头及血细菌培养和真菌培养,同时辅以周围静脉营养。必要时应根据药物敏感试验配合抗生素治疗。导管性败血症的预防措施包括:①置管过程的严格无菌技术;②在超净工作台配制营养液;③采用全封闭式输液系统;④定期消毒穿刺点皮肤并更换敷料等。

(三) 代谢并发症

并发症多与对病情动态监测不够、治疗方案选择不当或未及时纠正有关,加强监测并及时调整治疗方案可以预防。

1. 液体超负荷　液体量过多可致心肺功能衰竭,对老年人、心肺功能与肾功能不全者,应特别注意控制液体输入量与输液速度。

2. 代谢紊乱　常表现为低血糖反应、高血糖反应、高渗性非酮性昏迷。对于应用肠外营养支持的病人,应每日测定尿糖 2~4 次,每周测定血糖 2~3 次,以便及时发现血糖异常,及早处理。

低血糖反应是由于持续输入高渗葡萄糖,刺激胰岛细胞增加胰岛素分泌,使血中有较高的胰岛素水平。若突然停用含糖溶液,有可能导致血糖急性下降,发生低血糖反应,甚至低血糖性昏迷,严重者危及生命。在高糖液体输完后,以等渗糖溶液维持数小时过渡,再改用无糖溶液,可以避免诱发低血糖。

高血糖反应系指在开始应用肠外营养时,输入的葡萄糖总量过多或速度过快,致单位时间内摄入的糖量过多,超出机体耐受的限度。特别是病人有糖尿病、隐性糖尿病或感染等情况时,易导致高血糖的发生。控制糖的输入速度,严格监测血糖和尿糖,对需要葡萄糖量较大及隐性糖尿病病人适当补充胰岛素,可减少高血糖反应的发生。

高渗性非酮性昏迷系常因高血糖未及时发现及控制,大量利尿、脱水,最后昏迷。一旦发生,应立即给予大量低渗盐水纠正高渗环境,同时加用适量胰岛素以降低血糖。治疗既要积极及时,又要防止过量输入低渗盐水而引发脑水肿。

3. 肝脏损害　长期肠外营养可致肝功能损害,一般表现为转氨酶和碱性磷酸酶升高。肠外营养影响肝功能的因素较复杂,多与营养液中的某些成分有关,如过量的葡萄糖、高剂量的脂肪、长期大量应用氨基酸制剂等。目前尚无有效的预防措施。

4. 酸碱平衡失调　高糖溶液的 pH 为 3.5~5.5,大量输入时可影响血液 pH,氨基酸溶液中的精氨酸、组氨酸、赖氨酸及胱氨酸等碱基代谢后可产生氢离子,导致高氯性酸中毒。除肾衰竭者,代谢性碱中毒在肠外营养中较少出现。

5. 电解质紊乱　最常见的是低钾、低镁及低磷。长期肠外营养治疗的病人,大量磷、钾、镁从细胞外进入细胞内,导致低磷、低钾、低镁血症。尤其是有肠外瘘的病人,更应注意补充。

6. 代谢性骨病　长期肠外营养者可出现骨质软化症、骨质疏松症、纤维性骨炎、佝偻病等。另外,长期肠外营养者易出现胆囊结石及肠道黏膜萎缩,后者又容易导致肠内细菌易位,发生内源性感染性并发症。有资料提示,补充谷氨酰胺可预防肠道黏膜萎缩,保护肠屏障功能。当然,最有效的预防措施是尽早恢复肠内营养。

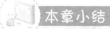 **本章小结**

　　肠内营养支持应用范围广,方法简便,易于管理,且能保持对消化道适当负荷,维持消化道功能,避免肠道黏膜失用性萎缩对机体免疫功能及营养素代谢产生的不良影响。肠内营养按照供给方式分为口服营养和管饲营养两种。肠内营养的并发症主要有胃肠道并发症、代谢并发症、感染并发症和置管并发症等。与肠外营养相比,具有副作用小、更接近正常生理状态等特点,临床应用时,一般应遵循"当胃肠道有功能时,应首先采用肠内营养"的原则,以利于有效改善病人的营养状态和免疫功能。

　　肠外营养适用于暂时或永久不能经消化道进食、进食后不能吸收或胃肠道需充分休息的患者。肠外营养可分为中心静脉营养和周围静脉营养两种。中心静脉营养也称为完全肠外营养,即碳水化合物、氨基酸、脂肪、维生素、矿物质和水等所有营养物质均经静脉输入;周围静脉营养是部分营养物质经静脉输入,是对病人肠内营养摄入不足的补充。由肠外直接供给营养液,是某些因解剖结构或功能上的原因不能经胃肠道营养者,如小肠切除70%以上、多发性肠瘘等疾病的唯一营养途径。肠外营养并发症可归纳为置管并发症、感染并发症和代谢并发症三大类,大多数并发症是可以预防和治疗的。目前肠外营养支持已成为危重患者抢救工作中不可缺少的重要组成部分。

（邹　清）

 目标测试

A1 型题

1. 采用鼻胃、鼻十二指肠置管的途径给患者进行肠内营养,一般不超过多久
   A. 1 周　　　　　　　　　B. 2 周　　　　　　　　　C. 3 周
   D. 4 周　　　　　　　　　E. 5 周

2. 以下属于肠内营养禁忌证的是
   A. 无明确治疗目的或已确定为不可治愈、无复活希望而继续盲目延长治疗者
   B. 心血管功能紊乱或代谢严重紊乱需要控制或纠正者
   C. 出生不足 3 个月的婴儿
   D. 休克状态者
   E. 胃肠道功能正常或可适应肠内营养者

3. 预计肠内营养需几周以上者,则应考虑肠造瘘的途径
   A. 1 周　　　　　　　　　B. 2 周　　　　　　　　　C. 3 周
   D. 4 周　　　　　　　　　E. 5 周

4. 以下不属于肠外营养并发症的是
   A. 置管并发症　　　　　　B. 周围并发症　　　　　　C. 感染并发症
   D. 肝脏损害　　　　　　　E. 代谢并发症

5. 肠外营养制剂的组成成分不包括
   A. 葡萄糖溶液　　　　　　B. 脂肪乳剂　　　　　　　C. 氨基酸溶液
   D. 牛初乳　　　　　　　　E. 维生素、微量元素

6. 以下属于肠外营养禁忌证的是
   A. 休克状态者
   B. 广泛小肠切除者
   C. 胃部分切除者
   D. 空肠瘘患者
   E. 严重炎性肠病者

7. 肠外营养的输注途径中中心静脉置管适用于
   A. 需 1 周以上 TPN 者
   B. 需 2 周以上 TPN 者
   C. 需 3 周以上 TPN 者
   D. 需 1 天以上 TPN 者
   E. 需 2 天以上 TPN 者

第六章　呼吸系统疾病与营养

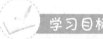 学习目标

1. 掌握：呼吸系统疾病的营养治疗。
2. 熟悉：呼吸系统疾病的疾病特点和对代谢的影响。
3. 了解：呼吸系统疾病的膳食指导。

第一节　急性上呼吸道感染的营养治疗与膳食指导

 案例

女,27岁,畏寒发热伴咳嗽,咳痰3日。

患者产后3个月,因外出散步,突然天降大雨而受风,回家后即感恶寒发热,全身不适,畏寒、肌肉痛,精神、睡眠欠佳,胃纳差,体力差,二便正常。

查体:T 39.3℃,P 94次/分,R 24次/分,Bp 140/85mmHg,发育正常,急性病容,营养一般,咽红,双侧扁桃体Ⅰ度红肿,双肺呼吸音粗,未闻及干、湿啰音及哮鸣音。心前区无隆起,肝脾不大,皮肤黏膜无出血点,浅表淋巴结不大,巩膜不黄,口唇苍白。

化验:血常规:WBC:5.3×10^9/L,N:73%,L:24%。

请问:1. 该患者最可能的诊断是什么? 有什么依据?

2. 临床该如何饮食治疗?

一、疾病特点

急性上呼吸道感染(acute upper respir tract infection)为外鼻孔至环状软骨下缘包括鼻腔、咽或喉部急性炎症的概称。临床简称"上感",是呼吸道最常见的一种传染病。常见病因为病毒,少数由细菌引起。患者不分年龄、性别、职业和地区,免疫功能低下者易感。通常病情

较轻、病程短、可自愈,预后良好。但由于发病率高,不仅影响工作和生活,有时还可伴有严重并发症,并具有较强的传染性,应积极防治。

上感是人类最常见的传染病之一,多发于冬春季节,多为散发,且可在气候突变时小规模流行。传播途径主要是含有病毒或细菌的飞沫或被污染的用具。可引起上感的病原体大多为自然界中广泛存在的多种类型病毒,同时健康人群亦可携带且人体对其感染后产生的免疫力较弱、短暂,病毒间也无交叉免疫,故可反复发病。

(一) 病因与发病机制

急性上感主要由病毒引起,包括鼻病毒、冠状病毒、腺病毒、流感病毒和副流感病毒以及呼吸道合胞病毒、埃可病毒和柯萨奇病毒等。细菌感染可直接发生或继发于病毒感染。主要有溶血性链球菌、流感嗜血杆菌、肺炎链球菌和葡萄球菌等,偶见革兰阴性杆菌。但接触病原体后是否发病,还取决于传播途径和人群易感性。淋雨、受凉、气候突

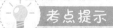

考点提示

急性上呼吸道感染的病因、发病机制

变、过度劳累等可降低呼吸道局部防御功能,致使原存在的病毒或细菌迅速繁殖,或者直接接触含有病原体的患者飞沫以及污染的用具诱发本病。老幼体弱,免疫功能低下或有慢性呼吸道疾病如鼻窦炎、扁桃体炎者为易感者。

(二) 临床表现

主要临床症状为咽痛、鼻塞、咳嗽等,可并发急性鼻窦炎、中耳炎、气管 - 支气管炎等。病因不同,具体表现也不同。

1. 普通感冒　俗称"伤风"。起病较急,主要表现为鼻部卡他症状,也可表现为咳嗽、咽干、咽痒或烧灼感甚至鼻后滴漏感。2~3 天后鼻涕变稠,严重者有发热、轻度畏寒和头痛等。体检可见鼻腔黏膜充血、水肿、有分泌物,咽部可为轻度充血。一般经 5~7 天痊愈,伴并发症者可致病程迁延。

2. 急性病毒性咽炎　表现为咽痒和灼热感,咽痛不明显。咳嗽少见。可有发热、乏力。

3. 急性病毒性咽炎和喉炎　表现为明显声嘶、讲话困难、多伴发热、咽痛或咳嗽,咳嗽时咽喉疼痛加重。体检可见喉部充血,局部淋巴结轻度肿大和触痛,有时可闻及喉部的喘息声。

4. 急性疱疹性咽峡炎　表现为明显咽痛、发热,病程约为一周。查体可见咽部充血,软腭、腭垂、咽及扁桃体表面有灰白色斑疹及浅表溃疡,周围伴红晕。多发于夏季,多见于儿童,偶见于成人。

5. 急性病毒性支气管炎　表现为咳嗽、无痰或黏液性痰。发热、乏力。体检时可闻干、湿啰音。

6. 急性咽扁桃体炎　起病急,咽痛明显、伴发热、畏寒,体温可达 39℃ 以上。查体可发现咽部明显充血,扁桃体肿大、充血,表面有黄色脓性分泌物。

二、相关营养因素

急性上感由于疾病本身原因和治疗因素可导致机体处于高代谢状态,能量消耗增加;蛋白质分解代谢增强,加之食物摄入不足,蛋白质合成代谢减弱,易出现负氮平衡,导致机体免疫功能低下,从而加重

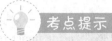

考点提示

急性上呼吸道感染的病理变化、对营养代谢的影响

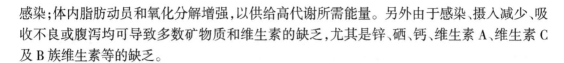

感染;体内脂肪动员和氧化分解增强,以供给高代谢所需能量。另外由于感染、摄入减少、吸收不良或腹泻均可导致多数矿物质和维生素的缺乏,尤其是锌、硒、钙、维生素 A、维生素 C 及 B 族维生素等的缺乏。

三、营养治疗

(一) 治疗目的
营养治疗的目的是给患者提供充足的能量与营养素,增强患者自身抵抗力。

(二) 治疗原则
1. 多食优质蛋白食物　急性上感患者由于病程较短,一般不会造成营养不良,每日能量与供能营养素的供应可与正常人相同。多食用含优质蛋白食物,少食用油腻食物。

2. 多饮水　患者由于发热、出汗,机体丢失大量水分和矿物质,容易出现体虚、乏力甚至休克,应摄入富含维生素与矿物质的食物,保持机体电解质平衡。多摄入水分,每天至少1500ml,若患者出汗量、尿量较大,水的摄入量应适当调整。

3. 初期宜用流质或半流质饮食　初期宜采用稀释、清淡、易消化的流质或半流质饮食,少食多餐,有发热患者可选择有清热作用的食物,忌用冰镇食物或冷饮。症状减轻后可进普食。

四、膳食指导

(一) 宜用食物
1. 发热患者　可选择有清热作用的凉性食物,如绿豆、芹菜等。无发热患者可根据口味选择各类食物。

2. 咽痛轻咳患者　可多进食梨或梨汁、橘皮水、菊花水、丝瓜汁等食物。

3. 痰多者　可用薏米仁、赤小豆、扁豆、萝卜子等食物。

4. 感染初期　可用稀释的米汤、绿豆汤、藕粉、豆浆、西瓜汁、红枣生姜汤等流食。

5. 半流食　可选用蛋羹、粥、菜泥、面片、鱼丸等。

6. 体虚乏力者　可多食用含优质蛋白丰富的食物如牛乳、豆浆、鸡蛋、瘦肉、鱼肉等。

7. 出汗多者　可进食新鲜果汁、菜汁、糖盐水等。

(二) 忌(少)用食物
忌食甜食、烟熏食物、油腻食物、冷饮、冰镇食物及过热食物。忌食刺激性食物如韭菜、辣椒、葱、蒜、咖啡、巧克力等。

第二节　急性气管 - 支气管炎的营养治疗与膳食指导

 案例

男,74 岁,咳嗽、咳痰 4 天。

患者 4 天前受凉后出现咳嗽、咳痰,咳少量白色黏液痰,量不多。在当地诊所予以抗炎治疗后无明显好转,再次出现咳嗽、咳痰、喘息,呈阵发性咳嗽,咳白色黏液痰,气促、心悸。无咯血,无畏寒、发热等不适。精神食欲睡眠欠佳,大小便无明显异常。

查体:T 37℃,P 74次/分,R 20次/分,Bp 130/80mmHg,营养中等,神志清楚,查体合作,急性病容,双侧胸廓对称无畸形,双侧语音震颤增强,叩呈浊音,双肺呼吸音粗,未闻及干湿性啰音。心前区无隆起,心界不大,律齐,未闻及病理性杂音。

化验:血常规:WBC:$6×10^9$/L,PLT:$99×10^9$/L,BS:6.0mmol/L。

X线胸片示:双肺纹理增粗、增多。

提示:支气管炎。

请问:1. 该患者最可能的诊断是什么? 有什么依据?

2. 临床该如何饮食治疗?

一、疾病特点

急性气管 - 支气管炎(acute tracheobronchitis)是气管 - 支气管黏膜的急性炎症。可由感染、物理、化学刺激或过敏引起,也可由急性上呼吸道感染迁延而来。常见于寒冷季节或气候突变时节。

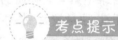

考点提示

急性气管 - 支气管炎的病因、发病机制

(一)病因与发病机制

1. 感染　可以由病毒、细菌直接感染,也可因急性上呼吸道感染的病毒或细菌蔓延引起本病。常见致病细菌为流感嗜血杆菌、肺炎球菌、链球菌、葡萄球菌等。奴卡菌感染有所增加。常常在病毒感染的基础上继发细菌感染,在机体气管 - 支气管功能受损时发病。

2. 物理、化学因素　过冷空气、粉尘、刺激性气体或烟雾(如二氧化碳、二氧化氮、氨气、氯气等)的吸入,对气管 - 支气管黏膜急性刺激等亦可引起。

3. 过敏反应　常见的致病原包括花粉、有机粉尘、真菌孢子等的吸入;钩虫、蛔虫的幼虫在肺移行;或对细菌蛋白质的过敏,引起气管 - 支气管的过敏炎症的反应,亦可导致本病。

(二)临床表现

主要症状是咳嗽、咳痰,起病较急,首发症状多为急性上呼吸道感染症状。当炎症累及气管、支气管黏膜,则出现咳嗽、咳痰,先为干咳或少量黏液性痰,后可转为黏液脓性,痰量增多,咳嗽加剧,偶可痰中带血。如支气管发生痉挛,可出现程度不等的气促,伴胸骨后发紧感。体检两肺呼吸音粗糙,可有散在干、湿性啰音,啰音部位常不固定,咳痰后可减少或消失。全身症状一般较轻,可有发热,38℃左右,多于3~5天后降至正常。咳嗽和咳痰可延续2~3周才消失,如迁延不愈,日久可演变为慢性支气管炎。

白细胞计数和分类多无明显改变。细菌性感染较重时白细胞计数可增高。痰涂片或培养可发现致病菌。X线胸片检查大多数正常或肺纹理增粗。

考点提示

急性气管 - 支气管炎的病理变化、对营养代谢的影响

二、相关营养因素

急性气管 - 支气管炎发作时,气管、支气管黏膜受损,能量和蛋白质消耗增加,能量和蛋白质不足会导致机体抵抗力下降,蛋白质不足还会影响支气管黏膜的修复,影响机体各种免疫细胞的形成与分泌,甚至影响正常的新陈代谢。维生素 A 与维生素 C 能增强支气管上皮细胞的防御功能,维持正常的支气管黏液分泌和纤毛活动,帮助排出支气管异物,清洁支气

管和降低炎症反应。

三、营养治疗

(一) 治疗目的

根据患者的病理生理状况,供给足够的热量、蛋白质及丰富的维生素,增强患者机体的免疫力,减少反复感染的机会。

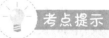

考点提示

急性气管 - 支气管炎的饮食治疗

(二) 治疗原则

1. 饮食调整　体重正常的患者给予平衡饮食,以增强呼吸道的抵抗能力;体重低于正常者,应供给高能量、高蛋白饮食,以利于损伤的支气管组织修复。患者由于消化道细胞缺氧而使得食欲减退。应采取少食多餐的进餐方式,每天可进餐 6 次。

2. 避免使用奶制品　奶制品易使痰液变稠,使感染加重,应避免使用。但为避免钙的摄入不足,须同时注意补钙 1000mg/d。

3. 补充维生素　为增强机体免疫功能,减轻呼吸道感染症状,促进支气管黏膜上皮修复,应补充足够的维生素 A 与维生素 C。

4. 增加液体摄入　大量饮水有利于痰液稀释,并能保持气道畅通。每天饮水量应在 2000ml 以上。

5. 忌刺激性食物　过冷、过热或其他刺激性食物,可刺激气管黏膜,引起咳嗽,加重黏膜损伤,应尽量避免。

6. 供给软食　若呼吸困难影响咀嚼功能时,应供给软食,以便于咀嚼和吞咽。

7. 药物影响

(1) 服用茶碱类药物时,应避免引用咖啡、茶叶、可可及可乐饮料,以免加重胃肠黏膜刺激。

(2) 间羟异丙肾上腺素应在饭后用果汁吞服。

(3) 间羟异丁肾上腺素应和食物同时服用。

四、膳食指导

(一) 宜用食物

1. 清淡流质饮食　如豆浆、米汤、新鲜果汁等。

2. 痰多、严重咳嗽的患者　可使用有化痰止咳作用的食物如陈皮、莱阳梨等。

(二) 忌(少)用食物

忌食蜜饯、烟熏制品、油腻食物、冷饮、冰镇食物及过热食物。以及芥末、辣椒、葱、蒜、茶叶、咖啡、巧克力等。

第三节　支气管哮喘的营养治疗与膳食指导

案例

患者,男性,66 岁,发作性喘憋 20 年,再发并加重 3 天。

自 20 年前经常在受凉及闻到刺激性气味后出现胸闷,呼吸困难,有时伴咳嗽、咳痰,发热,脱离环境及给予氨茶碱等药物治疗后可缓解。平时无咳痰,一般体力活动不受限。3天前受凉后出现咳嗽,咳黄白黏痰,无痰中带血,伴发热,最高体温38.5℃,乏力,进食少,睡眠稍差。大小便正常。

查体:T 36.2℃,P 80 次 / 分,R 20 次 / 分,BP 120/80mmHg,神志清晰,查体合作,自主体位。双侧呼吸运动对称,语颤减低,叩过清音,双肺呼吸音低,可闻及散在干啰音。

辅助检查:血气分析:PH 7.40,PO_2 53.9mmHg,PCO_2 42.4mmHg,HCO_3^- 25.8mmol/L。

胸部 CT:肺气肿,左上叶前段肺大泡;左肺上叶舌段、右肺上叶前段炎症。

心脏彩超:室间隔增厚。

请问:1. 该患者最可能的诊断是什么? 有什么依据?

      2. 临床该如何饮食治疗?

一、疾病特点

支气管哮喘(bronchial asthma)是一种常见的变态反应性疾病,简称哮喘。是一种以嗜酸性粒细胞、肥大细胞反应为主的气道变应性炎症和气道高反应性为特征的疾病。常在夜间和(或)清晨发作、加重,多数患者可自行缓解或经治疗缓解。

根据发病原因及发病年龄,可将哮喘分为外源性哮喘、内源性哮喘和混合性哮喘三型。外源性哮喘多有明确的季节性,幼年发病,有家族与个人过敏史。内源性哮喘无明确季节性,诱因多为反复发作的上呼吸道或肺部感染,常在成年期发病。混合性哮喘兼有两型特点,病史较长,反复发作,逐步成为终年哮喘而无缓解季节。

1. 病因及发病机制 哮喘的病因现在还不十分清楚,大多认为是与多基因遗传及环境两方面因素有关,二者相互影响。环境因素中主要包括吸入物如花粉、尘螨、蟑螂、真菌、动物羽毛皮屑和分泌物二氧化硫、氨气等各种特异和非特异性吸入物;感染如病毒、细菌、真菌寄生虫等;食物如鱼、虾、牛奶、蛋类等高蛋白食物;某些药物、气候变化、运动、妊娠等都可能是哮喘的激发因素。食物过敏原所致的哮喘较为常见,任何食物都可能引起哮喘,但以含蛋白质食物为多见,特别是高蛋白质的食物容易引起变态反应。常见的致敏食物有,牛奶、蛋类、谷物、巧克力、柑橘、核桃、海鲜、河鲜等。同一属性的食物常有共同的过敏原特性,可以发生交叉过敏反应。一般煮熟的食物比新鲜食物引起哮喘的机会要低。

哮喘的发病机制尚不完全清楚。多数人认为与变态反应、气道炎症、气道反应性增高及神经等因素相互作用有关。

2. 主要临床表现 支气管哮喘典型发作前常有先兆症状,如喷嚏、流涕、咳嗽、胸闷、耳、鼻、咽喉发痒等,发作时表现为以呼气为主的呼吸困难,伴喘鸣音,呼吸常在 28 次 / 分以上,脉搏超过 110 次 / 分。严重者可被迫采取坐位,出现发绀,呼吸与脉搏更快,胸部呼吸音消失,血压下降,大汗淋漓,严重脱水,神志焦躁或模糊,持续数分钟至数小时,有时严重发作可持续 1~2 天之久,称为"重症哮喘"。食物过敏引起的哮喘除过敏性鼻炎、咽喉水肿等呼吸道症状外,还可出现腹痛、腹泻、恶心、呕吐等消化道症状及皮肤瘙痒和皮疹等症状。

本病多数可经治疗缓解或自行缓解,长期反复发作则发展为阻塞性肺气肿及肺心病等。

二、相关营养因素

1. 营养不良 当患者哮喘发作时,常常导致进食困难,影响营养素的吸收,严重者可发生营养不良。另外,哮喘引起的二氧化碳潴留、组织缺氧、胃肠道淤血和低氧血症,长期服用皮质激素、抗生素或茶碱类药物等因素均可刺激胃肠道黏膜而导致消化功能紊乱,影响营养素的吸收和利用,也是发生营养不良的原因。

2. 消耗增加 哮喘患者往往会有不同程度的情绪变化,如焦虑、恐惧,使机体处于高度应激状态,机体内分泌紊乱,能量消耗和尿氮排出量增加,机体处于负氮平衡状态。哮喘患者由于气道阻力增加、呼吸道反复感染等也会引起患者能量消耗较正常人为高,发作期更高。

3. 其他 ω-3 多不饱和脂肪酸可降低脂类介质的作用,抑制迟发反应。维生素 C 可降低哮喘患者气道对运动或乙酰胆碱吸入反应,减轻哮喘发作。镁有轻微的支气管扩张作用。

三、营养治疗

(一) 治疗目的

对哮喘患者营养治疗的目的主要是避免出现营养不良,减少食物对黏膜的刺激,避免摄入致敏食物。

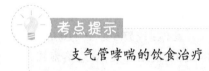

考点提示

支气管哮喘的饮食治疗

(二) 治疗原则

在临床用药对症治疗的同时,应注意饮食营养治疗。原则是先找出引起哮喘的致敏食物加以排除,不用可能有交叉过敏反应的同属食物,以免加重症状,恢复患者正常的肠胃功能。在饮食食谱的制作上可以用流食或半流食为基础加以改进,选择不引起变态反应的优质蛋白食物,如肉类、蛋类、豆制品等,避免奶制品,注意矿物质、维生素的补充。

1. 排除引起过敏反应的食物。

2. 婴儿慎用牛奶 牛奶中含多种蛋白,以 β- 乳球蛋白为最常见变态原。如为牛奶引发哮喘,可在 2 岁后谨慎地再次饮用,但再次饮用应有处理过敏反应的措施。若禁用奶制品,要注意钙的补充。

3. 保证营养供给 应该在允许食用的食物范围内加强营养,提高免疫力。

4. 补充足够的各种维生素 足够的维生素 A、维生素 C、维生素 E 及胡萝卜素能够有效清除机体产生的氧自由基,减少多余的自由基对组织细胞和基因的损害,减少支气管平滑肌的痉挛,从而预防支气管哮喘的发作。

5. 矿物质 高钠饮食可增加气道反应性,并被认为是气道高反应性的危险因素。流行病学证据提示盐摄入过多与支气管哮喘有关。故对哮喘患者每日食盐摄入量不应超过 5g。另外,镁可直接作用于支气管平滑肌,引起气道扩张。同时注意各种微量元素尤其是具有抗氧化作用的微量元素硒的补充。

6. 水 哮喘持续状态的患者,会因大量出汗丢失很多水分,因此应当注意水分的补充,每日饮水应达 2000ml,甚至更多。

四、膳食指导

(一) 宜用食物

牛奶、豆浆、果汁、菜汁、粥、面片、饼干、肉泥、肝泥、鱼丸等。

(二) 忌(少)用食物

少食或忌食鱼、虾、蟹等能引起变态反应的食物,辣椒、花椒、胡椒、咖啡、浓茶、酒等刺激性食物,萝卜、韭菜、豆类、薯类等产气食物,过甜、咸、油腻、生冷的食物及饮料。婴儿期尽量采用母乳喂养,避免过早添加辅食,如牛奶、鸡蛋、鱼类,这样可延迟过敏体质患儿哮喘的发病。

第四节 慢性阻塞性肺疾病的营养治疗与膳食指导

案例

男性,64 岁,咳嗽、咳痰、喘息 30 余年,活动后气促 10 余年,下肢水肿 1 周,经抗感染及平喘治疗症状有所缓解。1 周前感冒症状加重。有时夜间发作呼吸困难,坐起后可有所减轻,体重无明显变化。否认高血压病、心脏病、结核病、糖尿病、肝病等病史,吸烟 40 年,每日 20 支。

查体:T 37.5℃,P 110 次 / 分,R26 次 / 分,BP 135/70mmHg,神志清,浅表淋巴结不大,巩膜无黄染,口唇略发绀,颈静脉怒张,桶状胸,双肺叩诊过清音,双肺呼吸音弱,呼气延长,双肺散在哮鸣音,肺底部可闻及少许湿性啰音,心界缩小,剑突下可见心尖搏动。双下肢水肿(++)。

辅助检查:WBC $5×10^9$/L,N 92%。

请问:1. 该患者最可能的诊断是什么? 有什么依据?

　　　2. 临床该如何饮食治疗?

一、疾病特点

慢性阻塞性肺疾病(chronic obstructive pulmonary disease,COPD),简称慢阻肺,是呼吸系统的常见病和多发病,是一种以气道气流受限为特征的呼吸道疾病,气流受限不完全可逆,并呈进行性发展,与肺部对有害颗粒物质或有害气体引起的异常炎症反应有关。当慢性支气管炎和肺气肿患者肺功能检查出现气流受限,并且不能完全可逆时,即可诊断为COPD。

目前没有任何药物能够逆转慢阻肺的肺功能逐年下降的趋势,但通过药物治疗,可以显著改善患者的生活质量,故严格遵循医生的意见,使用必需的药物显得非常重要。值得强调的是:慢阻肺患者必须戒烟! 戒烟是唯一能够延缓肺功能下降趋势的措施。COPD 的治疗只有起点没有终点,患者只要确诊,就需要终身治疗,与高血压、糖尿病的治疗概念完全一致。

COPD 是全世界范围内威胁人类健康的主要疾病,尤其是吸烟的老年男性,大部分都患有此病,可因长期的慢性呼吸困难、反复发生的肺部感染及营养不良而严重影响患者的日常生活,甚至危及生命,其患病率有逐年上升之势。

(一) 病因与发病机制

COPD 的发病因素很多,迄今尚有许多发病因素不够明了,尚待研究。近年来认为,COPD 有关发病因素包括个体易感因素以及环境因素两个方面。明确的个体易感因素有

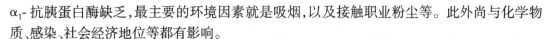

α₁- 抗胰蛋白酶缺乏,最主要的环境因素就是吸烟,以及接触职业粉尘等。此外尚与化学物质、感染、社会经济地位等都有影响。

1. 吸烟　长期大量吸烟是 COPD 发生的重要因素,无论是主动吸烟或是被动吸烟者,COPD 患病率均明显增加,烟龄越长,吸烟量越大,COPD 患病率越高,而且病情发展迅速,肺功能障碍迅速加剧。

2. 职业粉尘和化学物质　接触职业粉尘及化学物质,如烟雾、变应原、工业废气及室内空气污染等,浓度过高或时间过长时,均可能产生与吸烟类似的 COPD。

3. 感染　与慢性支气管炎类似,感染尤其是反复呼吸道感染是 COPD 发生发展的重要因素之一。

4. 蛋白酶 - 抗蛋白酶失衡　抗蛋白酶对弹性蛋白酶等多种蛋白酶具有抑制功能,其中 α₁- 抗胰蛋白酶(α₁-AT)是活性最强的一种,其主要作用为抑制嗜中性弹力酶和胶原酶对正常肺结构的破坏作用。先天性 α₁- 抗胰蛋白酶缺乏,多见于北欧血统的个体。

各种致病因子的长期慢性刺激可损伤呼吸道上皮,形成呼吸道慢性非特异性炎症,破坏肺的结构和(或)促进中性粒细胞炎症反应。另外,肺部的蛋白酶 - 抗蛋白酶失衡以及炎症细胞释放氧自由基等引起氧化应激反应,也会导致 COPD 的发生。

(二)临床表现

每个 COPD 患者的临床病情取决于症状严重程度、全身效应和患者患有的各种并发症,气候条件变化较大的春秋季节症状较重。

常见症状有:

1. 慢性咳嗽　通常为首发症状,开始只是间歇性咳嗽,早晨较重,以后早晚或整日均有咳嗽,但夜间咳嗽并不显著,部分病例并无咳痰。

2. 咳痰　咳嗽后通常咳少量黏液性痰,部分患者在清晨较多,合并感染时痰量增多,常有脓性痰,合并感染时可咯血。

3. 气短或呼吸困难　是 COPD 的标志性症状,是患者焦虑不安的主要原因,早期仅于劳累时出现,后逐渐加重,以致日常活动甚至休息时也感到气短。

4. 喘息和胸闷　也是症状之一,但并无特异性,部分患者容易误诊为支气管哮喘。

5. 其他症状　体重下降、营养不良等,常合并肺气肿、右心衰竭和肝大等。COPD 早期体征可不明显。

二、相关营养因素

(一)机体能量消耗增加

约有 60% 的 COPD 患者存在不同程度的营养不良。COPD 患者由于呼吸肌负荷增加,基础能量消耗(BEE)较正常人高出 20%~30%,尤其是病情较重,明显气道阻塞以及消瘦的患者,呼吸肌耗能更加明显。COPD 患者每日用于呼吸的耗能为 1799~3012kJ(430~720kcal),较正常人高 10 倍。同时由于感染、细菌毒素及炎性介质的作用、缺氧、焦虑、恐惧等因素引起机体内分泌紊乱,使之处于严重的应激及高代谢状态,能量消耗、尿氮排出显著增加。

(二)营养物质摄取、消化、吸收和利用障碍

COPD 患者由于心肺功能不全和进食活动受限,限制了营养成分的摄取。另外,COPD 患者长期低氧血症、高碳酸血症和心功能不全,胃肠道淤血使胃肠道正常菌群失调,影响食物的消化、吸收和利用,易引起多种营养素缺乏病。

(三) 药物影响

茶碱及广谱抗生素等药物对胃黏膜的刺激也影响患者的食欲和胃肠功能,进而影响患者正常进食。常用控制感染和减轻症状的激素类药物对蛋白质合成又有抑制作用,从而导致蛋白质-能量营养不良,免疫功能低下,造成恶性循环。另外,抗生素的长期使用易导致菌群失调,这些药物均能影响患者对营养素的吸收和利用。

(四) 营养不良对 COPD 患者的影响

1. 肺脏　抗氧化防御功能下降。

2. 呼吸肌　耐力和收缩力下降。

3. 呼吸肌群　储备能力下降,减少维持正常通气的动力。

4. 预后　较差,病死率高,平均寿命缩短。

三、营养治疗

(一) 治疗目的

在满足患者的机体需要和组织修复的基础上,尽量减少食物消耗的氧气量,降低食物呼吸商,帮助纠正高碳酸血症。

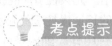
考点提示

慢阻肺的饮食治疗

(二) 治疗原则

1. 能量

(1) 患者每日总能量的需求应考虑基础能量消耗、活动及疾病等因素。可按下列公式计算:每日能量供给量 =BEE×C×1.1× 活动系数。

(2) 人体每日的基础能耗(BEE)计算公式:

1) 男性 BEE(kcal)=66.5+13.7×W+5.0×H−6.8×A

2) 女性 BEE(kcal)=65.1+9.56×W+1.85×H−4.68×A

W 为体重(kg),H 为身高(cm),A 为年龄(岁),BEE 以 kcal 为计算单位,1kcal=4.184kJ。

(3) C 为校正系数,用于校正较高的基础能量消耗,男性为 1.16,女性为 1.19。

(4) 公式中 1.1 是使 COPD 患者体重减轻得到纠正增加的能量。

(5) 活动系数:卧床状态为 1.2,轻度活动为 1.3,中度活动为 1.5,剧烈活动为 1.75。

根据 COPD 患者的特点,能量应该在一天之中分数次给予,以避免食欲下降和高能量负荷所致的通气需要增加。

2. 蛋白质　由于 COPD 患者处于高代谢状态,并非高分解状态,体重的损失更多来自脂肪分解。因而适当摄入蛋白质即可缓解负氮平衡状态。但过度摄入蛋白质,将加重低氧血症和高碳酸血症,从而增加每分通气量及氧的消耗。另外蛋白质产热时消耗的水分比糖和脂肪多,且蛋白质摄入过多将导致尿钙增多,造成钙需要量增加和液体失衡,所以蛋白质每日摄入量应为 1.0~1.5g/kg 即可,占全日总能量的 15%~20%,当患者继发呼吸道感染,甚至呼吸衰竭等应激状态时,能量消耗增加,蛋白质的热能比可适当提高至 30%。亦可根据 24 小时尿素氮排出量来评价其分解代谢状况及能量需要。

3. 脂肪　脂肪的呼吸商在三大营养物质中最低,故高脂饮食可减少 CO_2 的生成,从而降低通气的需求,对 COPD 患者有利,尤其是高碳酸血症及通气受限患者。因此,可以提高脂肪在供能中的比重。但脂肪过高会加重消化道负担引发消化不良,也会有损肝脏功能,易导致动脉粥样硬化。对 COPD 稳定期的患者脂肪供能应占全日总能量的 20%~30%,应激状态管饲营养时,脂肪供给量可相应增加,以 40%~45% 为宜,适当添加中链脂肪酸,以提高脂肪的代谢率及利用率。由于管饲食物中脂肪含量较高,应添加有助于脂肪代谢的特殊营养物质(如肉碱)。

4. 碳水化合物 碳水化合物在三大营养物质中呼吸商最高,在体内代谢产生较多二氧化碳,使呼吸困难症状加重,从而加剧呼吸衰竭。故碳水化合物不易供给过高,稳定期可占总能量的 50%~60%,而在应激状态下供给量应在 40% 以下,但过分限制碳水化合物的饮食可引起酮症,导致组织蛋白的过度分解以及体液与电解质的丢失。因此,如果在热量充足的情况下,每日摄入量不应低于 50~100g。

5. 矿物质与维生素 COPD 患者常存在维生素、矿物质缺乏,故饮食中应供给富含此类营养素的食物,必要时可给予营养补充剂,以应对机体高代谢状态。

四、膳食指导

(一) 宜用食物
牛奶、豆浆、果汁、菜汁、粥、面片、饼干、肉泥、肝泥、鱼丸等。

(二) 忌(少)用食物
肥肉、油炸食品、酒、辣椒、芥末、洋葱、鱼、虾等。

 本章小结

急性上感是呼吸道最常见的一种传染病。本病治疗原则是提供含优质蛋白丰富的食物以提高免疫功能;富含维生素与矿物质的食物,保持机体电解质平衡,忌用冰镇食物或冷饮。

急性气管 - 支气管炎常见于寒冷季节或气候突变时节,本病营养治疗应为供给足够的热量、蛋白质及丰富的维生素,增强患者机体的免疫力,减少反复感染的机会,忌用过冷过热食物及刺激类食物。

支气管哮喘的营养治疗应为避免出现营养不良,减少食物对黏膜的刺激,避免摄入致敏食物。补充足够的各种维生素。

慢性阻塞性肺疾病的营养治疗应为在满足患者的机体需要和组织修复的基础上,尽量减少食物消耗的氧气量,降低食物呼吸商,帮助纠正高碳酸血症。

(罗 凯)

目标测试

A1 型题

1. 急性上感的营养治疗原则为
   A. 适量能量、低脂肪、高蛋白、高碳水化合物
   B. 高能量、高蛋白、低脂肪、丰富足量维生素
   C. 控制能量,低碳水化合物、低脂肪、高蛋白
   D. 控制能量,低碳水化合物、高脂肪、高蛋白
   E. 高能量、高脂肪、高碳水化合物

2. 急性上感患者可提供的食物是

  A. 动物脂肪   B. 动物内脏   C. 红糖、蜂蜜

  D. 油炸食品   E. 洋葱、大蒜

3. 急性上感患者膳食禁忌为

  A. 含高胆固醇食品   B. 坚硬、高纤维、有刺激性食品

  C. 含高蛋白食品   D. 含高糖食品

  E. 高热量食品

4. 急性支气管炎患者营养治疗错误的是

  A. 补充维生素   B. 优质蛋白质   C. 奶制品

  D. 增加液体摄入   E. 供给软食

5. 急性支气管炎患者服用茶碱类药物时应忌食

  A. 咖啡、茶叶   B. 过冷、过热食物   C. 果汁

  D. 高钾食品   E. 高钙食品

6. 急性支气管炎患者应补充

  A. 钠   B. 钾   C. 叶酸

  D. 维生素 A、C   E. B 族维生素

7. 哮喘发作与食物有关的因素是

  A. 脂肪   B. 盐   C. 辛辣食品

  D. 蛋白质   E. 酒精

8. 哮喘发作常见致敏食物,除外

  A. 鸡蛋   B. 牛奶   C. 巧克力

  D. 河蟹   E. 萝卜

9. 慢性阻塞性肺疾病营养不良机制,除外

  A. 机体能量消耗增加   B. 基础代谢增加

  C. 营养物质摄入减少   D. 机体分解代谢增加

  E. 胃肠道消化吸收功能障碍

10. 慢性阻塞性肺疾病营养治疗为

  A. 适当能量,满足机体正常代谢

  B. 适当能量,满足患者生理需要

  C. 增加能量,应增加5%的基础能量消耗

  D. 增加能量,应增加10%的基础能量消耗

  E. 低能量,减少胃肠道负担

11. 慢性阻塞性肺疾病患者补充营养时应注意的问题,除外

  A. 加重通气负担

  B. 胃肠功能障碍

  C. 水电解质代谢和酸碱平衡紊乱

  D. 肝功能障碍

  E. 能量过高

第七章　循环系统疾病与营养

学习目标

1. 掌握：冠心病、高血压病、高脂血症等心血管疾病的营养治疗及膳食指导。
2. 熟悉：冠心病、高血压病、高脂血症、心力衰竭等疾病的相关营养因素,心力衰竭的营养治疗及膳食指导。
3. 了解：冠心病、高血压病、高脂血症、心力衰竭等心血管疾病的病因及临床表现。

第一节　冠心病的营养治疗与膳食指导

案例

胡某,男,69 岁,患者因反复活动后胸闷、气短、心前区疼痛 8 年,加重 1 个月,于 2013-11-20 入院。查体:BP150/70mmHg,口唇及四肢末梢无发绀,心前区无隆起,未见异常搏动,心尖搏动位于第 4 肋间左锁骨中线内 0.5cm,搏动无弥散,未及细震颤。心率 70 次 / 分,律齐,各瓣膜听诊区未闻及杂音,周围血管征阴性。双下肢不肿。诊断为: 1. 冠心病、不稳定性心绞痛、心功能Ⅱ级;2. 高血压病 1 级。

请问:1. 对该患者该采取何种营养治疗措施?

　　　2. 对该患者进行具体膳食指导。

冠心病(CHD)是冠状动脉粥样硬化致心血管腔狭窄或阻塞导致心肌缺血缺氧而引起的心脏病。冠心病在欧美经济发达国家中极为常见。近年来随着我国经济发展加快,冠心病的发病率和病死率也有逐年增高的趋势。北京、天津等北方城市普遍比上海、广州等南方城市发病率高。

一、疾病特点

(一) 病因与发病机制

冠心病主要由冠状动脉粥样硬化所引起,动脉粥样硬化是在中等及大动脉血管内膜和中层形成的脂肪斑块,这些斑块主要由胆固醇和胆固醇酯组成,故而脂质代谢紊乱是发生动脉硬化的最重要的因素。本病发病的年龄多在 40 岁以上,其中男性多于女性,以脑力劳动者居多。其中遗传、高脂血症、高血压、吸烟、年龄、性别、肥胖、糖尿病、饮食、精神因素等都与冠心病的发病有关。

(二) 临床表现

根据冠状动脉病变及临床表现的不同,冠心病一般可分为五型:

1. **隐匿型冠心病** 此型患者无临床症状,但通常伴有心肌缺血的心电图改变或伴有放射性核素心肌显像改变。

2. **心绞痛** 此型多见于40岁以上男性,为冠状动脉供血不足,心肌急剧而暂时的缺血、缺氧引起的临床综合征。患者临床表现有阵发性的胸骨后压榨样疼痛,并可放射至心前区及左上肢,通常发生于劳累或情绪激动时,持续数分钟,休息后或用硝酸酯制剂后可有所缓解。

3. **心肌梗死** 此型病情危重,为冠状动脉阻塞,心肌急性缺血性坏死所引起。患者临床表现可伴有剧烈而持久的胸骨后疼痛、发热和进行性心电图变化,可发生心律失常、休克或心力衰竭。

4. **缺血性心肌病** 长期心肌缺血所导致的心肌逐渐纤维化,表现为心脏增大、心力衰竭和(或)心律失常。

5. **猝死** 突发心脏骤停而死亡,多为心脏局部发生电生理紊乱或起搏、传导功能发生障碍,引起严重心律失常所致。

二、相关营养因素

(一) 脂类

低密度脂蛋白(LDL)是致动脉粥样硬化的主要脂蛋白,伴随血清 LDL 的升高,可促进动脉粥样硬化,并与发生冠心病的危险性呈正相关。其发生机制可能与血中的 LDL 可滤过动脉内膜进入内膜下间隙,从而促进斑块形成有关。研究发现,膳食中脂肪的数量、质量及多不饱和脂肪酸与饱和脂肪酸之比均与冠心病的发病有显著相关性,所以凡是年龄大于40岁人群都需要注意每天限制饱和脂肪酸的摄入,避免血胆固醇增高。要多选用不饱和脂肪酸,因为不饱和脂肪酸可增加胆酸合成,并可在一定程度上降低血清胆固醇浓度和抑制血凝,防止动脉粥样硬化形成。其中鱼类多含有多不饱和脂肪酸,橄榄油含有丰富的单不饱和脂肪酸,调查数据显示经常吃鱼的日本人和食用橄榄油较多的地中海沿岸居民冠心病发病率较其他地区要低。而丹麦人摄入脂肪 140g/d,英美人为 120g/d,其中冠心病发病率与死亡率前者均较低于后者,是因为丹麦人摄入动物脂肪较少,而英美每天饮食中动物脂肪可高达100g 之多。

(二) 碳水化合物

据调查发现蔗糖消耗量与冠心病发病率及死亡率的关系比脂肪消耗重要。肝脏能利用非酯化脂肪酸和糖类合成 VLDL,故糖类摄入过多,会使血中甘油三酯的水平增高,同时还可伴有 HDL 偏低,从而会增加冠心病发生的危险性。中老年人群胰岛功能对超负荷碳水化合物摄入的血糖调节能力较弱,从而可能会引起糖耐量减退或糖尿病,同样也会增加患冠心病的风险。调查还发现糖类种类及摄入量也与冠心病发病率有关,其中果糖极易合成脂肪,其次为葡萄糖、淀粉,故如糖类摄入过多可致肥胖,而肥胖是高脂血症易发因素。

(三) 蛋白质

动物蛋白质升高血胆固醇的作用明显强于植物蛋白质,动物蛋白质的摄入量越多,动脉粥样硬化形成所需要的时间越短、病变程度越厉害。然而植物蛋白尤其是大豆蛋白既含有丰富的氨基酸,还有较高植物固醇,均有利于胆酸排出,减少胆固醇合成,而且大豆磷脂酰胆碱对胆固醇运转有一定的帮助,因此用大豆蛋白替代动物蛋白,能使血胆固醇下降,而达到预防动脉粥样硬化目的,降低患冠心病的风险。

(四) 能量

如能量摄入过多,会引起单纯性肥胖,肥胖者血胆固醇合成增高,肥胖者冠心病发病率显著增高,而限制能量则体重下降,血清胆固醇和甘油三酯也显著下降。故而维持理想体重,限制能量摄入,是预防冠心病营养治疗的关键。

(五) 维生素

维生素 C 参与胆固醇代谢,如缺乏可引起胆固醇易在血中堆积,而导致动脉粥样硬化。维生素 B_6 能促进亚油酸转变成花生四烯酸,花生四烯酸可使胆固醇氧化为胆酸,与亚油酸同时应用,能降低血脂。

(六) 矿物质

补充铬可提高 HDL 浓度,降低血清胆固醇的含量。而锌过多或铜过低血清胆固醇含量增加,锌铜比值高时,血清胆固醇也增高,流行病学调查发现冠心病发病率高的国家锌铜比值也高。铅、镉等对心血管疾病的发病有促进作用。

(七) 其他

纤维中可溶性膳食纤维可降低血胆固醇水平,其主要通过吸附胆固醇,阻碍胆固醇吸收和促进胆酸的排泄,减少了胆固醇的合成;葱、蒜挥发油有预防冠心病的作用,能防止血清胆固醇增高,或降低血液凝固性;柑橘汁中黄酮类化合物有防止血栓形成的作用;大量饮酒可引起甘油三酯增高,乙醇促进肝内脂肪生成,刺激 VLDL 合成,引起脂肪肝和高甘油三酯血症,故不提倡饮酒。

三、营养治疗

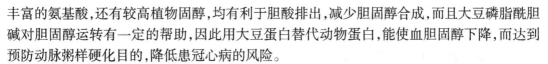

考点提示

冠心病的营养治疗

(一) 治疗目的

冠心病治疗包括基础治疗,如静心、卧床、保证睡眠与忌烟等。合理营养治疗可以促进冠心病的早期康复,减少病情加重与反复次数,有利于控制理想体重,防止冠心病的突发事件,减少医疗负担。

(二) 治疗原则

冠心病重在预防,可通过平衡膳食,控制和治疗高血压、高脂(蛋白)血症及糖尿病,生活规律,尽可能避免精神紧张,并进行适当的体育锻炼等系列一级预防措施防止动脉粥样硬化,预防冠心病。若确诊为冠心病后,应尽量保持心态平和,避免情绪激动;须戒烟忌酒,防止过于饱餐并进行适当的体力活动,并根据自身条件选择易于坚持的有氧耐力运动,如购物、散步、打太极拳等,不宜进行无氧剧烈运动,如短跑等,也不宜参加体育竞技比赛,同时还要注意保暖,避免寒冷刺激。具体如下:

1. **控制总能量** 一般患者宜以低于标准体重的 5% 供能,对超重或肥胖症应以标准体重供能。在冠心病发生急性心肌梗死时,能量摄入更应严格控制,原则上每天供能一般在 1000kcal 左右,以减轻心脏的负担。

2. **限制脂肪摄入** 每天脂肪的摄入量中动物脂肪应低于 10%,胆固醇的摄入量应低于 300mg。如脂代谢异常者则每日摄入量应低于 200mg。40 岁以上血压正常者,也应避免过多食用动物性脂肪和高胆固醇的食物,如鱼子、蟹黄、动物内脏、肥肉等。提倡选用低脂肪低胆固醇食物,如禽类、鱼类及植物蛋白高等的食物。

3. 摄入适量碳水化合物 主食除米面外,鼓励经常更换并多吃杂粮,它们营养丰富并含有较多的膳食纤维。也可用土豆、山药、藕、芋头、荸荠等根茎类食物,替代部分主食,这样可避免主食过于单调。需限制蔗糖和果糖的摄入。

4. 摄入适量的蛋白质 摄入占总能量的15%左右,约1.2g/(kg·d)。每日可饮脱脂牛奶250ml左右,每周可摄入2~3个整鸡蛋。鱼类肉质细嫩,易于消化吸收,并含有丰富的多不饱和脂肪酸,可每周吃2~3次,每次150g左右,烹饪方法宜采用炖或清蒸为主。黄豆及其制品含植物固醇较多,有利于胆酸的排出,可减少胆固醇的合成,应鼓励多进食。

5. 适当增加膳食纤维摄入,供给充足的维生素和矿物质 多选富含水溶性纤维的食物,如燕麦、荚豆、蔬菜类等,能使血浆胆固醇水平降低。但要注意过量膳食纤维摄入会影响某些矿物质和微量元素的吸收。

6. 禁烟禁酒

四、膳食指导

(一) 宜用食品

增加富含B族维生素、维生素C、维生素E的食物,多吃新鲜同颜色的时令蔬菜类、水果类,如芹菜、莴苣、茭白、芦笋、青辣椒、西红柿、香菇、木耳、洋葱、大蒜、苹果、梨、香蕉、橘子、猕猴桃等;干果类,如杏仁、核桃、莲子、红枣、黑枣、桂圆等。

(二) 忌用食品

忌食动物性食物及胆固醇高的食物如肥肉、动物内脏、鱼子、蟹黄、油条、炸鸡腿、炸鸡翅;忌食腌渍品、咸肉、咸鱼、腐乳、咸菜等;忌食高热能饮料、碳酸饮料、咖啡与浓茶。

第二节 高血压病的营养治疗与膳食指导

 案例

患者李某,女性,65岁,高血压十余年。患者无慢性肾病史,无糖尿病史,无脑梗史,血脂不高。家族史提示父母均有高血压。查体心界不大,心尖部Ⅰ~Ⅱ级收缩期杂音,两肺未及啰音,肝脾肋下未及,双下肢不肿,BP:145/90mmHg,心脏彩超显示左房增大,室间隔肥厚,轻度二尖瓣反流。药物控制血压不理想。

请问:1. 可对该患者采取何种营养治疗措施来预防高血压并发症?
2. 对该患者进行具体膳食指导。

高血压病是最常见的心血管疾病之一,主要以体循环动脉血压持续性增高为特征的临床综合征,当收缩压≥140mmHg和舒张压≥90mmHg,即可诊断为高血压。

一、疾病特点

(一) 病因与发病机制

临床上通常分为原发性高血压和继发性高血压两种。其中继发性高血压一般由肾脏、内分泌和神经系统等疾病而引起的症状或并发症,多为暂时的,在原发病治愈后,高血压会随之消失。近 90% 高血压患者属于原发性高血压又称高血压病,病因多不明确,目前认为该病有明显的家族集聚性,在遗传易感性的基础上,其发病与体重、膳食、生活方式及环境等后天因素也有诸多关联。如果患者长时间处于精神高度紧张状态,或体力活动过少,或嗜烟等情况,可明显促进高血压病发生及发展。高血压病可引起心脏、脑、肾等主要脏器血管的损害,是心血管疾病死亡的主要原因之一。

(二) 临床表现

原发性高血压起病较为缓慢,患者早期一般无症状,少数患者甚至是在发生心脏、脑、肾等并发症后才被发现。患者一般可出现头痛、眩晕、心悸、耳鸣等症状。但是部分高血压患者可并发心脏、脑、肾等主要脏器血管的损害;高血压不仅可促使冠状动脉粥样硬化的形成及发展,引起短暂性脑缺血发作及脑动脉血栓形成还可使心肌氧耗量增加,甚至会出现心绞痛、心肌梗死、心力衰竭及猝死等;血压极度升高可发生高血压脑病,表现为严重头痛、恶心、呕吐及不同程度的意识障碍、昏迷或惊厥,血压降低即可缓解及逆转;长期而持久血压升高还可导致进行性肾硬化,并加速肾动脉粥样硬化的发生,临床可表现蛋白尿、肾功能等损害。

二、相关营养因素

(一) 钠和钾

钠盐摄入量与高血压显著关联。钠通常以钠盐的形式广泛地应用于烹饪,高血压流行病学调查和临床观察显示,钠盐摄入量高的地区,高血压发病率也随之升高,限制钠盐摄入则可有效改善高血压。中国居民饮食中钠盐的摄入量明显高于西方人,其中我国北方地区居民人均日摄入量可达 12~18g,而南方地区则为 8g 左右,北方地区高于南方地区。高钠饮食是中国人高血压高发的一个重要影响因素。钾对人体内酸碱平衡起着重要的作用,可有直接扩张血管作用。饮食中增加钾摄入量有利于水与钠的排出,对高血压具有调节作用。

(二) 脂肪和胆固醇

脂肪摄入过多,可引起肥胖症和高血压病,高血压病是冠心病的主要患病因素之一。高脂肪高胆固醇饮食容易致动脉粥样硬化,故摄入过多的动物脂肪和胆固醇对高血压病防治不利。肥胖者高血压发病率比正常体重者显著增高,临床上多数高血压患者合并有超重或肥胖。而限制总能量的摄取,控制体重后,血压就会有一定程度降低。

(三) 其他营养素

维生素 C 和 B 族维生素,可改善脂质代谢,保护血管结构和功能。茶叶中茶碱和黄嘌呤等,有利尿降压作用。有报道称血压与每天的饮酒量有一定关联,与不饮酒的人群相比,持续饮酒的男性在 4 年内发生高血压的危险性增加 40%。高血压病合并肥胖、高脂血症及心功能不全者应禁酒。

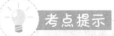

考点提示

高血压病的营养治疗

三、营养治疗

(一) 治疗目的

高血压病营养治疗是高血压综合治疗中十分重要的组成部分。合理营养可以减轻血压症状,降低和稳定血压,预防高血压并发症。在做好营养治疗基础上,可减少降压药物的用量,从而减轻药物的不良反应。

(二) 治疗原则

营养治疗要适量控制能量及食盐量,降低脂肪和胆固醇的摄入水平,控制体重,防止或纠正肥胖,利尿排钠,调节血容量,保护心、脑、肾血管系统功能。采用低钠、低脂、低胆固醇、高维生素、适量蛋白质和矿物质饮食。具体如下:

1. 减少或限制钠的摄入 应提倡科学烹饪方法,食用新鲜食品,改变烹饪时盲目使用食盐与喜好腌渍品等不良饮食习惯。对轻度高血压或有高血压家族史者限制钠盐摄入,每日食盐量 2~5g;中度高血压每日 1~2g 食盐(折合酱油 5~10ml);重度高血压应给予无盐膳食。限制钠盐的摄入,可使许多病人血压降低,并且可减少对降压药的需求。

2. 限制脂肪的摄入 达到并维持适宜体重,尤其是中心型肥胖者应特别注意热能的控制。烹调应多选用植物油,富含不饱和脂肪酸,如茶油、花生油、菜籽油等。少吃油炸的食物,宜多选煮、炖、凉拌等烹饪手段,少吃各类肥肉及动物油脂。胆固醇每日摄入量应限制在300mg 以下,少食动物内脏及蛋黄等高胆固醇的食品。

3. 多摄入维生素及膳食纤维 新鲜绿叶蔬菜和水果,它们富含多种维生素及膳食纤维。

4. 补充适量的蛋白质 可多选食豆腐及豆制品、脱脂牛奶、酸牛奶、鱼虾类等。如高血压并发肾功能不全,则应限制植物蛋白的摄入,给予适量的富含优质蛋白的动物类食品。

5. 矿物质摄入应足量 合理摄入钾、钙等矿物质有利于高血压的防治。特别在多尿、多汗时,要及时补充富含钾的食物,新鲜蔬菜、水果中含有丰富的钾。钙的摄入也应合理增加,奶和奶制品是钙的主要来源,其含量和吸收率均较高。

6. 碳水化合物宜占总能量的 50%~60% 主食除米面外,鼓励多吃各种杂粮及豆类,如小米、玉米面、燕麦片、芸豆、红豆、绿豆等,它们含有丰富的膳食纤维,能促进肠道蠕动,有利于胆固醇的排出。少进食葡萄糖、果糖、蔗糖及各类甜点心,少饮各类含糖饮料,防止肥胖及血脂增高。

四、膳食指导

(一) 宜用食品

1. 多食用有保护血管和降压作用的食物 芹菜、荠菜、胡萝卜、番茄、荸荠等蔬菜。

2. 多食富含钾的食物 龙须菜、豌豆苗、莴笋、丝瓜、茄子、桂圆、柑橘等。

3. 多食富含钙的食物 牛奶、虾皮、鱼、蛋等。

4. 多食富含镁的食物 香菇、菠菜、豆制品、坚果类、海产品等。

(二) 忌用食品

1. 禁忌含钠高的食物 榨菜、咸菜、咸肉、皮蛋及含钠高绿叶蔬菜等,每日盐控制在2~5g。

2. 禁忌辛辣的刺激性食品和饮料 烟、酒、浓茶、咖啡、味精、酱油及辛辣调味品。

此外,治疗高血压病时,用药期间患者不宜食用高酪胺食物,如腌肉、腌鱼、干酪、酸奶、香蕉、啤酒等食物。酪胺可促使去甲肾上腺素大量释放,使血压急剧升高而发生高血压危象。另外降压治疗时,患者不宜服用天然甘草或含甘草的药物,如甘链片,因甘草酸可引起低钾血症和钠潴留。用利尿药时易起电解质紊乱,应注意调整食物中钠、钾、镁含量。茶叶易和药物结合沉淀,降低药物效果,故服降压药时忌用茶水送服。

第三节　高脂血症的营养治疗与膳食指导

一、疾病特点

(一) 病因与发病机制

高脂血症是指由于脂肪代谢或运转异常,使血浆一种或多种脂质高于正常上限值。血脂主要有甘油三酯、胆固醇、磷脂、脂肪酸和固醇等,但脂类以游离的形式存在很少,而是与蛋白质结合为复合体,以脂蛋白的形式进行运转,参与体内的脂类代谢,故脂蛋白能更好地反映脂类代谢情况。高脂血症是冠心病主要患病因素。血脂水平与体重、生活方式和饮食习惯有关,还受性别、年龄等诸多因素的影响。

(二) 临床表现

临床上通常分单纯性甘油三酯增高、胆固醇增高、甘油三酯及胆固醇均高三种类型,患者常伴有超重或肥胖。

二、相关营养因素

(一) 膳食脂肪和脂肪酸

膳食总脂肪摄入量是影响血脂水平的主要因素。摄入过多饱和脂肪酸,可使血浆胆固醇含量增高,而适量摄入多不饱和脂肪酸,可使血浆中胆固醇含量降低。此外,反式脂肪酸可增加血浆胆固醇,升高低密度脂蛋白,降低高密度脂蛋白,其作用比饱和脂肪酸强。

(二) 能量

当每日能量摄入过多时,多余的能量就以甘油三酯的形式储存于脂肪细胞中,引起肥胖。肥胖者血浆中甘油三酯、总胆固醇含量常升高,高密度脂蛋白含量常降低。

(三) 其他营养素

其余的两种产热营养素中的碳水化合物,尤其是蔗糖和果糖,可使血浆中甘油三酯含量增高,而淀粉等多糖影响则不大。而动物性蛋白质与血浆胆固醇含量及冠心病发病呈正相关,而植物性蛋白质则呈负相关。大豆蛋白有显著降低胆固醇的作用。膳食纤维中的降低胆固醇的作用则比较显著。

三、营养治疗

考点提示

高脂血症的营养治疗

(一) 治疗目的

营养治疗是各型高脂血症的基本治疗措施,应长期坚持。饮食治疗的目的是维持理想体重,满足合理的营养需求,使血脂恢复到正常水平。

(二) 治疗原则

限制摄入过多的总能量,增加有氧运动,控制体重。每日脂肪摄入量不应超过总能量的20%~30%,饱和脂肪酸应小于总能量的10%,多不饱和脂肪酸占10%,单不饱和脂肪酸占10%,并可适当提高其摄入量。胆固醇摄入量每日限制在200~300mg,膳食纤维每日摄入20~35g,蛋白质、碳水化合物、维生素及矿物质的供给应满足人体的合理需求。并要注意体育锻炼,尤其是餐后运动,体重减轻后,血脂可逐渐恢复正常。具体如下:

1. 限制总能量及脂肪摄入　每餐不要吃得过饱,少吃肥肉、油炸食品及各类甜食,少饮酒及各类含糖饮料,多吃些含热量低、含膳食纤维高的食物如蔬菜、水果、魔芋等食品。脂肪的摄入应占总能量的 20%~30%,应限制动物脂肪的摄入,炒菜要多用植物油,每日 25g 左右。胆固醇每日摄入应不超过 300mg。忌食动物内脏、蛋黄、鱼子、鱿鱼等高胆固醇的食物。常见食物的胆固醇含量见表 7-1。

表 7-1 常见食物的胆固醇含量(mg/100g 食部)

食物	胆固醇	食物	胆固醇
瘦猪肉	81	普通鸭	94
肥猪肉	109	烤鸭	91
猪脑	2571	鸭肝	341
猪舌	158	鸭掌	36
猪肝	288	鸡蛋	585
猪肾	354	鸡蛋黄	1510
猪肚	165	松花(鸭)蛋	608
猪肺	290	松花蛋黄	1132
广东香肠	94	咸鸭蛋	647
蛋清肠	61	咸鸭蛋黄	2110
瘦牛肉	58	鹌鹑蛋	515
肥牛肉	133	大黄鱼	86
酱牛肉	76	带鱼	76
肥瘦牛肉	84	小黄鱼	74
牛肚	104	草鱼	86
牛肉干	120	鲫鱼	130
瘦羊肉	60	鲢鱼	99
肥羊肉	148	罗非鱼	78
肥瘦羊肉	92	黄鳝	126
兔肉	59	泥鳅	136
牛乳	15	鳕鱼	114
酸牛乳	12	墨鱼	226
全脂牛乳粉	110	海参	62
脱脂牛乳粉	28	海蜇	8
羊乳	3l	鲜贝	116
豆奶粉	90	鱿鱼(干)	871
豆奶	5	对虾	193
鸡	106	基围虾	181
鸡肝(肉鸡)	476	河蟹	267
鸡腿	162	海蟹	125
鸡胸脯肉	82	鲜蟹黄	466
烤鸡	99	鲫鱼子	460
鹅	74	甲鱼	101
鹅肝	285	黄油	296
鸽	99	奶油	168
冰激凌	51	猪油(炼)	93
奶油蛋糕	161	饼干	81

摘自:中国预防医学科学院营养与食品卫生研究所.食物成分表.北京:人民卫生出版社,1991

2. 摄入适宜碳水化合物和蛋白质 碳水化合物宜占总能量的 50%~60%,每日主食摄入 300~400g,禁忌进食各种单糖食物,不宜饮用高糖饮料。不要将糖当成调料加入菜及牛奶、豆浆中。蛋白质宜占总能量的 15%~20%,可适当食用畜类瘦肉、鱼虾类、去皮的鸡鸭、豆类及豆制品。

3. 戒酒 酒的热量高,每克酒精可产生 7kcal 的能量,过多饮酒每日总能量摄入过高。酒精可促进内源性胆固醇及甘油三酯的合成,使血脂升高,并对肝脏损害严重。

四、膳食指导

(一) 宜用食品
多选食酸奶、大蒜、洋葱、苜蓿、香菇、木耳、山楂、绿豆、黄豆及其制品。多饮绿茶,或适量喝含糖少的猕猴桃或山楂等酸性饮料补充一定量的维生素。

(二) 忌用食品
不宜吃各种水果糖及奶糖、蜂蜜、各类甜点心、水果罐头,不宜饮可乐、雪碧等高糖饮料。忌食动物内脏、蛋黄、鱼子、鱿鱼等高胆固醇的食物及酒类。

第四节 心力衰竭的营养治疗与膳食指导

一、疾病特点

(一) 病因与发病机制
心力衰竭主要是由于心肌受损和长期负荷过重,心肌收缩功能明显减弱,不能将适量血液排出心脏,造成静脉系统广泛淤血和重要器官供血不足而产生的临床综合征。早期可通过加快心率、心肌肥厚和心脏扩大等进行代偿,调整血量,以满足机体休息和活动时需要,此时为心功能代偿期,不出现临床症状;后期心功能进一步减退,当前代偿措施已不能排出足够血量,而出现静脉回流受阻、体内水潴留、器官淤血等症状,在临床上表现为充血性心力衰竭。常见的病因有心肌梗死、心肌缺血、心肌炎等弥漫性心肌损害、瓣膜类疾病等;我国多以瓣膜疾病为多见,其次为高血压、冠心病等。

(二) 临床表现
患者常有肝大、四肢水肿、胸腔积液、气短、咳嗽、咯血、发绀等临床症状。

二、相关营养因素

各种营养素对心力衰竭患者的营养代谢非常重要,心脏的营养不足可引起心肌萎缩,营养不良等症状。

(一) 三大产热营养素
蛋白质食物特殊动力作用较高,可能增加机体代谢,故应给予不同程度地限制。按体重 1g/(kg·d),宜 50~70g/d,病情严重时,宜 0.8g/(kg·d)。碳水化合物易于消化,在胃中停留时间短,排空快,可减少心脏因胃膨胀而受到压迫。宜选食含淀粉及多糖类的食物,避免摄入过多蔗糖及甜点心等,以预防气胀、肥胖及甘油三酯升高。脂肪产能量高,不利于消化,在胃内停留时间较长,使胃饱胀不适;过多的脂肪抑制胃酸分泌,影响消化;并可能包绕心脏、压迫心肌;或腹部脂肪过多使横膈上升,压迫心脏感到闷胀不适。故肥胖者应注意控制摄入量,宜按 40~60g/d。

(二) 维生素及矿物质

足够维生素,可保护心肌功能,增强机体抵抗力,最好多食绿叶菜汁、鲜嫩蔬菜、水果等;因慢性心力衰竭均有继发性醛固酮症,用排钾性利尿药和洋地黄等,使胃肠淤血、食欲减退、钾盐摄入量减少,应注意补充钾及镁。

三、营养治疗

(一) 治疗目的

减轻心脏负荷,肥胖体型宜减轻体重,同时要供给心肌充足的营养,维护心脏功能。还应注意电解质的调节,预防和减轻心力衰竭及水肿程度,保护心脏。

(二) 治疗原则

少食多餐,所摄食物易消化吸收,注意减轻心脏负担,每天可摄入 1500~2000ml 的水分,并适当限制钠的摄入量,在采用高浓度的营养液以缓慢的滴速进行输注时,能以少量的液体供给适当的营养素,并根据血糖和尿糖监测及时给予适当量的胰岛素。此外还需用利尿药为辅,以避免过量液体超过负荷。具体如下:

1. 少量多餐 每天 5 餐,避免过饱引起胃肠过度充盈,抬高横膈,而增加心脏负担,诱发心律失常或心绞痛等不良后果。

2. 限制能量 急性心力衰竭 2~3 天以流质饮食为主,总能量 500~800kcal/d,液体量约 1000ml。可进食藕粉、米汤、去油过筛肉汤、淡茶水、红枣泥汤等。低能量是为了降低机体的代谢率,使心脏负担和活动减轻;体重减轻应缓慢进行,每周宜下降 1kg 左右;消瘦者的能量摄入可适当提高,以利于体重恢复,并增加机体抵抗力。

3. 限制钠盐 为预防和减轻水肿,应根据病情选用低盐、无盐、低钠饮食。低盐即烹调时食盐 2g/d,或相当于酱油 10ml,副食含钠量应低于 1500mg/d;无盐即烹调时不添加食盐及酱油,主副食中含钠量低于 700mg/d;低钠即除烹调时不添加食盐及酱油外,应用含钠在 43.5mmol 以下的食物,主副食含钠量低于 500mg/d。还应结合血电解质及病情变化,调整饮食中钾、钠供给。

4. 限制水分 心力衰竭伴有水肿时,应限制液体量为 1000ml/d。如果钠摄入量已减少,排出已增加,则不必严格限制液体摄入量,每天可供给 1500~2000ml 的水分,以解除口渴感并使患者舒适为宜。

5. 注意饮食细节 随病情好转,可改为半流质饮食,总能量宜在 1000kcal/d 左右。选择清淡易消化吸收的食物,如瘦肉末、鱼类、鸡蛋清、鲜嫩蔬菜、粥、水果、面条等,但仍应注意少量多餐,不宜过热过冷,保持大便通畅,排便时不宜用力过大。

6. 对症处理 在 3~4 周后,随着病情好转,患者逐渐恢复活动,饮食可逐渐增加或进软食。应按低脂、低胆固醇、高多不饱和脂肪酸为原则。若伴有高血压或充血性心力衰竭时应限钠盐。肥胖者应控制总能量及糖类摄入,使体重逐渐下降,尤其应注意避免饱餐,特别是进食大量脂肪可诱发心肌梗死,可能与餐后血脂增高、血液黏滞度增加引起局部血流缓慢、血小板易于凝集而导致血栓形成有关。

四、膳食指导

(一) 宜用食品

宜选用易消化且体积小的主食,如大米、面粉;含钠低的蔬菜及瓜果、茄类首选。除含苯甲酸钠的罐头水果或果汁以外的水果均可吃。猪肉、鸡肉、牛肉、鱼肉中含中等量的钠,摄入量应低于120g/d;饮食应以半流质饮食或软食为主。

(二) 忌用食品

含钠丰富食物如用苏打、发酵粉、碱制馒头、饼干、面包等点心,肉松、咸菜、香肠、火腿、咸鱼、腐乳、雪菜等腌制品;各种含钠饮料及调味品,如番茄酱、味精、汽水、啤酒等;含钠高的芹菜、青萝卜、空心菜、茼蒿菜等蔬菜;含钠量高的葡萄干、巧克力、果仁均不宜吃。另外挂面、猪肾、海味、乳酪、奶油、松花蛋、香豆干等均不宜食用。凡引起气胀、刺激性大、含嘌呤高的食物的流质不宜吃,如豆浆、牛奶、浓茶、咖啡、高度酒等。不宜食用干豆、葱、蒜、辣椒、鱼肉浓汁等,以免刺激心脏。戊巴比妥钠、溴化钠、谷氨酸钠、乳酸钠、碳酸氢钠等药物中也含一定量钠,均应适当控制。

本章小结

　　在我国随着经济的发展和生活水平的提高,循环系统的心血管疾病已成为引起死亡的"头号杀手",据调查,心血管疾病占多种疾病发病率的50%以上。心血管疾病范围较广,其中冠心病、高血压病、高脂血症和心力衰竭等与饮食关系非常密切,因此合理的饮食是防治心血管疾病的重要措施。通过本章节的学习,掌握这些疾病的合理、科学的营养治疗,可很好地控制其发病和降低致残率、死亡率,对延长人类寿命,提高中老年人的生命质量有着重要意义。

(叶　敏)

目标测试

A1 型题

1. 以下人群中,不易患冠心病的是
   A. 高血压患者
   B. 高脂蛋白血症患者
   C. 肥胖患者
   D. 糖尿病患者
   E. 素食者

2. 下列说法中,错误的是
   A. 脂肪摄入量与动脉粥样硬化呈正相关
   B. 富含饱和脂肪酸的油脂能降低血清总胆固醇
   C. 膳食纤维的摄入量与冠心病的发病率和死亡率呈负相关
   D. 膳食能量过高,易发冠心病
   E. 动物性蛋白比植物性蛋白更容易升高胆固醇

3. 必须限制短、中链脂肪酸摄入的高脂血症是
   A. Ⅰ型
   B. Ⅱb 型
   C. Ⅲ型
   D. Ⅳ型
   E. Ⅴ型

4. 高血压的营养治疗原则是
   A. 低脂、低胆固醇、适量糖类膳食
   B. 低脂、适量糖类膳食
   C. 低脂、低胆固醇、限水膳食

  D. 低脂、低盐、高蛋白膳食

  E. 低盐、低脂膳食

5. 心血管疾病营养治疗的共同点是

  A. 高脂   B. 低膳食纤维   C. 控制总能量摄入

  D. 高碳水化合物   E. 低蛋白质

6. 对于高血压病人的饮食,错误的说法是

  A. 限制食盐,适当补钾   B. 限制热量   C. 限制钙的摄入

  D. 限酒   E. 限制精制糖的摄入

7. 橄榄油中富含

  A. 单不饱和脂肪酸   B. 多不饱和脂肪酸   C. 甘油三酯

  D. 磷脂   E. 胆固醇

8. 为防治心血管疾病,膳食中饱和脂肪酸、单不饱和脂肪酸和多不饱和脂肪酸的合理比例为

  A. 2:1:1   B. 1:2:1   C. 1:1:2

  D. 1:1:1   E. 2:1:2

A3/A4 型题

(9~12 题共用题干)

  女,56 岁,身高 160cm,体重 68kg,高血压病史 16 年,时有头晕、头痛等不适,一直服用"优降宁"等降压药,化验检查血清胆固醇升高。

9. 营养治疗原则是

  A. 低盐、低蛋白,控制体重   B. 低脂、低盐,控制体重

  C. 低脂、限糖类,减轻体重   D. 低盐、低胆固醇,控制体重

  E. 低脂、适量糖类,减轻体重

10. 治疗膳食应注意

  A. 低脂、低胆固醇   B. 低脂   C. 低胆固醇

  D. 低脂、低盐   E. 低盐、低胆固醇

11. 以下哪组食物不能选用

  A. 标准粉、豆腐、胡萝卜   B. 精制粉、蛋黄、椰子油

  C. 青菜、玉米、猪瘦肉   D. 燕麦、紫菜、莴笋

  E. 茭白、标准粉、核桃仁

12. 食盐的摄入应控制在

  A. 4g/d   B. 10g/d   C. 8g/d

  D. 6g/d   E. 12g/d

B 型题

(13~14 题共用备选答案)

  A. α- 亚麻酸   B. 高脂肪膳食   C. 适量的钙

  D. 足够的铁   E. 维生素 A

13. 可导致动脉粥样硬化的是

14. 可降低血清胆固醇的是

第八章　消化系统疾病与营养

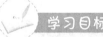

学习目标

1. 掌握:消化系统各疾病的营养治疗和膳食指导。
2. 熟悉:消化系统各疾病的相关营养因素代谢特点。
3. 了解:消化系统各疾病的疾病特点。

第一节　胃炎的营养治疗与膳食指导

> 男性,38 岁,上腹痛、呕吐 1 天来就诊。
>
> 患者 1 天前空腹饮酒后出现持续上腹烧灼样痛,阵发性加剧,疼痛无放射。伴恶心、呕吐,呕吐物为胃内容物,无鲜血、咖啡渣样物,呕吐后腹痛可暂缓解。排成形便两次,大便色黄,无黏液脓血。无发热、反酸、烧心。未服药。既往体健,无药物过敏史。
>
> 查体:T36.6℃,神志清楚。巩膜无黄染,结膜无苍白。双肺呼吸音清。心律齐,未闻及杂音。腹软,剑突下轻压痛,无反跳痛、肌紧张,肝脾未触及,麦氏点无压痛。Murphy 征阴性。肝肾区无叩痛,肠鸣音正常。
>
> 请问:1. 该患者最可能的诊断是什么? 有什么依据?
> 　　　2. 临床该如何饮食治疗?

一、疾病特点

胃炎是指各种原因引起的胃黏膜炎症,是常见的消化道疾病。根据黏膜损伤的严重程度,可将胃炎分为糜烂性胃炎和非糜烂性胃炎,也可根据胃累及的部位进行分类(如贲门、胃体、胃窦)。根据炎性细胞的类型,在组织学上可将胃炎进一步分为急性胃炎和慢性胃炎 2 种。

急性胃炎表现为贲门和胃体部黏膜的中性粒细胞浸润。慢性胃炎常有一定程度的萎缩(黏膜丧失功能)和化生,伴有 G 细胞丧失和胃泌素分泌减少,也可累及胃体,伴有泌酸腺的丧失,导致胃酸、胃蛋白酶和内源性因子的减少。

(一)病因与发病机制

1. 幽门螺杆菌(helicobacter pylori,Hp)感染　近年来研究认为是本病的最主要病因。

1983年澳大利亚学者 Marshall 和 Warren 从慢性胃炎患者的胃窦黏液层及上皮细胞中首次分离出 Hp。此后众多学者对慢性胃炎患者进行了大量实验研究,在 60%~90% 慢性胃炎患者的胃黏膜中培养出 Hp,继而发现 Hp 的感染程度与胃黏膜的炎症程度呈正相关关系。故1986年,世界胃肠病学会第八届会议上提出了 Hp 感染是慢性胃炎的重要原因之一。Hp 致病机制可能主要是通过破坏胃黏膜屏障,使 H^+ 反向弥散,最终引起胃黏膜的炎症。

2. 理化因素　如长期吸烟、大量饮烈性酒、浓茶、咖啡,长期进粗糙、过冷、热食物等,经常服用非甾体类抗炎药、糖皮质激素、水杨酸制剂等胃黏膜有损害的药物均可致病。

3. 免疫因素　免疫功能的改变在慢性胃炎的发病上已普遍受到重视,萎缩性胃炎,特别是胃体胃炎患者的血液、胃液或在萎缩黏膜内可找到壁细胞抗体;胃萎缩伴恶性贫血患者血液中发现有内因子抗体,说明自身免疫反应可能是某些慢性胃炎的有关病因。但胃炎的发病过程中是否有免疫因素参与,尚无定论。此外,萎缩性胃炎的胃黏膜有弥漫的淋巴细胞浸润,体外淋巴母细胞转化试验和白细胞移动抑制试验异常,提示细胞免疫反应在萎缩性胃炎的发生上可能有重要意义。某些自身免疫性疾病如慢性甲状腺炎、甲状腺功能减退或亢进、胰岛素依赖性糖尿病、慢性肾上腺皮质功能减退等均可伴有慢性胃炎,提示本病可能与免疫反应有关。

4. 其他因素　老年胃黏膜退行性病变胃黏膜营养因子缺乏,如促胃酸素缺乏,以及急性胃炎迁延不愈、口腔和上呼吸道慢性炎症、慢性心功能不全及肝硬化等均与本病有关。

(二) 临床表现

急性胃炎症状轻重不一,常有食欲减退、恶心、呕吐、上腹部疼痛或肠绞痛,亦可有腹泻、畏寒、头痛和肌痉挛等。细菌性单纯胃炎潜伏期短,如葡萄球菌感染多在进食后 1~6 小时,沙门菌属 4~24 小时,嗜盐菌为 9~12 小时。同时伴肠炎腹泻,故又称急性胃肠炎;通常 1~2天后即好转,严重者可见发热、失水、酸中毒、休克等中毒症状。

慢性胃炎为胃黏膜非特异性炎症,分为浅表性、萎缩性与肥厚性 3 种。浅表性胃炎可与萎缩性胃炎同时存在,部分萎缩性胃炎可由浅表性胃炎迁延而成。浅表性胃炎可以完全治愈,但也可能转变为萎缩性胃炎。慢性胃炎病程迁延、反复发作,中年以上多见。上腹部饱胀不适或疼痛,食欲缺乏、恶心、呕吐、嗳气等症状。浅表性胃炎症状较轻,萎缩性胃炎可有贫血、消瘦、腹泻及舌炎、舌乳头萎缩等。不少患者无任何症状,仅在胃镜检查及黏膜活检时发现。症状轻重与严重程度无关,与是否为活动期有关;胃窦部胃炎消化道症状较胃体胃底部胃炎明显。

二、相关营养因素

选择营养价值高,细软易消化食物。经加工烹调使其变得细软易消化、对胃肠无刺激。同时补充足够能量、蛋白质和维生素。当有呕吐腹泻、失水量较多时,宜饮用糖盐水;补充水和钠,并有利毒素排泄;若有失水、酸中毒,应静脉注射葡萄糖盐水及碳酸氢钠溶液。

1. 蛋白质　蛋白质对胃酸起缓冲作用,可中和胃酸,但蛋白质在胃内消化又可促进胃酸分泌。应供给足够蛋白质以维持机体需要,每天按 1g/kg 供给,促进溃疡修复;若有贫血,至少应按 1.5g/kg。

2. 脂肪　严格限制脂肪,因其可抑制胃酸分泌、刺激黏膜。

3. 糖类　糖类既无刺激胃酸分泌作用,也不抑制胃酸分泌。

4. 维生素　选富含维生素 A、B 族维生素、维生素 C 的食品。

三、营养治疗

(一) 治疗目的

去除病因,彻底治疗急慢性胃炎。

(二) 治疗原则

1. 急性发作期　应卧床休息,严重呕吐及腹痛剧烈者应暂禁食和对症治疗。

2. 改变不良的生活习惯 (如:戒烟酒),避免对胃黏膜有损害作用的食物及药物。

3. 严重呕吐、腹泻者　由于失水量较多,可饮用糖盐水,补充水分及多种离子,有利于毒素排泄;若有失水和酸碱平衡失调者,可通过静脉输注碳酸氢钠溶液及葡萄糖盐水。

4. 控制相关慢性病　积极治疗口腔、鼻腔、咽喉部的慢性炎症疾病。

5. 饮食习惯　少量多餐,避免刺激性食物,进食易消化半流质或少渣软饭。宜选择营养价值高,细软易消化食物。

四、膳食指导

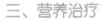

考点提示

胃炎的膳食指导

(一) 宜用食品

注意摄入富含优质蛋白及维生素的食物,如动物肝脏、瘦肉和新鲜的嫩叶蔬菜。急性发作最好用流质,如米汤、藕粉、去核去皮红枣汤、薄面汤等;以咸食为主,症状缓解后,渐增加牛奶、蒸蛋羹等。然后再用少渣清淡半流质,继之用少渣软饭。如果伴有肠炎、腹泻、腹胀,应尽量少用产气及含脂肪多的食物。少量多餐,每天 5~7 餐,每餐宜少于 300ml。慢性期且胃酸分泌不足如萎缩性胃炎者,可给浓肉汤、浓鱼汤及适量的糖醋食物;以刺激胃酸的分泌增加,帮助消化,增进食欲。慢性期宜进食牛奶、豆浆、肉泥、菜泥、面条、馄饨、面包等宜消化食物。慢性期宜供给含蛋白质及多种维生素丰富的食物,如动物肝、鸡蛋、瘦肉及新鲜嫩叶蔬菜。

(二) 忌(少)用食品

避免辛辣、过咸的食物和浓茶、咖啡、烈酒、浓肉汤等降低化学性刺激和减少胃酸分泌。避免摄食如粗粮、芹菜、韭菜、竹笋、干果类、腊肉、香肠、蚌肉等含粗纤维多和坚硬的食物,减少对胃黏膜的物理性损伤。禁忌易产酸食物(如土豆、地瓜、过甜点心及糖醋食品等)和易产气食物(如生葱、生蒜、洋葱、生萝卜、蒜苗等)的摄入。慢性期且胃酸过多者,应禁食浓肉汤、浓鸡汤、酸性食物及大量蛋白质等,以避免胃酸的分泌增加(慢性期且胃酸分泌不足者除外)。

第二节　消化性溃疡的营养治疗与膳食指导

案例

男性,42 岁,工人,因间断上腹痛 3 年、加重 1 周来诊。

患者自 3 年前开始出现间断上腹胀痛,空腹时明显,进食后可自行缓解,有时夜间痛醒,无放射痛,有嗳气和反酸,常因进食不当或生气诱发,每年冬春季节易发病,曾看过中医好转,未系统检查过。1 周前因吃凉食后再犯,腹痛较前重,但部位和规律同前,自服中药无明显减轻前来就诊。发病以来无恶心、呕吐和呕血,饮食好,二便正常,无便血和黑便,体重无明显变化。

既往体健,无肝肾疾病及胆囊炎和胆石症病史,无手术、外伤和药物过敏史。无烟酒嗜好。

一般状况可,无皮疹,浅表淋巴结无肿大,巩膜无黄染。心肺无异常,腹平软,上腹中有压痛,无肌紧张和反跳痛,全腹未触及包块,肝脾肋下未触及,Murphy 征(−),移动浊音(−),肠鸣音 5 次 / 分,双下肢不肿。

化验:Hb130g/L,WBC 6×10^9/L,N 67%,L 30%,PLT 210×10^9/L。

请问:1. 该患者最可能的诊断是什么? 有什么依据?

2. 临床该如何饮食治疗?

一、疾病特点

消化性溃疡是指胃肠道黏膜受胃酸和胃蛋白酶作用而造成超过黏膜肌层的损伤。因溃疡部位主要在胃和十二指肠,所以又称胃和十二指肠溃疡。发病率高,可见于任何年龄,但以 20~50 岁为多,男性多于女性,两者之比为 2∶1~4∶1,随平均年龄增长,老年患者比例有所增加。营养治疗溃疡病,是综合治疗不可缺少的重要措施之一。尤其对预防复发和防治并发症,促进溃疡面愈合均有重要意义。

(一) 病因与发病机制

病因包括以下方面:

1. 幽门螺杆菌(Hp)感染 Hp 感染是主要的病因。几乎所有的十二指肠溃疡(DU)均有 Hp 感染的慢性胃窦炎存在;而大多数胃溃疡(GU)是在慢性胃窦炎的基础上发生的。

2. 胃酸分泌过多 溃疡只发生于与胃酸相接触的黏膜,抑制胃酸分泌可使溃疡愈合,充分说明了胃酸的致病作用。盐酸是胃酸的主要成分,主要由壁细胞分泌。壁细胞总数增多时,胃酸分泌随之增高,是溃疡产生的重要因素之一,十二指肠溃疡患者壁细胞总数比正常人增加 1 倍以上,而胃溃疡则正常或稍低。

3. 药物的不良作用 如阿司匹林可增加黏膜细胞脱落和减少黏液分泌,肾上腺皮质激素可使胃酸分泌增多和胃黏液分泌减少等。

4. 饮食失调 粗糙食物、过冷过热食物、过酸、酒精等刺激性食物或饮料对消化道黏膜均可引起物理或化学性损害,又如咖啡可刺激胃酸分泌,不定时饮食会破坏胃分泌规律等。这些因素对溃疡的发病和复发均有关。

5. 其他因素 遗传因素对消化性溃疡的发病在十二指肠溃疡(DU)要比胃溃疡(GU)明显,情绪应激和心理矛盾可使症状复发或加剧,急性应激可引起急性消化性溃疡。此外,环境因素、气候因素、吸烟、不良生活习惯与消化性溃疡的发生有一定的关系。

发病机制:发病过程决定于损伤黏膜的侵袭力和黏膜自身的防御能力。也就是说溃疡的发病取决于黏膜的侵袭力的强弱和黏膜自身防御能力的强弱。损伤黏膜侵袭力是指胃液、胃蛋白酶的消化作用,胃蛋白酶只有在 pH 为 3 以下时才具活性。其他如胆盐、胰酶、药物、乙醇等也具有侵袭作用。黏膜的防御能力包括黏膜屏障、黏液 HCO_3^- 屏障、前列腺素的细胞保护和细胞更新、表皮生长因子和黏膜血流量等。当侵袭力作用超过防御作用时就产生了溃疡。

（二）临床表现

主要症状为慢性上腹部疼痛,疼痛多具有慢性病程、周期性发作、节律性上腹痛的特点,此外还有嗳气、反酸、恶心、呕吐等症状。典型的无并发症的胃、十二指肠溃疡,其疼痛性质具有以下特点。

1. 慢性病程　多缓慢起病,病史可长达数年或数十年,并有反复发作的过程。

2. 周期性发作　发作多与季节有关,气温、季节剧变易引起复发,秋末冬初是发病最多季节。

3. 节律性上腹痛　疼痛发生和消失与进食有一定关系。胃溃疡常在饭后 0.5 小时内发作,经 1~2 小时胃排空后开始缓解,规律为进食→疼痛→缓解。缓解只在胃内容物排空后出现,故患者不愿多吃,希望疼痛少发或轻发。十二指肠溃疡空腹疼痛,多为饭后 3~4 小时发生,不少患者夜间痛醒,进食或服碱性药物能迅速缓解。其规律为进食→缓解→疼痛,这是因进食可稀释、中和胃酸使疼痛缓解,故患者常喜欢增加餐次。

4. 并发症

（1）出血:最常见,表现为呕血与黑便,重者可出现休克。

（2）穿孔:急性穿孔是最严重的,常发生于饮食过饱和饭后剧烈运动。

（3）幽门梗阻:表现为餐后加重的上腹胀痛,频繁呕吐,呕吐物为有酸腐味的宿食,有胃蠕动波、振水音,重者出现失水及低氯低钾性碱中毒。

（4）癌变:使病情加剧。

二、相关营养因素

选择营养价值高,细软易消化食物。经加工烹调使其变得细软易消化、对胃肠无刺激。同时补充足够能量、蛋白质和维生素。营养素比例半流质期为糖类 55%,蛋白质 15%,脂肪 30%;流质期为糖类 60%,蛋白质 20%,脂肪 20%。

1. 蛋白质　蛋白质对胃酸起缓冲作用,可中和胃酸,但蛋白质在胃内消化又可促进胃酸分泌。应供给足够蛋白质以维持机体需要,每天按 1g/kg 供给,促进溃疡修复;若有贫血,至少应按 1.5g/kg。

2. 脂肪　不需严格限制脂肪,因其可抑制胃酸分泌。适量脂肪对胃肠黏膜没有刺激,但过高可促进胆囊收缩素分泌增加,抑制胃肠蠕动;胃内食物不易进入十二指肠,引起胃胀痛。可供给 70~90g/d,应选择易消化吸收乳酪状脂肪,如牛奶、奶油、蛋黄、奶酪等及适量植物油。

3. 糖类　糖类既无刺激胃酸分泌作用,也不抑制胃酸分泌。选择易消化食物,如粥、面条、馄饨等。蔗糖不宜过多,因可使胃酸分泌增加,且易胀气。

4. 维生素　选富含 B 族维生素、维生素 A 的食品。

三、营养治疗

（一）治疗目的

最终目的是促进溃疡愈合,并防止复发。

（二）治疗原则

1. 饮食习惯　应定时定量,少量多餐,每天 5~7

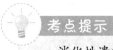

考点提示

消化性溃疡营养治疗

餐,每餐量不宜多。少量多餐可中和胃酸,减少胃酸对溃疡面的刺激,又可供给营养,有利溃疡面愈合。减轻机械性和化学性刺激,缓解和减轻疼痛。进食时应心情舒畅,供给细软、纤维少食物,细嚼慢咽,有利于消化。还需常食用一些琼脂、香蕉、蜂蜜等能润肠的食物,可预防便秘。不应食过热的食物,以免使血管扩张引起胃出血。要照顾到患者饮食习惯,配制可口饭菜。对十二指肠溃疡患者可在睡前加餐,以减少饥饿性疼痛,利于睡眠。

2. 注意烹调方法 如溃疡病所食的食物必须切碎煮烂;可采取蒸、煮、氽、软烧、烩、焖等烹调方法,避免采用油煎、炸、爆炒、醋熘、凉拌等方法加工食物。

3. 合理营养 有利改善营养状况,纠正贫血;促进溃疡愈合,避免发生并发症。长期注意营养治疗,减少复发诱因。胃和十二指肠溃疡发生部位和症状有所不同,但饮食治疗原则相同,最终目的是促进溃疡愈合,并防止复发。

四、膳食指导

(一) 宜用食品

宜选择营养价值高,细软易消化食物为原则,如牛奶、鸡蛋、豆浆、鱼、瘦肉等。补充足够能量、蛋白质和维生素,可选择含 B 族维生素、维生素 A、维生素 C 的丰富的食品,主食应以面食为主。急性发作最好用流质,如米汤、藕粉、去核去皮红枣汤、薄面汤等;症状缓解后,渐增加牛奶、蒸蛋羹等。然后再用少渣清淡半流质,继之用少渣软饭。

(二) 忌(少)用食品

避免辛辣、过咸的食物和浓茶、咖啡、烈酒等降低化学性刺激和减少胃酸分泌的食品。避免摄食如粗粮、芹菜、韭菜、竹笋、干果类、腊肉、香肠、蚌肉等含粗纤维多和坚硬的食物,以减少对胃黏膜的物理性损伤。忌易产酸食物(如土豆、地瓜、过甜点心及糖醋食品等)和易产气食物(如生葱、生蒜、洋葱生萝卜、蒜苗等)的摄入。少食生冷食物(如大量冷饮、凉拌菜等)和带有强烈味道的调味品(如芥末、咖喱粉、辣椒油等),以保护胃黏膜,促进溃疡病灶愈合。忌食酸性的水果:橘子、柠檬、青果含有丰富的果酸和维生素 C,食后可使消化道中的酸度明显增加,使溃疡病情加重,甚至导致上消化道出血和胃穿孔,故不宜食用。

第三节 肝硬化的营养治疗与膳食指导

男性,51 岁,乏力,腹胀半年,加重 1 周。

半年前开始乏力,腹胀,未系统诊治。自入院前 1 周开始症状加重,伴腹痛及发热(体温最高达 38.6℃),遂于门诊就诊。发病以来,食欲差,尿色深。尿量少,大便正常,体重增加 2kg。十年前体检时发现 HBsAg 阳性。无长期服药史,无特殊嗜好。

查体:T 38.2℃,P 98 次 / 分,R 21 次 / 分,BP 130/60mmHg。神志清,查体合作。慢性病容,巩膜轻度黄染,颈部可见 2 个蜘蛛痣。双肺呼吸音清,叩诊心界不大,心率 98 次 / 分,心律齐,各瓣膜区未闻及杂音。腹部膨隆,有压痛及反跳痛,肝脏无肿大,脾肋下 2cm 可及,移动性浊音(+),肠鸣音 5 次 / 分,双下肢水肿。

辅助检查:血常规:WBC 5.2×10^9/L,N 85%,L 15%,Hb 79g/L,Plt 60×10^9/L。肝功

能：ALT 63U/L，AST 95U/L，A/G=0.8，HBV DNA $5.13×10^5$。腹水检查：外观为黄色略混浊，比重1.016，WBC $680×10^6$/L，中性粒细胞75%，腹水细菌培养有大肠杆菌生长、抗酸染色(−)，未见肿瘤细胞。

　　请问：1. 该患者最可能的诊断是什么？有什么依据？

　　　　　2. 临床该如何饮食治疗？

一、疾病特点

　　肝硬化为常见的慢性肝脏疾病，由1种或多种病因长期或反复作用而成。其病变为弥漫性纤维组织增生和肝细胞结节状再生，致肝正常结构遭到破坏，使肝脏变形变硬，以致引起以肝功能减退和门静脉高压为主的临床症状。如低蛋白血症、腹水、腹壁静脉曲张、皮肤黏膜出血倾向、脾大、食管和胃底静脉曲张破裂出血，甚至肝性脑病等。本病85%多发生在21~50岁。

（一）病因与发病机制

　　引起肝硬化的病因很多，其中主要是病毒性肝炎所致，如乙肝、丙肝等。同时还有酒精肝、脂肪肝、胆汁淤积、药物、营养等方面的因素长期损害所致。

　　1. 肝炎病毒　最常见的是乙型肝炎病毒、丙型肝炎病毒及丁型肝炎病毒的感染。乙型肝炎病毒感染者有部分人发生慢性肝炎，而慢性乙型肝炎又有少部分发展为肝硬化。急性丙型肝炎约一半发展为慢性肝炎，其中10%~30%会发生肝硬化。丁型肝炎病毒依赖乙型肝炎病毒方能发生肝炎，有部分患者发展为肝硬化。

　　2. 酒精因素　长期大量饮酒导致肝细胞损害，发生脂肪变性、坏死、肝脏纤维化，严重者发生肝硬化。

　　3. 胆汁淤积　长期慢性胆汁淤积，导致肝细胞炎症及胆小管反应，甚至出现坏死，形成胆汁性肝硬化。

　　4. 淤血因素　长期反复的慢性心功能不全、缩窄性心包炎及肝静脉阻塞可引起肝脏淤血，使肝细胞缺氧而坏死、变性，终致肝硬化。其中由于心脏引起的肝硬化称心源性肝硬化。

　　5. 药物性或化学毒物因素　长期服用某些药物，如双醋酚汀、辛可芬、甲基多巴等可导致药物性肝炎，最后发展为肝硬化。长期接触某些化学毒物，如四氯化碳、砷、磷等可引起中毒性肝炎，发展为肝硬化。

　　6. 代谢紊乱　铜代谢紊乱，见于肝豆状核变性。铁代谢紊乱，见于血友病、半乳糖血症、纤维性囊肿病、α-抗胰蛋白酶缺乏症、糖原贮积病、酪氨酸代谢紊乱症、遗传性出血性毛细血管扩张症，以上情况与遗传代谢缺陷有关，均可导致肝硬化。

　　7. 寄生虫感染　血吸虫感染在我国南方多见，可导致血吸虫病，进一步引起肝脏纤维化导致肝硬化。人体感染华支睾吸虫后治疗不及时可发生肝硬化。

　　8. 先天梅毒性肝硬化　孕妇感染梅毒后经胎盘传染给胎儿所致。

　　9. 其他因素　高度营养不良可致肝硬化，还有少部分肝硬化原因不明。

　　肝硬化的主要发病机制是进行性纤维化，而正常肝组织间质的胶原（Ⅰ型和Ⅲ型）主要分布在门管区和中央静脉周围。肝硬化时Ⅰ型和Ⅲ型胶原蛋白明显增多并沉着于小叶各处。随着窦状隙内胶原蛋白的不断沉积，内皮细胞窗孔明显减少，使肝窦逐渐演变为毛细血管，导致血液与肝细胞间物质交换障碍。肝硬化的大量胶原来自位于窦状隙(Disse 腔)的贮脂细胞(Ito 细胞),该细胞增生活跃,可转化成成纤维细胞样细胞。初期增生的纤维组织虽形成小的条索但尚未互相连接形成间隔而改建肝小叶结构时,称为肝纤维化。如果继续进展,小叶中央区和门管区等处的纤维间隔将互相连接,使肝小叶结构和血液循环改建而形成肝硬化。

(二) 临床表现

1. 代偿期　缺乏特异性。乏力、食欲缺乏为早期主要表现,可伴有恶心、厌油腻、腹胀不适、上腹隐痛、轻微腹泻等。营养状态一般或消瘦,肝轻度大,质地偏硬,无或有轻度压痛,脾轻至中度肿大。

2. 失代偿期　主要为肝功能减退和门静脉高压两大类表现。

(1) 肝功能减退的表现:消瘦、乏力、精神不振、皮肤干枯粗糙、面色黝暗无光泽。食欲减退甚至畏食,进食后上腹饱胀不适,恶心、呕吐、腹胀、腹泻,稍进油腻肉食即引起腹泻。有鼻出血、皮肤紫癜和胃肠出血等倾向,系肝合成凝血因子减少、脾功能亢进和毛细血管脆性增加所致。由于肝脏对雌激素、醛固酮和抗利尿激素的灭活能力减退,致雌激素、醛固酮、抗利尿激素增多;雌激素增多,雄激素减少,引起男性性欲减退、睾丸萎缩,男性乳房发育,毛发脱落。女性月经失调、闭经、不孕。部分病人在面、颈部、上胸、肩背和上肢等上腔静脉引流区域出现蜘蛛痣和毛细血管扩张,出现肝掌;肾上腺皮质功能减退,引起面部和其他部位皮肤色素沉着;继发性的醛固酮和抗利尿激素增多,出现水钠潴留、尿量减少、水肿、腹水。

(2) 门静脉高压症的表现:脾大、侧支循环的建立和开放以及腹水。其中腹水是肝硬化最突出的临床表现,提示肝硬化已属晚期。

3. 并发症

(1) 上消化道出血:最常见的并发症,多突然发生,一般出血量较大,多在 1000ml 以上,很难自行止血。除呕鲜血及血块外,常伴有柏油便。其中门脉高压性因素种类多,以食管胃底曲张静脉破裂出血多见,其他出血原因如急性出血性糜烂性胃炎、贲门黏膜撕裂综合征等。

(2) 肝性脑病:最严重的并发症,也是最常见的死亡原因。除上述人体循环性脑病所述原因外,在肝脏严重受损时,加存一些诱因,也易导致肝性脑病。

(3) 感染:肝炎肝硬化患者常有免疫缺陷,可有发热、恶心、呕吐与腹泻,严重者有休克。患者腹水迅速增长,腹部可有不同程度的压痛和腹膜刺激征,腹水多为渗出液,但因渗出的腹水常被原有的漏出性腹水所稀释,其性质可介于漏出液与渗出液之间。肝硬化易并发各种感染如支气管炎、肺炎、结核性腹膜炎、胆道感染、肠道感染、自发性腹膜炎及革兰阴性杆菌败血症等。

(4) 电解质和酸碱平衡紊乱:如低钠血症、低钾低氯血症和酸碱平衡紊乱等。

(5) 肝肾综合征:功能性肾衰竭。肝硬化患者由于有效循环血容量不足等因素,可出现功能性肾衰竭,又称肝肾综合征。其特点为自发性少尿或无尿、稀释性低钠血症、低尿钠和氮质血症。肝硬化合并顽固性腹水且未获恰当治疗时可出现肝肾综合征。其特征为少尿或无尿、氮质血症、低血钠或低尿钠、肾脏无器质性病变,故亦称功能性肾衰竭。此并发症预后极差。

(6) 原发性肝癌:肝硬化和肝癌的关系令人瞩目,推测其机制可能是乙型肝炎病毒引起肝细胞损害继而发生增生或不典型增生,从而对致癌物质(如黄曲霉素)敏感,在小剂量刺激

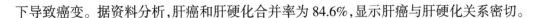

下导致癌变。据资料分析,肝癌和肝硬化合并率为84.6%,显示肝癌与肝硬化关系密切。

二、相关营养因素

1. 蛋白质 按体重每天给 1.5~2.0g/kg,或 100~120g/d;应注意供给一定量高生物价蛋白质;高蛋白饮食是为促进受损肝细胞修复和再生。肝硬化肝脏纤维组织使血液循环受影响,出现门脉高压,肠管微血管中水分和电解质扩散至腹腔,造成腹水;血浆蛋白含量降低,使血浆胶体渗透压降低,进一步加重腹水形成。高蛋白饮食能纠正低蛋白血症,有利于腹水和水肿消退。但有肝衰竭、肝性脑病倾向时,要限制蛋白质供给。

2. 脂肪 每天供给脂肪 40~50g,脂肪不宜过多,因为肝病时胆汁合成和分泌减少,脂肪的消化和吸收功能减退;脂肪过多,超过肝脏代谢能力,则沉积于肝内,影响肝糖原合成,使肝功能进一步受损。但脂肪也不宜过少,过少可影响食物烹调口味,使患者食欲下降。胆汁性肝硬化患者应给予低脂肪、低胆固醇饮食。

3. 糖类 肝糖原的储备充分,可以有效地防止毒素对肝细胞损害;糖类供给 350~450g/d 为宜。

4. 维生素 肝脏直接参与维生素代谢过程,维生素 C 促进肝糖原形成;增加体内维生素 C 的浓度,可以有效地保护肝细胞抵抗力及促进肝细胞再生。腹水中维生素 C 的浓度与血液中含量相等,故伴有腹水时维生素 C 更应大量补充。维生素 K 与凝血酶原的合成有关,所以对凝血时间延长及出血患者要及时补充。

三、营养治疗

(一) 治疗目的
防止肝硬化病情的发展,促进肝功能的恢复和肝细胞的再生。

(二) 治疗原则
通过营养治疗增进食欲,改善消化功能;纠正病因,控制病情发展;供给丰富的营养素,增强机体抵抗能力,促进肝细胞修复再生及肝功能恢复。采取"三高一适量"的饮食,即高能量、高蛋白、高维生素、适量脂肪饮食。

1. 能量 适当的热能对肝细胞的再生和恢复有利,患者的能量供给要尽可能保持能量收支平衡,成人供给 10.46~11.72MJ(2500~2800kcal)/d 为宜,肥胖者应适当限制能量,控制饮食,维持理想体重。

2. 水和无机盐 有水肿和轻度腹水患者应用低盐饮食,每天食盐量不超过 2g;严重水肿时宜无盐饮食;每天饮水量应限制在 1000ml 以内。

3. 微量元素 肝硬化患者血清锌水平减低,尿锌排出增加,肝内含锌降低,需注意锌的补充。

4. 膳食习惯 宜少量多餐,以细软易消化、少纤维、少刺激性、少产气的软食或半流质为主。

四、膳食指导

(一) 宜用食品
宜多食猪瘦肉、牛肉、羊肉、蛋类、鱼类等含锌量较高的食物。肝硬化患者常存在镁离子缺乏,宜补

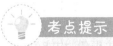

考点提示

肝硬化的膳食指导

充含镁多的食物,如绿叶蔬菜、豌豆、乳制品和谷类等食物。宜多选用精制牲畜肉、蛋类、鱼类等含锌量较高的食物。补充足够能量、蛋白质和维生素,可选择含 B 族维生素、维生素 K、维生素 A、维生素 C 丰富的食品。

(二)忌(少)用食品

禁食含钠多的食物,如海产品、火腿、松花蛋、肉松、酱菜等;每天进水量应限制在 1000ml 以内。禁食有刺激性的食物,如辣椒、咖啡、浓茶等,绝对禁酒。禁用化学性和机械性刺激的食物,味精限量为 6g/d 以下。禁食干硬的食物,如油炸、硬饼干等。

第四节 胆囊炎与胆石症的营养治疗与膳食指导

患者,男性,26 岁,因"反复发作性右上腹痛三年,再发两天"入院。

三年前开始无明显诱因出现右上腹痛,呈持续性胀痛,放射至右肩部疼痛,伴恶心呕吐,两年来症状反复发作,曾多次于当地医院查 CT、B 超提示胆石症,进行抗炎治疗后缓解,未进一步治疗。两天前再次出现进食后右上腹胀痛,伴恶心呕吐,呕吐物为胃内容物,无畏寒发热,至医院急诊就诊。

查体:T 36.3℃,P 80 次 / 分,R 19 次 / 分,BP 135/90mmHg;神志清,精神萎靡,痛苦面容,自主体位,扶入病房。腹平,右上腹有明显压痛、反跳痛,无肌紧张。肝脾肋下未及,Murphy 征(+),肝区叩击痛阴性,移动性浊音阴性,肠鸣音 2~3 次 / 分,肾区无叩击痛。患者自发病以来,精神可,食纳可,睡眠可,大小便正常。辅助检查:

化验:血常规:WBC $8.9×10^9$/L,N 69.6%,C 反应蛋白 62mg/L。

请问:1. 该患者最可能的诊断是什么? 有什么依据?

2. 临床该如何饮食治疗?

一、疾病特点

胆囊具有储存和浓缩由肝细胞产生和分泌的胆汁功能。胆道中最常见的疾病是胆囊炎和胆石症,两者常同时存在,互为因果。胆囊炎是由细菌性感染或化学性刺激(胆汁成分改变)而引起的胆囊炎症性病变;胆石症是指胆管系统,包括胆囊及胆管在内的任何部位发生结石的疾病,是胆管系统中常见疾病之一。常见结石有 3 种,即以胆固醇为主的胆固醇结石、以含胆红素为主的胆色素性结石及混合型结石。

(一)病因与发病机制

1. 梗阻因素 由于胆囊管或胆囊颈的机械性阻塞,胆囊即膨胀,充满浓缩的胆汁,其中高浓度的胆盐即有强烈的致炎作用,形成早期化学性炎症,以后继发细菌感染,造成胆囊化脓性感染,以结石造成者居多,较大结石不易完全梗阻,主要为机械刺激,呈现慢性炎症。有时胆囊管过长、扭曲、粘连压迫和纤维化等亦是不可忽视的梗阻因素。少数情况可能有蛔虫窜入胆管胆囊,除造成机械刺激外,随之带入致病菌,引起感染。也可因胆囊、Oddi 括约肌功能障碍、运动功能失调等,均能引起胆道排空障碍、胆汁滞留,使胆囊受化学刺激和细菌感染成为可能。

2. 感染因素 全身感染或局部病灶之病菌经血行、淋巴、胆道、肠道,或邻近器官炎症扩散等途径侵入,寄生虫的侵入及其带入的细菌等均是造成胆囊炎的重要原因。常见的致病菌主要为大肠杆菌,其他有链球菌、葡萄球菌、伤寒杆菌、产气杆菌、铜绿假单胞菌等,有时可有产气荚膜杆菌,形成气性胆囊炎。

3. 化学性因素 胆汁潴留于胆囊,其中高浓度的胆盐,或胰液反流进入胆囊,具有活性的胰酶,均可刺激胆囊壁发生明显炎症变化。在一些严重脱水者,胆汁中胆盐浓度升高,亦可引起。

(二) 临床表现

胆囊炎通常由胆石症而促发,胆囊炎又可诱发胆石症,两者关系密切,常并发。主要由于饮食、机体代谢改变、胆汁淤滞、胆管寄生虫、细菌感染、过度溶血等多因素综合作用,导致胆囊功能减弱,胆汁滞留,诱发胆囊炎和胆石症。

胆囊炎和胆石症临床上分为急性、慢性两种。

1. 急性期 发病比较急,可表现为上腹部胆囊区阵发性剧痛、发热、恶心、呕吐,并放射至右肩及背部,可出现黄疸、腹胀、食欲缺乏、便秘等;常因饱食,或食用油腻食物而引起发病,如果治疗不彻底,或是反复发作则可转变为慢性。

2. 慢性期 多由胆石症存在引起,表现为饭后上腹部饱胀、厌油及隐痛等消化不良症状,有时可感到右肩及右下肋等处隐痛。

二、相关营养因素

1. 蛋白质 每天供给 50~70g,过多的蛋白质摄入会增加胆汁分泌,从而影响病变组织的恢复;摄入少同样不利于胆囊排空。

2. 脂肪 含脂肪多的食物可促进缩胆囊素的分泌,使胆囊收缩。胆囊炎时胆汁分泌障碍,脂肪消化吸收也受到影响,脂肪多可能诱发胆囊疼痛。故需严格限制脂肪摄入量,每天20g,以后可逐渐增加到 40g 以内。主要应严格限制动物脂肪的摄入,而植物性油脂有助于胆汁排泄,可以适量选用,应均匀分布于 3 餐饮食,避免在 1 餐中食用过多的脂肪。

3. 糖类 每天 300~350g,以达到补充能量、增加肝糖原、保护肝细胞的目的。应供给含多糖的复合糖类为主的食物,适当限制单糖,如砂糖、葡萄糖的摄入;对合并高脂血症、冠心病、肥胖者更应予以限制。

4. 维生素 维生素 A 有防止胆石症的作用,有助于胆管上皮的生长和保持完整性,有助于病变的胆管修复,且大量补充对胆管疾病恢复是有利的。其他维生素,如维生素 C、维生素 E、B 族维生素也应充分提供。

三、营养治疗

(一) 治疗目的

缓解疼痛,避免继续发作,利于胆囊的休息和修复。

(二) 治疗原则

通过对饮食脂肪和胆固醇量进行控制,辅以高糖类。供给足够营养,维持机体能量需要,消除促进胆石的形成和引起疼痛的因素,减少诱因,增加机体抵抗力。

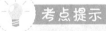

考点提示

胆囊炎与胆石症治疗原则

1. **急性期** 急性发作期应禁食,使胆囊得到充分休息,以缓解疼痛。由静脉补充营养。但可多饮水,在饮料中注意补充钠和钾盐,可有利于治疗疾病。疼痛缓解后,根据病情循序渐进地调配饮食,可给予清淡流质或低脂肪、低胆固醇、高糖类流质,如米汤、藕粉、豆浆等食物。病情好转后可给予低脂半流质或低脂少渣软饭。

2. **慢性期** 应该给予低脂肪、低胆固醇、适量蛋白质、足量糖和丰富维生素的饮食结构。供给正常或稍低能量,肥胖者宜限制能量。过多胆固醇大部分重新分泌于胆汁中,胆汁胆固醇浓度增高,每天摄入量以 <300mg 为宜,重度高胆固醇血症应控制在 200mg 以内。植物食物纤维能增加胆盐排泄,抑制胆固醇吸收,降低血脂,减少形成胆石的机会。食物纤维不但有利胆作用,且能刺激肠蠕动,有利通便,促使肠内产生的吲哚、粪臭素等有害物质尽快排出,防止胆囊炎的发作。多喝水和饮料,可以稀释胆汁,促使胆汁排出,预防胆汁淤滞,有利于胆管疾病的恢复,每天以 1000~1500ml 为宜。

少量进食可减少消化系统负担,多餐能刺激胆汁分泌,保持胆管畅通,有利于胆管内炎性物质引流,促使疾病减缓和好转。

四、膳食指导

(一)宜用食品

宜选含食物纤维高的食物,如绿叶蔬菜、萝卜、豆类、水果、粗粮,以及香菇、木耳等具有降低胆固醇作用的食物。宜选高生物价蛋白质,如豆制品、鱼虾类、瘦肉、蛋清等食物。宜选择含 B 族维生素、维生素 A、维生素 C、维生素 E 丰富的食品,如水果、蔬菜。宜给予米汤、藕粉、豆浆清淡流质或低脂肪低胆固醇高糖类流质的食物。

(二)忌(少)用食品

禁食浓鸡汤、浓鱼汤、肉汤、牛奶、豆浆、蛋黄等食物。此期饮食营养成分不平衡,能量及各种营养素含量低,不宜长期使用。禁食刺激性食物和强烈调味品,如辣椒、咖喱、芥末、酒、咖啡等。禁食用含胆固醇高的食物,如肥肉、动物肝、肾、脑等内脏,鱼子、蟹黄、蛋黄等食物。

第五节 胰腺炎的营养治疗与膳食指导

男性,35 岁,腹痛 6 天,加重 2 天。6 天前患者饮酒后出现上腹痛,为持续性绞痛,伴阵发性加重,向后背部放射,伴频繁恶心呕吐,呕吐物为胃内容物和胆汁,在村卫生室给予补液、抗感染、抑酸对症支持治疗,病情略有好转,2 天前进油腻饮食后病情再次加重,腹痛不能缓解,逐渐蔓延至全腹,腹胀明显,恶心呕吐加重,肛门停止排气排便,尿量少,色黄,伴烦躁不安,皮肤湿冷,为求进一步诊治,急来就诊。自发病以来,饮食、睡眠差,无大便,小便量少色黄,体重减轻约 2kg。既往无结核、肝炎、冠心病、肿瘤病史,否认胆石病,无传染病接触史,无药物和食物过敏史,无外伤手术史。

查体:T 38.5℃,P 111 次 / 分,R 20 次 / 分,BP 85/50mmHg,一般情况差,心率 110 次 / 分,患者全腹膨隆,腹肌紧张,明显压痛、反跳痛。肠鸣音减弱或消失,移动性浊音阳性。

辅助检查:血 WBC $21.3×10^9$/L,中性粒细胞93%,血淀粉酶130U/L(酶偶联法),尿淀粉酶330U/L(酶联法),血糖15.3mmol/L,血钙1.50/L。腹部平片未见膈下游离气体,未见气液平面。

请问:1. 该患者最可能的诊断是什么?有什么依据?
2. 临床该如何饮食治疗?

一、疾病特点

人体消化作用最强的器官是胰腺,所分泌的胰液是人体内最重要的消化液。胰腺炎是指胰腺在受到外伤、胆石症、大量酗酒、胆管感染、暴饮暴食、代谢紊乱、肿瘤等因素影响,胰腺内胰蛋白酶激活后产生自身消化作用从而引起的疾病。胰腺可表现为水肿、充血或出血、坏死。临床上可出现腹痛、腹胀、发热、恶心、呕吐等症状。实验室检查以血和尿中淀粉酶含量升高为代表。

(一) 病因与发病机制

1. **胆道疾病** 最常见,其中90%为胆石症,中老年肥胖女性多见,其次为胆道蛔虫和胆道感染。胆道疾病可引起壶腹部狭窄和(或)Oddi 括约肌痉挛,使胆汁排出不畅,当胆管内压力超过胰管内压力时,胆汁可通过"共同通道"逆流入胰管,或反射性引起 Oddi 括约肌松弛,使十二指肠液反流入胰管,激活胰酶而发炎。

2. **胰管梗阻** 胰管结石或蛔虫、胰管狭窄、肿瘤均可引起胰管梗阻,胰液排泄不畅、压力增高引起胰腺腺泡破裂,胰液外溢而导致急性胰腺炎。

3. **酗酒和暴饮暴食** 乙醇和暴饮暴食均可引起胰液大量分泌及十二指肠乳头水肿或Oddi 括约肌痉挛,使胰液排泄。

4. **十二指肠乳头邻近部位的病变。**

5. **其他** 腹腔手术、某些传染病、某些药物等。

(二) 临床表现

可分为急性及慢性两种。

1. **急性胰腺炎** 症状:多数表现为突然发病,剧烈的上腹痛,并多向肩背部放射,病人自觉上腹及腰背部有"束带感"。若为水肿性胰腺炎,腹痛多为持续性伴有阵发加重,采用针刺或注入解痉药物而能使腹痛缓解;若为出血性胰腺炎,则腹痛十分剧烈,常伴有休克,采用一般的止痛方法难以止痛。恶心呕吐发病之初即出现,其特点是呕吐后不能使腹痛缓解。呕吐的频度亦与病变的严重程度相一致。水肿性胰腺炎中,不仅有恶心,还常呕吐1~3次不等;在出血性胰腺炎时,则呕吐剧烈或为持续性频频干呕。可有发热、黄疸等。发热程度与病变严重程度多一致。水肿性胰腺炎,可不发热或仅有轻度发热;出血坏死性胰腺炎则可出现高热,若发热不退,则可能有并发症出现,如胰腺脓肿等。黄疸的发生,可能为并发胆道疾病或为肿大的胰头压迫胆总管所致。有极少数患者发病非常急骤,可能无明显症状或出现症状不久,即发生休克或死亡,称为猝死型或暴发性胰腺炎。

体征:多平卧或侧位,但喜静卧。在出血坏死性胰腺炎时,可有血压下降,脉搏及呼吸加快,甚至出现休克。在急性出血坏死胰腺炎时,可以出现急性呼吸窘迫综合征(ARDS)。腹部多平坦,但出血坏死性胰腺炎可因肠麻痹而出现腹胀,并发胰腺囊肿或脓肿时,可有局限性隆起。压痛、反跳痛与肌紧张可因病变程度和部位不同而各异。也常在上腹部发现肿块。肠胀气时,叩诊呈鼓音,若腹腔有渗液时,则叩诊呈浊音,并可测出移动性浊音。

2. 慢性胰腺炎 症状:患者存在不同程度的腹痛,间隔数月或数年发作一次,为持续性疼痛。疼痛严重时伴恶心、呕吐。这类患者的腹痛常有体位的特点。患者喜蜷曲卧位、坐位或前倾位,平卧位或直立时腹痛加重。轻症病人无腹泻症状,但重症病人腺泡破坏过多,分泌减少,即出现症状。表现为腹胀与腹泻,每天大便 3~4 次,量多,色淡,表面有光泽和气泡,恶臭,多呈酸性反应,病人出现消瘦、无力和营养不良等表现。一些消化不良症状如腹胀、食欲下降、恶心、乏力、消瘦等症状常见于胰腺功能受损严重的患者。如胰岛受累明显可影响糖代谢,约 10% 有明显的糖尿病症状。此外,合并胆系疾病或胆道受阻者可有黄疸。假性囊肿形成者可触及腹部包块。少数患者可出现胰性腹水。此外,慢性胰腺炎可出现上消化道出血。慢性胰腺炎患者可发生多发性脂肪坏死。皮下脂肪坏死常在四肢出现,可在皮下形成硬性结节。

体征:患者卧位、坐位或前倾位,平卧位或直立时腹痛加重。根据实验,用电刺激胰头部,疼痛发生在右上腹,刺激胰尾部,疼痛在左上腹。除向背部放射外,少数向下胸部、肾区及睾丸放射。横膈受累,可有肩部放射性疼痛。

二、相关营养因素

1. 蛋白质 每天供给 50~60g,以促进损伤组织修复。

2. 脂肪 急性期限制脂肪,病情好转可增至 40~50g/d;必要时补充中链三酰甘油。注意脂肪摄入不宜过高,避免病情反复。

3. 糖类 因所需能量由糖类补充为主,每天可供给 300g 以上。

4. 维生素及电解质 应供给充足,多选用富含维生素 A、B 族维生素和维生素 C 的食物。特别是维生素 C 每天应供给 300mg 以上,必要时给予片剂口服。禁食后常出现电解质紊乱,如钾、镁、钠、钙等矿物质易下降,饮食要结合临床电解质的变化适时加以补充。

三、营养治疗

(一) 治疗目的

以减少发作缓解疼痛,避免继续发作,利于胰腺的休息和受损的胰腺的修复。

(二) 治疗原则

1. 应激期与并发症期 饮食不慎是引起胰腺炎发作的重要诱因,故营养治疗对胰腺炎的预防和治疗十分重要。胰腺炎患者因胰腺分泌减少造成代谢紊乱,饮食必须避免过多脂肪和刺激性食物,以利于胰腺的休息。使疼痛缓解,避免继续发作,促进受损的胰腺组织修复。急性发作期初期为抑制胰液的分泌,减轻胰腺负担,避免胰腺损伤加重,应严格执行禁食制度。通常不少于 3 天,切忌过早进食,采用肠外营养治疗。由于补充营养并不能减轻患者的分解代谢,而且肠外营养供给过多,也可引起消化液分泌增加,因此通常主张能量供给达到 8.37MJ(2000kcal)/d 即可。

2. 恢复期 在经过肠外营养与管饲营养结合→单纯管饲营养→管饲营养与经口摄食结合,正常肠内营养 4 个阶段后,逐渐由肠外营养向正常饮食过渡。开始时,在减少肠外营养供给量的同时,先采用低浓度的低蛋白质低脂营养液少量试用。消化系统适应后,再逐步提高浓度,增加供给量。逐渐减少肠外营养供给量,直至肠内营养能够完全满足营养需要,才能完全停用肠外营养。可以正常摄食后,应供给蛋白质 40~50g/d,以促进损伤组织修复。脂肪 30g/d 左右,不可过高,避免病情反复。其余不足能量由糖类提供,为 350~450g/d。注意钾、钠、镁、钙等矿物质及维生素的补充,尤其是维生素 C,应每天供给 300mg,利于机体恢复。宜采用烧、煮、烩、卤、氽等方法,烹调时不用或少用植物油。全天脂肪总量为 20~30g。少量多餐 5~6 餐 / 天,每餐给予 1~2 种食物;注意选用软而易消化食物;切忌暴饮暴食。

四、膳食指导

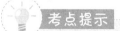

考点提示

胰腺炎的膳食指导

(一) 宜用食品

病情缓解,宜给予无脂高糖类流质,如果汁、果冻、藕粉、米汤、菜汁、蛋白水、绿豆汤等食物。病情稳定,宜选用含脂肪少、高生物价蛋白食物,如鸡蛋清、鸡肉、虾、鱼、豆腐、牛瘦肉等食物。宜选择谷类、蔗糖、红糖、蜂蜜等食物。宜选择补充足够能量、蛋白质和维生素,含 B 族维生素、维生素 A、维生素 C 丰富的食品。

(二) 忌(少)用食品

病情缓解,症状基本消失后,禁食浓鸡汤、浓鱼汤、肉汤、牛奶、豆浆、蛋黄等食物。禁食有刺激性的食物,如辣椒、咖啡、浓茶等,绝对禁酒。禁用含脂肪多的食物,如油炸食品。

第六节　便秘的营养治疗与膳食指导

案例

患者,男性,76 岁,因"阵发性腹痛 2 个月,再发 3 天"入院。

2 个月前开始无明显诱因出现腹痛,呈持续性胀痛,2 个月来症状反复发作。3 天前再次出现进食后上腹胀痛加剧,遂至我院急诊就诊。

查体:T 36.1℃,P 82 次 / 分,R 18 次 / 分,BP 110/70mmHg;神志清,精神萎靡,痛苦面容,自主体位,扶入病房。腹平,中下腹有压痛、无反跳痛,无肌紧张。肝脾肋下未及,Murphy 征(-),肝区叩击痛阴性,移动性浊音阴性,肠鸣音 7~9 次 / 分,肾区无叩击痛。患者自发病以来,精神可,食纳可,睡眠可,小便正常。大便 5 天未解,平日 3 天一次。

辅助检查:血常规:WBC $6×10^9$/L,N 69.8%,C 反应蛋白 61.7mg/L。

请问:1. 该患者最可能的诊断是什么? 有什么依据?

2. 临床该如何饮食治疗?

一、疾病特点

便秘是常见症状,多因粪便在肠内停留时间过长,所含水分被吸收,粪便干硬,不能顺利排出,正常排便频率消失,称为便秘。通常食物通过胃肠经消化、吸收,所余残渣经 24~48 小时排出。若排便间隔超过 48 小时,可视为便秘。

(一) 病因与发病机制

1. 原发性因素

(1) 饮食因素:饮食过少,食品过精过细,食物中的纤维素和水分不足,对肠道不能形成一定量的刺激,肠蠕动缓慢,不能及时将食物残渣推向直肠,在肠内停留时间延长,水分过多吸收而使粪便干燥。进入直肠后的粪便残渣因为量少,不能形成足够的压力去刺激神经感受细胞产生排便反射而引起便秘。

(2) 排便动力不足:排便时不仅需要肛门括约肌的舒张、肛提肌向上向外牵拉,而且还需要膈肌下降、腹肌收缩、屏气用力来推动粪便排出。年老体弱、久病卧床、产后等,可因膈肌、腹肌、肛门括约肌收缩力减弱,腹压降低而使排便动力不足,使粪便排不干净,粪块残留,发生便秘。所以老年人多出现便秘。

(3) 拖延大便时间:把排便当作无关紧要,可早可迟的事,忽视定时排便的习惯;或因工作过忙、情绪紧张、旅行生活等,拖延了大便时间,使已到了直肠的粪便返回到结肠;或因患有肛裂和痔疮等肛门疾病、恐惧疼痛、害怕出血、不敢大便而拖长大便间隔时间。这都可能使直肠壁上的神经细胞对粪便进入直肠后产生的压力感受反应变迟钝,使粪便在直肠内停留时间延长而不引起排便感觉,形成习惯性便秘。

(4) 水分损失过多:大量出汗、呕吐、腹泻、失血及发热等均可使水分损失,代偿性引起粪便干结。

2. 继发性因素

(1) 器质性受阻肠管内发生狭窄或肠管外受到压迫:如肠管良性和恶性肿瘤、慢性炎症所引起的肠腔狭窄变小、巨结肠症引起的直肠痉挛狭窄、手术后并发的肠粘连、部分性肠梗阻等,或腹腔内巨大肿瘤,如卵巢囊肿、子宫肌瘤,以及妊娠、腹水压迫大肠等,可使粪便通过受到障碍,在肠管内停留时间过长,形成便秘。近年来通过排便造影、肛肠测压、结肠传输时间测定、盆底肌电图等技术检查手段,发现了新的便秘类型,称出口处梗阻型便秘(或盆底肌功能不良)。特点是排便时盆底出口处出现梗阻因素,其中有些可经外科手术消除或缓解。

(2) 大肠病变:如过敏性结肠炎、大肠憩室炎、先天性巨结肠等疾病可引起大肠痉挛、运动失常,使粪便通过不畅而发生便秘。

(3) 药物影响:服用碳酸钙、氢氧化铝、阿托品、溴丙胺太林、吗啡、苯乙哌定、碳酸铋等,及铅、砷、汞、磷等金属中毒都可引起便秘。长期滥用泻药,使肠壁神经感受细胞的应激性降低,即使肠内有足量粪便,也不能产生正常蠕动及排便反射,因而导致顽固性便秘。

(4) 精神因素:精神上受到强烈刺激、惊恐、情绪紧张、忧愁焦虑或注意力高度集中某一工作等会使便意消失,形成便秘。另外还有神经系统障碍、内分泌紊乱、维生素缺乏等亦可引起便秘。

(二) 临床表现

因粪便在乙状结肠及直肠内过度积滞,感小腹胀痛,里急后重,欲便不畅等症状。因粪便过于坚硬,可引起痔及肛裂并出现相应症状。在痉挛性便秘患者常有阵发性腹痛。长期便秘体内不能及时排出废物,蛋白质腐败物如吲哚等在肠内吸收可引起毒性反应,产生头痛、头晕、食欲缺乏、口苦、恶心、易疲劳、腹部膨胀等症状。

二、相关营养因素

1. 蛋白质　应供给足够蛋白质以维持机体需要,每天按 1g/kg 供给。

2. 脂肪　适当增加脂肪润滑肠道,脂肪酸促进肠蠕动,有利排便;但不宜过多,应 <100g/d。

3. 糖类　每天 300~350g,以达到补充能量、增加肝糖原、保护肝细胞的目的。应供给含多糖的复合糖类为主的食物,适当限制单糖,如砂糖、葡萄糖的摄入;对合并高脂血症、冠心病、肥胖者更应予以限制。

4. 维生素　供给足量 B 族维生素。

三、营养治疗

(一) 治疗目的

营养治疗应根据不同类型,给予适当的饮食。养成定时排便的习惯,避免经常服用泻药和灌肠,适当增加体力活动。

(二) 治疗原则

1. 痉挛性便秘

(1) 无食物纤维低渣饮食:先食低渣半流质,禁食蔬菜及水果,后改为低渣软饭。

(2) 多饮水:保持肠管粪便中水分,以利通便,如早晨饮蜂蜜水等。

(3) 适当增加脂肪:脂肪润肠,脂肪酸促进肠蠕动,有利排便;但不宜过多,应 <100g/d。

(4) 进食洋粉制品:洋粉在肠管吸收水分,使粪便软滑,有利排泄。

(5) 禁食刺激食物:禁止食用酒、浓茶、咖啡、辣椒、咖喱等刺激性食品。

2. 梗阻性便秘　若为器质性病变引起的,应首先治疗疾病,去除病因。如直肠癌、结肠癌等。若为不完全性梗阻,可考虑给予清流质。饮食仅限于提供部分能量,并最低限度保持食物残渣,以胃肠外营养作为供给能量的主要方式。

3. 无力性便秘

(1) 高纤维饮食:多供给含食物纤维食物,刺激胃肠,促进蠕动,增强排便能力。

(2) 水分充足:多饮水及饮料,使肠管保持足够的水分,有利粪便排出。

(3) 供给足量 B 族维生素:多食用含 B 族维生素丰富食物,可促进消化液分泌,维持和促进肠蠕动,有利于排便。

(4) 增加脂肪供给:适当增加高脂肪食物,植物油能直接润肠,且分解产物脂肪酸有刺激肠蠕动作用。

(5) 增加易产气食物:多食易产气食物,促进肠蠕动加快,有利排便。

四、膳食指导

(一) 宜用食品

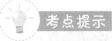

考点提示

便秘的膳食指导

宜食通便食物,如洋粉及其制品、银耳羹等。宜食用含脂量高的食物,如花生、芝麻、核桃,及花生油、芝麻油、豆油等。宜食产气食物如洋葱、萝卜、蒜苗等。宜食含 B 族维生素丰富食物,如粗粮、酵母、豆类及其制品等。宜食含纤维丰富食物,如粗粮、带皮水果、新鲜蔬菜等。宜食酸奶,如每日饭后或饭前两小时左右喝一杯酸奶,有助于治疗便秘。

(二) 忌(少)用食品

禁用刺激性食物或调味品如辣椒、咖喱粉、浓茶等。禁大量食入蛋白质丰富的食物如大鱼大肉等。

本章小结

　　胃炎是常见的消化道疾病。发病率高。常有食欲减退、恶心、呕吐、上腹部疼痛等症状。治疗以去除病因,戒烟酒,避免对胃黏膜有损害作用的食物及药物。少量多餐,避免刺激性食物,进食易消化半流质或少渣软饭。宜供给含蛋白质及多种维生素丰富的食物。

　　消化性溃疡多表现为慢性上腹部疼痛,疼痛多具有慢性病程、周期性发作、节律性上腹痛的特点。治疗的最终目的是促进溃疡愈合,并防止复发。应定时定量,少量多餐,每餐量不宜多,合理膳食。

　　肝硬化为常见的慢性肝脏疾病,以肝功能减退和门静脉高压为主的临床症状。通过营养治疗增进食欲,改善消化功能;纠正病因,控制病情发展;供给丰富的营养素,增强机体抵抗能力,促进肝细胞修复再生及肝功能恢复。"三高一适量"的饮食,即高能量、高蛋白、高维生素、适量脂肪饮食。

　　胆管中最常见的疾病是胆囊炎和胆石症,两者常同时存在,互为因果。临床症状有发热、恶心、呕吐、上腹部胆囊区阵发性剧痛。如治疗不彻底,或是反复发作则可转变为慢性。通过对饮食脂肪和胆固醇量进行控制,辅以高糖类。消除促进胆石形成和引起疼痛的因素,减少诱因,增加机体抵抗力。

　　胰腺炎的营养治疗对其预防和治疗十分重要。急性期禁食为主,在恢复期经过肠外营养与管饲营养结合→单纯管饲营养→管饲营养与经口摄食结合,正常肠内营养4个阶段后,逐渐由肠外营养向正常饮食过渡。

　　便秘多因粪便在肠内停留时间过长,所含水分被吸收,粪便干硬,不能顺利排出,正常排便频率消失。若排便间隔超过48小时,可视为便秘。针对便秘引起的病因治疗,合理膳食,避免滥用泻药。

(邹　清)

目标测试

A1 型题

1. 慢性胃炎伴恶性贫血,宜应用的维生素是

　　A. 维生素 A　　　　　　　　B. 维生素 B_1　　　　　　C. 维生素 B_{12}

　　D. 维生素 E　　　　　　　　E. 维生素 C

2. 下列选项不是胃炎患者禁忌的食物是

　　A. 土豆　　　　　　　　　　B. 地瓜　　　　　　　　　C. 花生

　　D. 洋葱　　　　　　　　　　E. 藕粉

3. 对于胃炎的病人,下列营养物质需要限制摄入的是

　　A. 蛋白质　　　　　　　　　B. 脂肪　　　　　　　　　C. 糖类

　　D. 维生素　　　　　　　　　E. 微量元素

4. 急性胃炎发作伴有剧烈疼痛和呕吐者,应该采取何种饮食

　　A. 流质　　　　　　　　　　B. 半流质　　　　　　　　C. 禁食

　　D. 正常饮食　　　　　　　　E. 普食

5. 近年来公认的致消化性溃疡的主要因素是
   A. 胃酸、胃蛋白酶分泌增多　　　B. 幽门螺杆菌感染　　　C. 黏液 - 黏膜屏障削弱
   D. 非甾体抗炎药　　　E. 吸烟

6. 不是幽门梗阻时呕吐特点的是
   A. 呕吐量大　　　B. 多有隔宿食物残渣
   C. 呕吐物酸臭味、腐败味　　　D. 呕吐出小肠内容物时呈粪臭味
   E. 呕吐后上腹胀满明显减轻

7. 在我国引起肝硬化的最主要病因是
   A. 病毒性肝炎　　　B. 乙醇中毒　　　C. 药物中毒
   D. 日本血吸虫病　　　E. 慢性肠道炎症

8. 肝硬化最严重的并发症是
   A. 上消化道出血　　　B. 感染　　　C. 肝性脑病
   D. 原发性肝癌　　　E. 功能性肾衰竭

9. 治疗腹水应用最广泛的方法是
   A. 限制水、钠摄入　　　B. 应用利尿药　　　C. 腹腔穿刺放液
   D. 输注清蛋白　　　E. 腹水浓缩回输

10. 门静脉高压症出现肝性脑病的患者的饮食护理措施错误的是
    A. 高糖类　　　B. 高蛋白质　　　C. 高维生素
    D. 低脂肪　　　E. 有食管静脉曲张者,避免过热、干硬食物

11. 急性胆囊炎发作时最需注意减少何种营养物质的摄入
    A. 蛋白质　　　B. 脂肪　　　C. 碳水化合物
    D. 维生素　　　E. 微量元素

12. 引起右上腹胆绞痛及黄疸的最常见的原因是
    A. 胆道蛔虫症　　　B. 急性胆囊炎　　　C. 胆总管结石
    D. 先天性胆总管扩张　　　E. 复发性慢性胰腺炎

13. 胆管结石和急性胆管炎急性发作的典型症状是
    A. 腹痛、呕吐、寒热　　　B. 腹痛、呕吐、黄疸　　　C. 腹痛、黄疸、腹泻
    D. 腹痛、腹胀、昏迷　　　E. 腹痛、黄疸、寒热

14. 急性胆囊炎致病菌主要来源于
    A. 肠道逆行入侵胆囊　　　B. 淋巴管道　　　C. 邻近脏器
    D. 经门静脉　　　E. 经胃十二指肠动脉

15. 以下何种食物是胆管炎和胆石症宜多食用的
    A. 蛋黄　　　B. 油条　　　C. 鱼子
    D. 木耳　　　E. 咖喱

16. 引起急性胰腺炎最常见的病因是
    A. 胆道疾病　　　B. 胰管阻塞　　　C. 酗酒和暴饮暴食
    D. 十二指肠及周围疾病　　　E. 腹部手术

17. 急性胰腺炎的首发症状是
    A. 腹痛　　　B. 恶心、呕吐　　　C. 发热
    D. 腹胀　　　E. 黄疸

18. 患者男性,48 岁。因大量饮酒后突然发生中上腹持续性胀痛,伴反复恶心、呕吐,呕吐物为胃内容物,来院急诊,查血淀粉酶明显升高。该患者首要的护理措施是

    A. 监测生命体征　　　　　　　B. 遵医嘱补液输血　　　　　C. 禁食、胃肠减压

    D. 应用抗生素　　　　　　　　E. 解痉镇痛

19. 急性胰腺炎患者禁食的目的是

    A. 控制饮食　　　　　　　　　B. 避免胃扩张　　　　　　　C. 减少胃液分泌

    D. 减少胰液分泌　　　　　　　E. 解除胰管痉挛

20. 下列有关便秘的叙述中不正确的是

    A. 排便频率减少

    B. 排便困难,粪便干结

    C. 习惯性便秘,多发生于中、老年人

    D. 正常人排便的标准是 1 次/天

    E. 便秘伴呕吐、肠绞痛提示肠梗阻

21. 下列药物中,经常服用不引起便秘的有

    A. 吗啡　　　　　　　　　　　B. 酚酞　　　　　　　　　　C. 阿托品

    D. 硫糖铝　　　　　　　　　　E. 地西泮

22. 肝硬化导致门静脉高压的表现有

    A. 腹水　　　　　　　　　　　B. 上腹饱胀　　　　　　　　C. 蜘蛛痣

    D. 大隐静脉曲张　　　　　　　E. 颈静脉怒张

A2 型题

23. 患者男性,43 岁。典型的夜间腹痛 2 年,近 1 个月疼痛节律性消失,变为餐后腹痛伴严重呕吐,吐出大量隔夜食物,应考虑为

    A. 胃溃疡穿孔

    B. 胃溃疡癌

    C. 十二指肠溃疡并发幽门梗阻

    D. 胃溃疡并发幽门梗阻

    E. 胃溃疡病癌变

24. 患者男性,49 岁。"胃溃疡"病史 5 年,近来患者上腹疼痛失去规律性,大便隐血试验持续阳性。最先要考虑的并发症为

    A. 溃疡出血　　　　　　　　　B. 溃疡穿孔　　　　　　　　C. 溃疡活动

    D. 溃疡癌变　　　　　　　　　E. 溃疡愈合

25. 患者男性,45 岁。十二指肠溃疡患者,饱餐后突然出现上腹剧烈疼痛,伴腹肌紧张、压痛、反跳痛,肝浊音界消失。首先应考虑可能并发

    A. 大出血　　　　　　　　　　B. 急性穿孔　　　　　　　　C. 幽门梗阻

    D. 急性胰腺炎　　　　　　　　E. 急性阑尾炎

26. 女性,42 岁,3 年来经常夜间上腹部不适,2 日前进油腻食,突然右上腹部阵发性绞痛伴恶心,入院时体温 38℃,巩膜轻度黄染,右上腹肌紧张,压痛明显,肠鸣音减弱,WBC 16×10⁹/L,血清淀粉酶为 128U/L,应首先考虑诊断为何种疾病

    A. 高位急性阑尾炎　　　　　　B. 急性胰腺炎　　　　　　　C. 溃疡病穿孔

    D. 急性化脓性胆囊炎　　　　　E. 胆道蛔虫症

27. 女性,45 岁,突发右上腹及心窝部刀割样绞痛伴阵发性加剧一天,发病后 12 小时寒战、高热,巩膜黄染,剑突偏右侧深压痛,右上腹轻度肌紧张,体温 38℃,WBC 14×10^9/L,血清总胆红素 30μmol/L,尿胆原(−),尿胆素(++),应诊断为

    A. 溃疡病穿孔   B. 急性胰腺炎   C. 急性胆囊炎

    D. 胆总管结石   E. 高位阑尾炎

28. 患者男性,30 岁。既往体健。大量饮酒后突然出现上腹剧痛,频繁呕吐,面色苍白,疑为急性胰腺炎。其最适宜的饮食为

    A. 低脂流食   B. 高蛋白流食   C. 普食

    D. 禁食   E. 低脂饮食

29. 患者男性,50 岁。饱餐后出现上腹持续性疼痛并向左肩、腰背部放射,伴有恶心、呕吐,诊断为急性胰腺炎。入院后收集的资料中与其疾病关系密切的是

    A. 父亲因冠心病去世   B. 平时喜食素   C. 25 年来每天饮酒 250ml

    D. 不喜欢活动   E. 有阑尾炎手术史

30. 患者男性,48 岁。因急性坏死性胰腺炎,手术清除胰腺及周围坏死组织,术后第 10 天,适宜的饮食是

    A. 完全胃肠外营养   B. 要素饮食   C. 普通流食

    D. 半流食   E. 低脂普食

第九章 泌尿系统疾病与营养

 学习目标

1. 掌握：急性肾炎、慢性肾炎、肾病综合征、肾衰竭等疾病的营养治疗及膳食指导。
2. 熟悉：急性肾炎、慢性肾炎、肾病综合征、肾衰竭、泌尿系统结石、透析患者等疾病的相关营养因素，泌尿系统结石、透析患者的营养治疗及膳食指导。
3. 了解：急性肾炎、慢性肾炎、肾病综合征、肾衰竭、泌尿系统结石、透析患者等疾病的病因及临床表现。

第一节 急性肾炎的营养治疗与膳食指导

 案例

杨某，女，8岁，因"咳嗽、颜面水肿、尿少4天"于2012-12-29入院。起病以来，精神、食欲稍差，大便正常，尿稍少，体重无异常改变。急性病容，神清，眼睑、颜面水肿。咽充血，两侧扁桃体Ⅰ°肿大，双下肢稍水肿。查体：T 37.5℃，P 94次/分，R 20次/分，体重46kg，BP 145/92mmHg。查尿常规：PRO:3+，BLO:3+。B超显示双肾、输尿管未见异常。诊断为：急性肾小球肾炎。

请问：1. 对该患者应采取何种营养治疗措施？
2. 对该患者进行具体膳食指导。

一、疾病特点

（一）病因与发病机制

急性肾小球肾炎简称为急性肾炎，多数是在溶血性链球菌感染后，引起超敏反应而导致双侧肾脏肾小球的弥漫性毛细血管内皮增生及系膜增殖性改变，程度轻重不等。增殖性细胞及渗出物可引起肾小球毛细血管腔狭窄，肾血流量及肾小球滤过率下降。急性肾小球肾炎由多种病因引起，此病可发生在任何年龄，但以儿童多见。

（二）临床表现

本病发病前1~2周常有上呼吸道炎症等链球菌感染史。而后再出现以水肿、血尿和蛋白尿等为主的临床症状，多数患者晨起时发现面部，尤其是眼睑水肿，数天后蔓延全身。发病后多有尿频、尿急，尿量减少，尿中出现蛋白、血细胞，甚至血尿素氮增高等症状。发病初

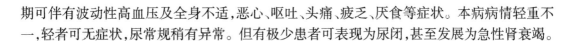

期可伴有波动性高血压及全身不适,恶心、呕吐、头痛、疲乏、厌食等症状。本病病情轻重不一,轻者可无症状,尿常规稍有异常。但有极少患者可表现为尿闭,甚至发展为急性肾衰竭。

二、相关营养因素

(一) 蛋白质

患者多出现尿蛋白,人体胶体渗透压下降引起水肿。早期因肾小球滤过率下降,会产生一过性的氮质潴留而引起水肿,多见眼睑水肿,严重者下肢水肿。长期的蛋白尿还可导致低白蛋白血症和营养不良。当病情加重在临床处于少尿期,体内蛋白质的代谢产物增加,须引起重视。

(二) 矿物质

患者的肾小球滤过率降低,钠会在体内潴留而引起水肿,重症患者出现血压增高,同时伴有尿量减少,严重者出现少尿现象,此时患者的血钾会略高,甚至出现高钾血症,部分患者的血钠也会略高,甚至出现高钠血症。临床上要关注血钾和钠的水平并及时给予纠正。

(三) 水

患者临床表现常有水肿,密切观察,眼睑、双下肢等常见水肿的部位,在水肿明显时会伴有尿量减少,可通过利尿药增加尿量减轻水肿。原则上患者饮水量要根据水肿程度和每日尿量多少而定,如遇少尿者,要每天计算尿量。如此合理饮水和控制水量能改善水肿的程度。

三、营养治疗

(一) 治疗目的

合理饮食营养治疗,能减轻肾脏负荷和缓解临床症状,特别是通过限制饮食中蛋白质、盐、水的摄

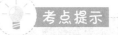

考点提示

急性肾炎的营养治疗

入,纠正水、电解质紊乱和酸碱平衡失调,预防合并症发生。可加快急性肾炎的治疗与康复,辅助肾小球组织修复,改善肾功能,减少病情反复给患者带来的痛苦。

(二) 治疗原则

适当进行营养治疗,以不增加代谢负担为原则。选用含必需氨基酸高的动物性食物,限制豆类蛋白及其制品。具体如下:

1. 低蛋白摄入 供给量据病情而定,轻型病例尿中出现少量蛋白质,无须严格限制蛋白质的摄入,蛋白质的供给量可为 8.0~1.0g/(kg·d);患者的尿蛋白逐步增多,出现肌酐、尿素氮逐渐升高,则应适当限制蛋白质摄入,其供给量宜在 0.6g/(kg·d)左右,可减轻肾脏负担。其中优质蛋白质应占 60% 左右。随时观察病情及尿蛋白的动态情况,做到及时合理的平衡蛋白质的摄入,对于肾脏的康复很重要。

2. 限制钠及水分 因大多数患者在发病初多以水肿为主要症状,肾脏不能正常地排泄水、钠,要求控制每日的摄水量同时注意忌盐,这也是消除水肿的有效措施。轻度水肿者,适当限制饮水量即可,原则上全天饮水量是前一天尿量加上 500~1000ml/d;严重的水肿或少尿者,每日摄水量应限制在 1000ml 以内。同时应根据病情、尿量及水肿情况,给予低盐、无盐或少钠饮食。低盐饮食,具体是指烹调日用盐 2~3g(酱油 10~15ml),不选用高钠食品;无盐膳食适用于严重水肿患者短期内膳食,具体指日摄盐低于 500mg 为宜;由于急性肾炎以儿童多见,限制钠盐的程度需根据临床表现与实验室检查考虑。对并发高血压患者,限制钠的摄入后有利于血压的控制。一旦患者血压下降,水肿消退后,再逐渐增加摄盐量。

3. 控制钾摄入 少尿或无尿时,应严格控制钾的供给量,避免食用含钾高的食品,如香菇、红枣、贝类、豆类、蔬菜及水果类等。如用利尿药,应根据血钾的水平调整钾的供给量。

4. 能量 治疗以休息、药物和饮食营养治疗相结合,严重者需要卧床休息使能量消耗降低,活动少会使食欲降低,故供给能量不必过高,按 25~30kcal/(kg·d) 供给,以 1600~2000kcal/d 为宜。

5. 提供适量碳水化合物和脂肪 因病情需控制蛋白质摄入量,适当增加碳水化合物的摄入量,以满足能量需要。因麦淀粉含蛋白质低于一般粮食,必要时可用麦淀粉代替部分主食,以减少植物蛋白摄入。不需严格限制脂肪总量,但少给含动物油脂多及油煎炸的食物。急性肾炎常伴有高血压,不宜多食动物脂肪,以防血脂升高,可适当增加甜点及含糖类高蔬菜,饮食以清淡为佳。

6. 供给足够维生素 多用新鲜的绿叶蔬菜及水果。新鲜蔬菜能增进患者的食欲,除非是在少尿期限制钾,需限制蔬菜。否则应多供给时鲜蔬菜。

7. 多供给呈碱性食品 急性肾小球肾炎时尿液偏酸,食物酸碱性可调节尿液 pH。供给成碱性食物如蔬菜、水果和奶类可使尿液近中性,有利于治疗。

8. 限制香料及刺激性食品 香料及刺激性食品的代谢产物含嘌呤及尿酸,由肾脏排出,可增加肾脏的负担,故不宜多吃。

四、膳食指导

(一) 宜用食品

多选用蔬菜、水果等食物,恢复期可多供给山药、红枣、桂圆、莲子、银耳等有滋补作用的食物。多种维生素及铁等,均有利于肾功能恢复及预防贫血,可多选食醋熘卷心菜、番茄炒鸡蛋、炒胡萝卜丝等清爽可口食品。保持一日三餐的主食,可选米饭、面条、馒头等,副食可选牛奶、鸡蛋、瘦肉等碱性食物。

(二) 忌用食品

辛辣食物如茴香、胡椒、芥末等;动物肝、肾等内脏;多腌渍食物如咸鱼、咸菜、咸鸭蛋等;少用食盐、味精与酱油等含钠高的调料。

第二节　慢性肾炎的营养治疗与膳食指导

患者张某,女,49 岁,患者于 10 年前患急性肾炎,经当地医院治疗水肿消退,每遇外感或劳累后,水肿即发,时轻时重,并未引起患者重视。此次复发,水肿现象加重,由下肢波及全身,双下肢尤甚,因病情加重而入院治疗。入院查体:全身水肿,下肢尤甚,压之如泥,伴神疲乏力,腰酸腿软,全身厥胀,畏寒怕冷,少腹隐痛,食纳较差,尿黄量少。尿化验:蛋白(+++),红细胞(+),上皮细胞(++),舌体微胖,质色暗淡,苔白略厚。诊断为:慢性肾炎。

请问:1. 对该患者该采取何种营养治疗措施?
　　　2. 对该患者进行具体膳食指导。

一、疾病特点

(一) 病因与发病机制

慢性肾小球肾炎简称慢性肾炎,临床起病隐匿、病程长、病情发展缓慢,最终发展为慢性肾衰竭的一组肾小球疾病。由各种病因引起的不同病理类型的双侧肾小球弥漫性或局灶性炎症病变,以免疫炎症为主,可原发或继发于其他疾病。其特点因发病原因与临床个体表现不一,常被忽视或不能及时确诊。在疾病治疗全程中,要及时做好饮食营养治疗,有利于缓解病情和促进康复。

(二) 临床表现

本病可发生在不同年龄,以中青年多见,临床典型症状为血尿、蛋白尿、管型尿、水肿、高血压等。轻者可仅有少量蛋白尿或镜下血尿,重者可出现贫血、严重高血压和肾功能损害。有些患者可因蛋白尿逐渐加重而发生肾病综合征,或血压渐渐升高,促使肾功能进一步恶化。少数患者病情发展快,经数月后即进入尿毒症期。病情轻者可自行痊愈,慢性肾炎可持续 20~30 年,呈相对稳定或缓慢发展状态。

二、相关营养因素

(一) 蛋白质

慢性肾炎患者由于持续出现尿蛋白,又因消化道症状对膳食摄入的局限性,蛋白质摄取不足,影响人体免疫力,临床多见贫血或营养不良。由于慢性肾炎在不同患者表现不一,蛋白质摄入量要根据尿蛋白的排出情况进行合理补充,否则易发生低白蛋白血症。但对肾脏已伴有功能损伤者,过多的蛋白质补充反而会加重肾脏的负担,因此要紧密观察患者病情的动态变化,合理摄入蛋白质。

(二) 水与电解质

慢性肾炎可引起继发性醛固酮增多,出现肾小管对水和钠的重吸收增加,体内有过多水和钠潴留,临床表现为水肿、少尿、高血压。严重患者因少尿或无尿导致排钾减少而发生高钾血症。

三、营养治疗

考点提示

慢性肾炎的营养治疗

(一) 治疗目的

慢性肾炎患者的临床表现复杂又多样化,需根据不同病情及肾功能状况,早期进行饮食营养指导,通过合理的营养治疗,增强机体抵抗力,保护肾功能,防止或延缓肾功能恶化,改善临床症状,预防合并症发生均有着积极的意义。

(二) 治疗原则

营养治疗可控制高血压,纠正异常代谢,减轻水肿和防止蛋白质进一步分解,以减轻蛋白质代谢产物的形成,从而减轻肾脏的负担。根据肾功能损害程度确定蛋白质摄入量,水肿和高血压应严格限钠,以糖类和脂肪作为能量的主要来源,充分供给铁及维生素。

1. 适量优质蛋白质　以提供优质蛋白质为主,结合病情与尿蛋白及肾功能状况,制定每天膳食蛋白质的摄入量。因病程长,若肾功能损害不严重,食物中蛋白质不必严格限制,按 1g/(kg·d) 供给,其中优质蛋白质占 50% 以上;若有氮质血症时,需低蛋白饮食,蛋白质摄入量以 0.6g/(kg·d) 标准供给。同时要仔细观察临床指标,及时做合理的调整。

2. 限制钠盐 食盐摄入量 <4g/d,若合并水肿和高血压患者,应限制食盐 2~3g/d,水肿严重时,控制食盐 2g/d 以下,或给予无盐饮食,同时定期检查血钾、钠水平,注意有无合并低钠血症,因慢性肾炎多尿期或长期限钠会造成体内钠含量不足。

3. 能量 慢性肾炎病程长,按轻体力活动提供能量,即按 2200~2600kcal/d 供给。患者常有营养失衡,体重不足与贫血,故能量的摄入,不仅要满足人体能量需求,还要能减少体内蛋白质的消耗,以碳水化合物和脂肪为能量的主要来源,但脂肪供给应小于全日总能量的 30%。

4. 矿物质及维生素 由于患者因肾脏的损伤程度不相同,处于少尿期和多尿期,体内血钾、钠的水平相差较大,须根据患者瞬时检测的血钾、血钠动态水平适当调整。争取食物补充,必要时采用口服药物或静脉用药。注意及时补充各种维生素,有贫血应多补充 B 族维生素、铁及叶酸丰富食物。

注意已有肾功能减退者,蛋白质摄入量应限制在 30~40g/d,必要时可口服适量的必需氨基酸。食盐摄入量应限制在 2~3g/d;慢性肾炎急性发作时,按急性肾炎营养治疗原则处理;大量蛋白尿时,应按肾病综合征的营养治疗原则处理。总之,慢性肾炎应密切结合病情变化,修订饮食配方,以利于病情稳定和恢复。

四、膳食指导

(一) 宜用食品
主食类如米饭、面条、馒头、面片、粉干;淀粉类如藕粉、山药、芋头、粉丝等;新鲜蔬菜与水果类,如青菜、白菜、花菜、蚕豆、黄瓜与苹果、猕猴桃、梨、橘子等。选用食物要根据当时的病情酌情注意用量及选用后的不良反应。

(二) 忌用食品
各类辛辣调味品和各类油炸食品,如油条、炸鸡腿、炸鱼干等;各类腌渍食品如榨菜、咸菜、咸鱼、腊肉等,各类烧烤制品,如熏肉、烤羊肉、烤鱼等;禁酒及含酒精性饮料。烹调时需限制盐、酱油、味精等调料品的用量。

第三节 肾病综合征的营养治疗与膳食指导

一、疾病特点

(一) 病因与发病机制
肾病综合征是由多种原因和多种病理引起的肾小球疾病中的一组临床综合征,分为原发性和继发性两类。前者多见于儿童,后者常见于系统性红斑狼疮、过敏性紫癜、糖尿病及某些药物所致。有严重蛋白尿,尿蛋白 10g/d 以上的任何肾脏疾病,都可发生肾病综合征。

(二) 临床表现
典型临床表现为大量蛋白尿(≥3.5g/d)、低白蛋白血症(血浆白蛋白 <30g/L)、水肿、高脂血症。

二、相关营养因素

(一) 蛋白质
由于 24 小时尿蛋白定量常超过 3.5g,最高可达 20g 以上,丢失的蛋白以清蛋白为主,从而易形成低白蛋白血症。血浆蛋白质降低差别很大,主要与尿蛋白、患者消化道水肿影响食欲,外源性蛋白质摄入不足、肝脏合成蛋白减少等有关。

(二) 脂类

低蛋白血症可促进肝脏合成蛋白、脂蛋白和胆固醇,多数患者脂代谢异常,血清胆固醇可达 7.77mmol/L 以上,未酯化脂肪酸转入肝脏,脂肪和肌肉摄取脂肪酸减少,引起血胆固醇、低密度脂蛋白胆固醇升高、甘油三酯与极低密度脂蛋白胆固醇均升高;高密度脂蛋白胆固醇升高、正常或降低。应对这些脂代谢异常程度,需加强对应的饮食干预与治疗,能改善脂代谢。

(三) 水

由于低蛋白血症引起肾素活性增高,醛固酮和抗利尿激素分泌增多,导致肾小管钠和水的重吸收增加,而水钠潴留出现水肿。患者的合理摄入水量对缓解水肿,维持一定的尿量显得十分重要。由于患者的病情与肾脏功能状态不相同,要对个体进行密切观察和具体分析。

(四) 矿物质

患者出现的矿物质代谢紊乱,常见有钠代谢失衡,不同病情下可出现高(或低)钠血症、高(或低)钾血症、低钙血症或低锌血症。这与患者的尿量和使用利尿药有关联。

三、营养治疗

(一) 治疗目的

通过饮食治疗供给患者充足的能量和各类营养素,纠正负氮平衡,保护肾功能,减缓肾功能恶化的程度,预防合并症的发生。

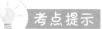
考点提示
肾病综合征的营养治疗

(二) 治疗原则

肾功能良好者,给予高蛋白饮食,能量供给应足够,脂肪适量,限制钠盐,铁及维生素应适量。因患者常伴有胃肠道黏膜水肿及腹水,影响消化吸收,故应给予清淡易消化的半流质饮食或软饭。具体如下:

1. 适量优质蛋白质　因尿中丢失大量蛋白,引起低蛋白血症,血浆胶体渗透压降低,水肿顽固难消。对于一般患者应给予较少量优质蛋白,0.8~1.0g/(kg·d),有助于缓解低蛋白血症及一些合并症;如伴有肾功能不全则应给予低蛋白饮食,0.6~0.8g/(kg·d),优质蛋白占蛋白总量的 60%~70%。如氮潴留则应限制蛋白摄入,可在低蛋白饮食基础上适当补充,全天供给 50g 左右。由于优质蛋白质摄入后还存在人体吸收的程度差异,故应注意对患者的肾功能与人体的白蛋白水平要进行评估。

2. 能量供给足够　能量按 30~35kcal/(kg·d)供给,由于患者多伴有消化道水肿等症状会影响食欲,食物应采取品种多样化合理搭配,可口美观,以增进食欲。必要时可安排适量加餐。

3. 合理限制钠盐和水　根据患者的病情与检测指标,可采取不同量的食盐摄入,但要全面了解临床及用药的情况,如有无高血压、水肿的程度、采用糖皮质激素的用量、利尿药的选择等。通常摄入钠 1~2g/d。水肿严重应限制为 500mg/d;注意禁食含钠食品,食盐不超过 2g/d(或酱油 10ml);禁食含碱主食及含钠高蔬菜。若用利尿药,水肿稍退,即可适当放宽钠摄入量。

4. 脂肪适量供给　大多数患者出现脂代谢异常,血脂增加,甚至空腹时也可达到乳状的程度。故需要控制脂肪摄入。脂肪总量为 50~70g/d,占总能量 20% 以下,胆固醇摄入量 <300mg/d。

5. 保证充足的碳水化合物 患者的病情不可摄入过多的蛋白质和脂肪,故要适当增加碳水化合物的摄入量,可达到总能量的 70%,应以多糖为主,适当减少单糖和寡糖的摄入。鼓励患者选用适量的可溶性膳食纤维,有助于调节脂代谢。

6. 维生素和矿物质 应选择富含铁及维生素 A、B 族维生素及维生素 C 的食物,长期大量蛋白尿,使钙磷缺乏,导致骨质疏松,发生低钙血症,故必须注意钙的及时补充。

四、膳食指导

(一) 宜用食品

主食类如米饭、米面、米线、面条、馒头等;优质蛋白如蛋类,畜禽瘦肉;新鲜蔬菜和水果以及各种植物油等均可选用。

(二) 忌用食品

含钠高的腌渍食品类如咸菜、泡菜、咸蛋、醋大蒜等;辛辣调味品类如胡椒、干辣椒、芥末等;富含饱和脂肪酸和胆固醇类如动物油、动物内脏、鱼子、蟹黄等。

第四节 肾衰竭的营养治疗与膳食指导

 案例

患者,男,48 岁,因夜尿增多,高血压三年,头晕,恶心,呕吐 1 周入院,患者十年来曾多次出现晨起眼睑水肿,未予重视,3 年来发现夜尿增多,血压升高,一周前无明显诱因出现头晕,恶心,呕吐未予治疗入院,查体:血压 160/110mmHg,贫血貌,双下肢可凹性水肿,双肺呼吸音清,无啰音,心率 90 次 / 分,心律规整,未闻及杂音,实验室检查,血常规:血红蛋白 60/L,血清肌酐 488.1μmol/L,尿素氮 19.8mmol/L,尿蛋白(+++),蜡样管型 1 个 /HP,尿红细胞 3 个 /HP,超声波显示双肾对称性缩小。诊断:慢性肾衰竭。

请问:1. 对该患者该采取何种营养治疗措施?
2. 对该患者进行具体膳食指导。

一、疾病特点

(一) 病因与发病机制

肾衰竭包括急性肾衰竭和慢性肾衰竭两种。大多数急性肾衰竭患者,特别是因休克、败血症、严重挤压伤引起的肾衰竭,都存在不同程度蛋白质分解、体液和电解质紊乱及酸碱平衡失调。慢性肾衰竭是由各种不同病因所致的慢性肾小球硬化与相应肾小管萎缩致肾脏功能丧失而引起的系列病症。

(二) 临床表现

急性肾衰竭患者多表现为少尿或无尿、低渗尿或等渗尿、氮质血症、高钾血症和酸中毒,随着病情好转,进入多尿期,尿量超过 1500ml/d,因水、钠、钾等从尿中大量排出,则可发生脱水、低钾血症及低钠血症;至恢复期尿量逐渐恢复正常,且肾衰竭临床症状逐渐好转,但肾小管功能恢复较慢,常需数月才完全恢复。而慢性肾衰竭多在肾脏疾病反复发作,病程迁延,最终导致肾衰竭,一般分为以下三期:①肾功能不全代偿期:肾小球滤过率(GFR)>50ml/min,血肌酐(Scr)<178μmol/L,一般无临床症状。②肾功能不全失代偿期:GFR25~50ml/min,Scr>178μmol/L,临床上可出现轻度贫血、乏力、夜尿增多、疲劳、感染等。进食蛋白质过多及服用损害肾功能的药物等可加剧临床症状。③肾衰竭期:尿毒症早期GFR<25ml/min,Scr>445μmol/L,临床上出现明显贫血、消化道症状,水、电解质和酸碱平衡明显紊乱,又称尿毒症,如GFR<20ml/min则还可伴有神经系统并发症等,称为尿毒症晚期。

二、相关营养因素

(一) 蛋白质

患者的蛋白质代谢能力下降,摄入蛋白质过量易使代谢产物增加,临床可见血尿素氮升高,通常急性肾衰竭不久即开始进食,少尿或无尿期必需严格限制蛋白质,以免大量氮质滞留和酸性物质的积聚。随尿量增加,也给予蛋白质20g/d,血尿素氮及肌酐逐渐下降,蛋白质可增加至45g/d,肾功能正常后,可按1g/(kg·d)供给。过分限制蛋白饮食导致人体内的负氮平衡,容易发生低白蛋白血症,直接影响免疫功能。为维持患者的氮平衡,蛋白质摄入量基本上与正常人的摄入标准相同,但须严密观察。

(二) 脂质

患者的脂代谢紊乱为甘油三酯增加,这与其在肝脏合成增加与周围组织脂蛋白酶活性降低,导致甘油三酯清除减少有关。

(三) 碳水化合物

在控制优质低蛋白饮食指导下,碳水化合物要充足供应,多选用植物蛋白少的淀粉类食物,如麦淀粉、土豆、粉丝等。部分患者由于对胰岛素清除能力减低和对胰岛素有拮抗现象,可出现自发性低血糖或糖耐量降低。

(四) 矿物质

患者的钾、钠代谢障碍,在疾病的不同阶段存在特征性变化。急性肾衰竭少尿及无尿期水肿明显,或高血压严重应给予低钠饮食,而尿量降低,产生高钾血症,此时要严格控制钾,需无钾饮食。而其他阶段当患者摄入不足或厌食,如低钠饮食和渗透性利尿可致低钠血症。当钠摄入过多或静脉输液中钠补入偏多,容易致钠、水潴留,导致血压增高,加重心脏负担。当患者出现呕吐或腹泻时,促使钾的丢失,又使较长时间应用排钾利尿药,尿钾排出增多,容易出现低钾血症。在疾病晚期,由于尿量减少,应用保钾类利尿药,过多摄入含钾食物和药物,容易出现高钾血症。同时因尿少,镁排出有限,容易出现高镁血症。患者的钙磷代谢障碍多见,在慢性肾衰竭早期,肾小球滤过率减低,肾脏的排磷减少,血磷相对升高,致出现相应的症状。

(五) 水

患者的水摄入量与病情的波动有很大关联,尤其当患者处于少尿期时,需严格限制,摄水量一般为前一天尿量加500ml/d,可用利尿药增加尿量,如有发热、呕吐及腹泻症状时,可酌情增加摄水量,不能口服由静脉补充。多尿期,在注意尿量同时要关注血钾、血钠的水平,及时发现低钠或低钾倾向。要坚持正确测量每日摄水量和尿量,并认真做好记录,教会患者自己管理。

(六) 维生素

少尿期应补充适量 B 族维生素和维生素 C,如蛋白质摄入量 <50g/d 时,每天可给含多种维生素的胶囊,并另加叶酸 5mg 和 1~3g 钙。有高钙血症不补钙。

三、营养治疗

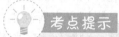

考点提示

肾功能衰竭的营养治疗

(一) 治疗目的

营养治疗是急性肾衰竭治疗的重要措施,合理营养可以维持患者营养状况,增强机体抵抗力,降低分解代谢,从而减轻氮质血症、酸中毒和高钾血症。而且摄食还可促进唾液腺分泌,可改善口腔卫生,减少并发症。必要时给予静脉营养,或经肠营养与静脉营养同时使用,可取得良好效果。营养治疗同样也是慢性肾衰竭最基本的治疗措施。合理营养可为患者提供合理的能量及各类营养素,纠正营养不良及水、电解质代谢紊乱,减轻尿毒症的毒性反应,保护肾功能,减缓肾功能恶化的程度,预防合并症发生,延长患者的寿命。

(二) 营养治疗原则

1. 急性肾衰竭营养治疗　防止体内蛋白质分解,提供适宜能量和必需氨基酸,使内源性尿素氮由非必需氨基酸合成,这样既可以保证体内的蛋白质合成,也可使氮质血症有所减轻,患者存活率增加。具体如下:

(1) 减少毒性作用,纠正代谢紊乱:加强受损伤肾功能的恢复,维持和改善患者的营养状态,特别是促进伤口愈合,提高机体免疫功能和抵抗力。

(2) 发病初期合理营养:发病初期严格控制蛋白质摄入量,为无蛋白饮食,产热营养素在少尿期为供给足够的糖类占 85%,脂肪 15%,不给蛋白质。至少静脉滴注葡萄糖 100g/d,如能口服则以葡萄糖 300g/d,分次口服为好;并鼓励患者服用果汁、酸梅汤等。

(3) 低钠饮食:钠量限制在 20mmol/d,如出现失钠现象,则需要参考血钠、尿钠的变化酌情补给,原则是宁少勿多。

(4) 限制钾摄入量:少尿或尿闭时出现高钾血症时,应该严格限钾,通常限制在 45mmol/d,选择含钾较低的蔬菜。

(5) 严格控制补液量:应根据尿量而定,通常限制在 500ml/d;如患者有持续发热、呕吐、腹泻等失水症状,应及时给予静脉补液,当病情稍有好转时,补液可增至 1200ml/d。

(6) 多尿期合理营养:多尿期食物蛋白质限制在 0.5~0.8g/(kg·d),产热营养素比例为糖类 80%,蛋白质 10%,脂肪 10%;补充液体量根据前 1 天尿量为基数计算。可按每 1000ml 尿液给氯化钠 3g,碳酸氢钠 2g。因尿量增多,排钾也相应增加,必要时可根据化验检查的结果口服氯化钾 2~3g/d。

(7) 恢复期合理营养:恢复期排尿渐趋于正常,临床症状有所缓解,病情稳定后,可恢复正常饮食。蛋白质可按 1.0g/(kg·d) 供给,能量为 30~35kcal/(kg·d)。同时注意给予富含维生素的食物。

2. 慢性肾衰竭营养治疗　坚持营养治疗,可以缓解临床症状,有助于肾脏功能的保持,及时纠正体内蛋白质、脂肪与电解质的失衡,逐步改善患者的营养状态与疾病的预后。具体如下:

(1) 保证充足的能量:供给针对患者的蛋白质和脂肪摄入量受到一定限制,要保证充足的能量供给,其主要来源是碳水化合物的摄入相对增加,而且保持稳定,每日应供给能量

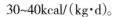

30~40kcal/（kg·d）。

（2）适量优质蛋白质摄入：由于患者的年龄、病情、肾功能状态均不同，蛋白质摄入量要结合疾病的不同阶段，提供适量的蛋白质，原则上最低供给量宜 0.3~0.5g/（kg·d），儿童患者要考虑到肾脏生长发育，蛋白质供给量宜 1.0~2.0g/（kg·d），优质蛋白质至少应占 50%。在采用高生物价低蛋白膳食疗法时，为确保能量和优质蛋白的供应，必须减少植物蛋白的摄入，用麦淀粉等淀粉类食物代替部分主食食物。

（3）适宜的脂肪摄入：患者出现的脂肪代谢紊乱，长期不纠正容易发生动脉粥样硬化。饮食中摄入脂肪主要表现在控制饱和脂肪酸和胆固醇的摄入，脂肪总供给量不能超出总能量的 30%，其中饱和脂肪酸应低于 10%，胆固醇摄入量应少于 300mg/d。多选各种鱼类，少选畜类食物。在烹饪时尽量少用油，以植物油为宜。

（4）维持水、电解质平衡，纠正酸中毒：患者每日摄入水量应补足前一日尿量，并外加 500ml 左右；如尿量过少或无尿时，要严格控制摄入水量，原则是"见尿补水"。钠摄入量，须根据血压、水肿和 24 小时尿量而定。多数患者每日食盐可在 3g 左右，并根据病情予以调整；若出现低血钙、高血磷，应给予低磷饮食。磷摄入量应低于 600mg/d。高血磷时，可口服碳酸钙，每日 3~10g，分 3 次服。碳酸钙在肠道中与磷结合，从粪便中排出，可降血磷水平，并起到补钙的作用，降低血磷对残余肾有保护作用。在使用钙剂过程中，每 1~2 周应查血钙，如血钙 >2.63mmol/L 时，补钙应停止。患者因进食少，容易出现某些维生素缺乏，适量进食绿叶蔬菜和新鲜水果，以补充矿物质和维生素。

四、膳食指导

（一）宜用食品

可选用米、面、藕粉、蜂蜜、凉粉、粉丝、干红枣、龙眼、干莲子、核桃、荠菜、山药、藕、茭白、南瓜、冬瓜、丝瓜、西瓜、梨、苹果、果酱、鱼、瘦猪肉、牛肉、奶、鸡蛋等食物。

（二）忌用食品

青蒜、大葱、蒜头、韭菜、辣椒、盐、酱油、腌菜、咸肉、香肠、火腿、白扁豆、豆腐干、豆腐、面筋、猪肝、猪肾等对肾功能有损害作用的食物。含钾丰富的水果干类；含磷丰富的茶叶；含镁丰富的巧克力等食品。

第五节　泌尿系统结石的营养治疗与膳食指导

一、疾病特点

（一）病因与发病机制

结石可在泌尿系统的任何部位形成。肾脏结石日益普遍，膀胱结石显著减少。肾结石多见于成年男性，我国男性比女性多数倍，尿酸结石男性尤为多见，含钙结石以女性为多，通常与饮食因素中动物蛋白质与糖的摄入过多、高嘌呤饮食有关。如果气候干燥，日照时间长，加上饮水少，可使尿液浓缩，也易使结石发生。

（二）临床表现

临床症状随病因、结石大小、形状、部位、活动度、局部损害程度及有无梗阻或感染等而异；发病以男性多见。典型的症状为疼痛及血尿，疼痛常位于肋脊角、腰部或上腹部，可向下

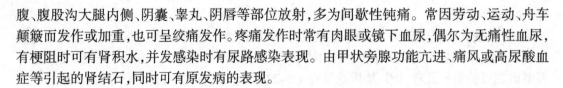

腹、腹股沟大腿内侧、阴囊、睾丸、阴唇等部位放射,多为间歇性钝痛。常因劳动、运动、舟车颠簸而发作或加重,也可呈绞痛发作。疼痛发作时常有肉眼或镜下血尿,偶尔为无痛性血尿,有梗阻时可有肾积水,并发感染时有尿路感染表现。由甲状旁腺功能亢进、痛风或高尿酸血症等引起的肾结石,同时可有原发病的表现。

二、相关营养因素

(一) 钙

原发性甲状腺功能亢进,甲状旁腺分泌大量 PTH 引起血钙升高,尿中排钙量增多,PTH 减少肾小管对磷酸盐的重吸收,促进磷酸排出,形成磷酸钙结石。维生素 D 中毒症可使钙在肾脏内沉积、恶性肿瘤骨转移或分泌甲状旁腺素引起高血钙。

(二) 尿酸

原发性高尿酸血症,尿中尿酸排出过多而形成尿酸结石。患者如不限制高嘌呤饮食,则更容易形成结石。

(三) 草酸

小肠切除或做短路手术后、慢性肠炎可形成草酸钙结石,溃疡病大量服食牛奶和碱性药物也可引起草酸钙结石。

三、营养治疗

(一) 治疗目的

由于泌尿系统结石的发病及复发与饮食有较大的关联,可通过调整饮食,改变饮食习惯,可达到预防结石再发和消除成石因素的目的。

(二) 治疗原则

根据结石患者结石的成分或血、尿的检查,分不同类型来采取不同的营养治疗措施。

1. 多饮水稀释尿液 进水量保持 2500ml/d 左右,分次在餐间与睡前饮,使尿量维持在 2000ml/d 以上。

2. 调节尿液酸碱度

(1) 酸化尿液:酸化尿液可减少磷酸盐及碳酸盐结石的发生,按维生素 C 2g/d,氯化铵或枸橼酸 3~9g/d。酸化尿液可减少磷酸氢钙的沉淀而减少草酸盐结石发生,可按乌梅 5 枚沸水冲泡后代茶饮等。

(2) 碱化尿液:碱化尿液可减少尿酸和胱氨酸结石的发生,可用醋酸钾或枸橼酸钾 4~12g/d、硫酸氢钠 2~8g/d。

3. 限制草酸摄入 草酸钙结石避免摄入草酸含量高的食物。

4. 限制嘌呤高的食物摄入 尿酸结石减少含嘌呤高的食物摄入。

5. 低蛋白质饮食 胱氨酸结石低蛋白质饮食。

6. 其他 含钙结石避免过多饮用高钙饮料及食物,如奶类及制品。低钠饮食可减少尿钙排泄,低维生素 D 饮食可减少饮食钙的吸收。

四、膳食指导

(一) 宜用食品

对于尿酸结石患者,谷类细粮为主,可吃鱼类、肉类、虾类、鸡肉等应适当食用,每周 2

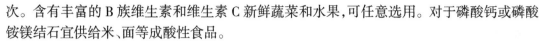

次。含有丰富的 B 族维生素和维生素 C 新鲜蔬菜和水果，可任意选用。对于磷酸钙或磷酸铵镁结石宜供给米、面等成酸性食品。

（二）忌用食品

对于尿酸结石患者禁食高嘌呤食品，肉类包括猪肉、牛肉及猪肝、猪肾等动物的内脏、各种肉汤，沙丁鱼、蛤蜊、蟹等。蔬菜类包括豌豆、扁豆及其他豆类、菜花及覃类等。酒类及含乙醇的饮料、浓茶、咖啡、可可等及刺激性香料及调味品。对磷酸钙或磷酸铵镁结石忌食含钙丰富的如牛奶、黄豆、豆腐、绿叶蔬菜等。含磷高的食物有动物蛋白、动物内脏及脑髓等。

第六节 透析患者的营养治疗与膳食指导

一、疾病特点

透析疗法有血液透析和腹膜透析两种，可通过过滤和渗透清除体内潴留过多的水分，清除毒素；同时可补充需要的物质，纠正电解质和酸碱平衡紊乱，血液透析疗法替代了正常肾脏的部分排泄功能，延长了患者的生命，是抢救急、慢性肾衰竭最有效的措施之一，几乎所有肾脏移植患者在术前都要接受此疗法。腹膜透析是以腹膜为透析膜，以不断更换新鲜透析液来达到清除体内过多的水分及毒素的目的。但同时蛋白质、水溶性维生素及其他营养素也随之丢失。

二、相关营养因素

（一）蛋白质

血液透析 4 小时丢失游离氨基酸 6~7g，间歇腹膜透析 24~32 小时约丢失 5g，持续非卧床腹膜透析丢失 1.5~3.5g/d。血透蛋白质丢失不多，但急性间歇腹膜透析 36 小时约丢失总蛋白 22g，清蛋白 13g，维持性间歇腹膜透析 10 小时约丢失蛋白 13g，其中清蛋白 8~9g，持续非卧床腹膜透析丢失总蛋白 9g/d，清蛋白 6g/d；丢失的蛋白质，多随腹水排出。

（二）糖类和脂肪

透析时蛋白质供给量提高，使糖类和脂肪摄入量相对减少，对血脂下降有好处。

（三）矿物质及维生素

血液透析时钾的摄入量可视血钾含量、尿量、透析液中钾的排出量及患者病情程度而定，如在透析液中控制钠含量，则更有益于治疗。透析时血中水溶性维生素严重丢失，故必须补充 B 族维生素。

三、营养治疗

（一）治疗目的

透析疗法在清除体内酸性代谢产物及过量毒素时，也导致多种营养素的丢失，故应根据透析种类、次数、时间及病情变化来制订营养治疗方案，避免营养不良的发生，视情况还可考虑静脉营养治疗。

（二）治疗原则

1. 及时补充蛋白质 若患者每周进行 3 次血液透析，食物蛋白最低需要量为

1.0g/（kg·d），其中优质蛋白应占 50%，腹膜透析治疗时宜 1.2~1.5g/（kg·d），其中优质蛋白应占 60%~70%。

2. 保证能量 血液透析治疗能量供给应按 30~35kcal/（kg·d），腹膜透析治疗可按 35~40kcal/（kg·d）。

3. 适量摄入矿物质及维生素 血液透析者每日钾摄入量按公式 2g+1g/ 尿（L）计算；每日钠摄入量按公式 1g+2g/ 尿（L）计算；钙的每日供给为 1.0~1.5g。腹膜透析者不必严格限制钾摄入量；每日食盐摄入量为 3g 左右；钙的每日供给为 1.5~2.0g。应注意补充维生素 C、B 族维生素和叶酸等水溶性维生素。

四、膳食指导

（一）宜用食品

蔬菜类、水果类均可食用，但须结合尿量、血压、水肿等病情确定数量。食盐、果汁及含钾高的蔬菜、水果等要按病情限制。

（二）忌用食品

不宜选食干豆类及其制品、坚果类等非必需氨基酸高的食物。动物油脂及刺激性食物，如辣椒、芥末、胡椒、咖喱等也应该忌食。

 本章小结

> 肾脏是人体泌尿系统重要器官，肾脏的生理功能是排泄代谢产物及调节水、电解质、酸碱平衡，通过上述功能以维持机体内环境稳定。肾脏疾病常引起糖、蛋白质、脂肪、电解质和维生素的代谢紊乱，合并营养不良者较常见，营养不良可导致机体免疫功能低下，直接影响着疾病的预后。无论何种类型的肾脏疾病都和饮食营养关系密切，通过本章学习，对常见的肾脏疾病有初步了解，熟悉其可引起相关营养素的代谢紊乱，掌握急性肾炎、慢性肾炎、肾病综合征、肾衰竭等疾病的营养治疗及膳食指导，可通过早期发现肾脏疾病，进行有效的营养治疗与干预，改善稳定病情并直接影响着疾病的预后有着重要的意义。

（叶 敏）

目标测试

1. 在营养治疗肾病综合征时，适宜的氮热比为
   A. 1∶200　　　　　　　　B. 1∶150　　　　　　　　C. 1∶100
   D. 1∶250　　　　　　　　E. 1∶300

2. 当肾功能不全时，以下说法不正确的是
   A. 出现胰岛素抵抗　　　　B. 糖耐量升高
   C. 易发生代谢性酸中毒　　D. 蛋白质分解增加
   E. 血脂升高

3. 急性肾炎饮食治疗时，以下食物不可以选用的是
   A. 面粉　　　　　　　　　B. 咸肉　　　　　　　　　C. 卷心菜
   D. 苹果　　　　　　　　　E. 大米

4. 慢性肾炎病人每日食盐不应超过
   A. 1g   B. 2g   C. 3g
   D. 4g   E. 5g
5. 慢性肾小球肾炎病情稳定期脂肪供给量应占总能量的
   A. 20% 以下   B. 25% 以下   C. 30% 以下
   D. 35% 以下   E. 10%

第十章 内分泌及代谢性疾病与营养

 学习目标

1. 掌握:糖尿病、痛风及肥胖症的营养治疗原则;糖尿病患者的食物交换份、血糖指数的概念及应用;常用食物的嘌呤含量及膳食指导。
2. 熟悉:糖尿病的临床表现、主要并发症及相关营养因素;骨质疏松症的营养治疗原则;肥胖症的概念、病因、诊断标准及相关营养因素。
3. 了解:甲状腺功能亢进患者的临床表现及营养治疗;糖尿病的定义、分型、病因及特殊情况下的营养治疗;痛风的概念、病因、临床表现及相关营养因素;骨质疏松症的原因、临床表现、相关营养因素及膳食指导;肥胖症的临床表现。

随着人们生活水平的提高,甲状腺功能亢进、糖尿病、痛风、骨质疏松症、肥胖症等内分泌及代谢性疾病的增加,人们对营养素摄入的片面理解已发生了相应的改变,可以通过营养干预、营养治疗有效预防和控制疾病的发生和发展。

第一节 甲状腺功能亢进的营养治疗与膳食指导

 案例

王某,女性,25岁。近1个月来怕热、多汗、情绪激动,且经常腹泻、心悸,随即就诊治疗。查体:甲状腺肿大,两手震颤,眼球稍突。初步诊断:甲状腺功能亢进症。

请问:1. 该患者诊断的主要依据是什么?
      2. 如何对该患者进行饮食健康指导?

甲状腺功能亢进简称甲亢,是指多种原因导致甲状腺腺体本身产生甲状腺激素过多而引起的一组内分泌疾病,主要包括弥漫性毒性甲状腺肿(Graves disease,GD)、结节性毒性甲状腺肿和甲状腺自主高功能腺瘤,其中以 Graves 病最多见。

一、疾病特点

(一) 病因与发病机制

Graves 病为自身免疫性甲状腺疾病的一种特殊类型,其病因与发病机制尚未完全阐明。GD 有明显的家族聚集性倾向,并与一定的人类白细胞抗原类型有关。患者血清中可检出甲状腺特异性抗体,是导致甲状腺肿大或萎缩的原因之一。GD 浸润性突眼主要与细胞免疫有关。精神刺激、感染、创伤等应激因素作用于免疫系统,诱发体内免疫功能紊乱而发生疾病,其发病男女之比为 1：4~1：6,高发年龄为 20~50 岁。

（二）临床表现

1. 甲状腺毒症表现　①高代谢综合征:由于甲状腺激素分泌过多导致交感神经兴奋性增高和新陈代谢加速,产热、散热明显增多。常出现疲乏无力、多食易饥、怕热多汗、皮肤潮湿、体重锐减、低热等高代谢表现。②精神、神经系统:出现神经过敏、多言好动、焦躁易怒、紧张不安、失眠、记忆力减退、注意力不集中,可有手、眼睑和舌震颤,腱反射亢进,偶尔出现淡漠寡言。③心血管系统:出现心悸气短、心动过速、脉压增大等症状,严重者可发生甲亢性心脏病,出现心律失常、心力衰竭。在静息或睡眠时心率仍增快是甲亢的特征性表现之一。④消化系统:由于甲状腺激素可促使胃肠蠕动增快、消化吸收不良、排便次数增多,导致粪便含较多不消化食物。常出现食欲亢进、多食消瘦,重者可有肝大及肝功能异常,偶有黄疸发生。⑤肌肉、骨骼系统:部分患者有甲亢性肌病、肌无力及肌萎缩。老年人可发生骨质疏松、脱钙。⑥造血系统:出现外周血白细胞计数偏低、分类淋巴细胞增加、单核细胞增多、血小板寿命较短,可伴发血小板减少性紫癜。⑦女性常有月经减少、闭经或不孕;男性有勃起功能障碍或乳房发育。

2. 甲状腺肿　多呈弥漫性、对称性甲状腺肿大,随吞咽动作上下移动。肿大的甲状腺上可触及有震颤或血管杂音是诊断本病的重要体征。

3. 眼征　25%~50% 患者伴有眼征,其中突眼为重要而较特异的体征之一。根据病变程度可分为单纯性和浸润性突眼两类。①单纯性突眼:表现为眼球向前突出,瞬目减少(Stellwag 征),上睑挛缩,睑裂增宽,双眼向下看时上眼睑不能随眼球下落(von Graefe 征),向上看时前额皮肤不能皱起(Joffroy 征),两眼看近物时眼球辐辏不良(Mobius 征)。②浸润性突眼:约占 5%,多发生于成年患者。除上述眼征外,常有眼睑肿胀肥厚,结膜充血水肿,眼球明显突出,活动受限。

4. 特殊临床类型

（1）甲状腺危象:是甲状腺功能亢进恶化的严重表现。其发病原因可能与交感神经兴奋,垂体 - 肾上腺皮质轴应激反应减弱,T_3、T_4 大量释放入血有关。常见诱因包括:感染、手术、放射性碘治疗、严重躯体疾病、精神创伤、口服过量甲状腺激素制剂或手术过程中过度挤压甲状腺等有关。早期表现:原有的甲状腺功能亢进症状加重,继而高热(体温 >39℃),心动过速,心率 140~240 次 / 分,常伴有心房颤动或心房扑动;烦躁、大汗淋漓、呼吸急促、畏食、恶心、呕吐、腹泻;严重者大量失水导致虚脱、休克、嗜睡、谵妄或昏迷。

（2）自身免疫性病变如胫前黏液性水肿:也属自身免疫性病变。在 GD 中约占 5%,多见于胫骨前下 1/3 部位,皮损一般为对称性,早期皮肤增厚、变粗,出现大小不等的广泛棕红色、红褐色或暗紫红色突起不平的斑块或结节,边界清楚,可有感觉过敏、减退或痒感出现,后期皮肤粗厚如橘皮或树皮样。

（3）淡漠型甲亢:多见于老年人。甲亢症状不典型,主要表现为神志淡漠、乏力、嗜睡、反应迟钝、消瘦,有时可表现为消化系统症状如腹泻、畏食等,或原因不明的心房颤动等心血管症状,年老者可合并心绞痛、心肌梗死等疾病。本型如未及时诊治易发生甲状腺危象。

另外,还有 T_3 型甲状腺毒症、亚临床甲亢、妊娠期甲亢、Graves 眼病等。

二、相关营养因素

1. 碘　在体内微量元素碘主要参与甲状腺素的合成。当个体摄碘量过多,增加了血浆碘的浓度,从而促进甲状腺激素的合成。特别是对有甲状腺功能亢进家族史、体内存在与甲状腺功能亢进相关的抗体及白细胞抗原位点时,更易导致甲状腺功能亢进的发生。临床中治疗心律失常时会大剂量服用胺碘酮,这易引起或诱发甲状腺功能亢进发生;某些中药丹参、昆布、海藻中也含有碘,应尽量避免使用,以免诱发患者甲状腺功能亢进或影响甲状腺功能亢进的治疗效果。

2. 能量　甲状腺功能亢进患者代谢旺盛,导致体重明显减轻或消瘦,应结合临床治疗需要和患者情况每日保证一定的能量供给。成人一般能量供给 3000~3500kcal/d,甲状腺功能亢进者一般较正常人增加 50%~70%。

3. 蛋白质　甲状腺功能亢进患者一般比较消瘦,应及时纠正其负氮平衡。蛋白质的供给应为 1.5g/(kg·d),应选择优质蛋白保证其氨基酸能被人体充分吸收。

4. 碳水化合物　碳水化合物是能量的重要来源。患者应多进食以碳水化合物为主的淀粉类食物,如面条、馒头、面包、蛋糕、饼干及各类水果。

5. 微量元素　及时补充钙、磷有利于人体正常骨代谢,尤其是对甲状腺功能亢进合并骨质疏松的老年患者;钾是人体生命的重要营养素之一,人体血钾一般维持在 3.5~5.5mmol/L,当甲状腺功能亢进合并低钾血症时,常导致低血钾发生,甚至低钾周期性瘫痪,应及时补钾,补钾的食物有扁豆、蚕豆、黄豆、竹笋、口蘑、白蘑等。另外,甲状腺功能亢进时血锌、镁、锰、锂、锑等微量元素也均明显降低,可能与甲状腺功能亢进发生的多汗及腹泻丢失有关,应及时全面补充。

6. 维生素　甲状腺功能亢进时个体维生素需要量也增加,特别是 B 族维生素和维生素C,如未及时补充将直接影响病情的缓解。维生素 D 是骨代谢中的重要因素,当甲状腺功能亢进合并骨质疏松时,应根据骨质疏松的严重程度及时补充维生素 D,并鼓励个体多进行日光照射。

7. 水　保证个体每天饮水 2000~3000ml,以补充出汗、腹泻、呼吸加快等所丢失的水分。

三、营养治疗

(一) 治疗目的

甲状腺功能亢进属于超高代谢综合征,膳食治疗需供给高能量、高蛋白、高糖、高维生素(尤其是 B 族维生素)及微量元素,以补充其能量消耗,改善全身营养状态,必要时采用肠内营养制品调节。

(二) 治疗原则

1. 忌碘　告知患者禁用含碘盐,可选用市场销售的无碘盐;禁用富含碘的一切海制品,如海带、紫菜、海鱼、蛤类、虾等;避免使用含碘的各种药物。

除以下两种情况外,甲状腺功能亢进患者用碘后将会使病情加重,病情反复。一是发生甲状腺危象时,为了迅速减轻与控制症状,可采用静脉滴注碘化钾或碘化钠,以抑制甲状腺激素的释放,缓解症状。二是在接受手术治疗的术前准备中,常用含碘的药物,使碘在甲状腺内促发甲状腺血管炎,以引起血管机化,使甲状腺变硬、缩小,方便手术操作及减少术中出血。

2. 保证高能量的摄入　为保证能量的摄入可采用少量多餐,避免个体一次性摄入能量过多。其膳食安排除每日早、中、晚餐外,应考虑在 9 时、15 时、21 时加餐。

3. 保证蛋白质的摄入　在保证高能量摄入的同时,应保证蛋白质的供给可选用各种肉

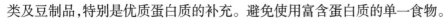

类及豆制品,特别是优质蛋白质的补充。避免使用富含蛋白质的单一食物。

4. 全面补充维生素 甲状腺功能亢进患者需全面补充维生素,其中水果、蔬菜中含有丰富的 B 族维生素和维生素 C,可充分补充缓解病情。

5. 及时补充各种微量元素 甲状腺功能亢进应及时补充钙、磷、钾、镁、锌、锰、锂和锑等微量元素,以减少相应疾病的发生。

四、膳食指导

(一)宜用食物

1. 保证蛋白质的供给 常用蛋白质有牛肉、猪肉、羊肉、鸡肉、禽类、鱼类等肉类及豆制品。

2. B 族维生素类食物 常用的有谷类、肉类、乳类、豆类。

3. 维生素 C 类食物 维生素 C 的重要来源有猕猴桃、橙子、芒果、草莓、橘子、西瓜、芦笋、辣椒、马铃薯、西红柿、白菜、芥菜、甜椒、丝枣等。

(二)忌用食物

1. 含碘丰富的食物 如海带、紫菜等,以免导致甲状腺激素合成增加。

2. 刺激性的食物及饮料 如浓茶、咖啡等,以免引起患者精神兴奋。

3. 能加快肠蠕动的食物 勿进食增加肠蠕动及易导致腹泻的食物,如高纤维素食物。

4. 大量饮水 患心脏病者应避免大量饮水,以防发生水肿和心力衰竭。

第二节 糖尿病的营养治疗与膳食指导

刘某,男性,58 岁,身高 172cm,体重 75kg。以"口干、多饮、多尿 3 个月"为主诉入院。患者在 10 年前体检时发现血糖异常,随后被诊断为 2 型糖尿病,于是口服降糖药长期控制血糖。患者以前"三多一少"症状不太明显,长期采用饮食控制、休息、口服降糖药综合治疗,血糖仍高。

请问:1. 该患者治疗效果不佳的原因是什么?

2. 应如何对患者进行饮食健康指导?

糖尿病(diabetes mellitus,DM)是由多种原因引起胰岛素分泌或作用缺陷,或两者同时存在而引起的以慢性高血糖为特征的代谢紊乱综合征。本病可出现碳水化合物、蛋白质、脂肪代谢紊乱并继发水、电解质代谢紊乱。临床上出现多尿、多饮、多食、消瘦等表现,久病可引起多系统损害,导致眼、肾、神经、心脏、血管等组织的慢性进行性病变,造成相应器官功能缺陷及衰竭。重症或应激时可发生糖尿病酮症酸中毒(DKA)、高渗性昏迷等急性代谢紊乱。目前,糖尿病随着人口老龄化、生活方式的改变和生活水平的提高而迅速增加,全球和我国糖尿病的发病情况呈上升趋势,已成为临床多发病及常见病。

一、疾病特点

糖尿病分四大类型,即 1 型糖尿病(T1DM)、2 型糖尿病(T2DM)、其他特殊类型糖尿病和妊娠期糖尿病。糖尿病的病因与发病机制较复杂,至今尚未完全阐明。目前认为主要与遗传、自身免疫和环境等因素有关。

(一) 病因与发病机制

糖尿病病变损害的主要是胰岛,由于体内胰岛素绝对或相对不足,引起全身代谢、酸碱平衡失调,特别是碳水化合物、脂肪及蛋白质的代谢显著异常,严重时可发生酸中毒。由于血糖控制不良,个体会随时间推移陆续出现各种慢性并发症,如眼睛病变、肾脏病变、神经病变及心血管病变等,这也是糖尿病死亡的主要原因。

1. 与 1 型糖尿病有关的病因与发病机制 ①自身免疫系统缺陷:在 1 型糖尿病患者的血液中可查出多种自身免疫抗体,如胰岛细胞抗体。这些异常的自身抗体会损伤个体分泌胰岛素的 β 细胞,导致胰岛素不能正常分泌和(或)外周组织胰岛素利用不足,从而引起糖、脂肪及蛋白质等物质代谢紊乱。②遗传因素:目前研究提示遗传缺陷是引起 1 型糖尿病的发病基础,主要是人体的第六对染色体 HLA 抗原异常。③病毒感染是诱因:1 型糖尿病与柯萨奇病毒、腮腺炎病毒、风疹病毒等感染有关,病毒感染可直接损伤胰岛组织引起糖尿病;也可损伤胰岛组织后,诱发自身免疫反应,再进一步损伤胰岛组织,导致胰岛素分泌绝对不足引起糖尿病。

2. 与 2 型糖尿病有关的病因与发病机制 ①遗传因素:2 型糖尿病属多基因常染色体隐性遗传,其遗传因素比 1 型糖尿病更为明显。②胰岛素抵抗:2 型糖尿病患者常伴有肥胖症,体内胰岛素受体减少、胰岛素受体与胰岛素亲和力下降,产生胰岛素受体抗体,出现胰岛素抵抗,引起糖尿病。③双激素学说:糖尿病患者体内胰岛素分泌不足或相对不足时,常出现胰高血糖素分泌相对或绝对增多,从而引起血糖水平紊乱。④危险因素:年龄大、喜吃高热量食物、体重超重、运动量减少也易引起糖尿病。

3. 与妊娠型糖尿病有关的病因与发病机制 ①激素异常:妊娠期胎盘会产生多种激素,这些激素对胎儿的健康成长非常重要,但却影响母亲体内的胰岛素作用,因此易引发糖尿病发生。妊娠 24~28 周时这些激素将达到高峰,妊娠型糖尿病一般此时多发生。②遗传基础:一般认为发生妊娠型糖尿病者将来发生 2 型糖尿病的可能性较大。③肥胖症:可引起2 型糖尿病,也可引起妊娠糖尿病。④多次妊娠:会显著增加糖尿病的发病概率。

(二) 临床表现

1. 三多一少 糖尿病最典型的症状是三多一少,即多尿、多饮、多食、消瘦、乏力。多尿是由于血糖增多,超过肾阈值,使大量葡萄糖由肾脏排出,从而带走大量液体而发生。尿多时一日可达 20 余次,总量 2000~3000ml 以上。多饮是多尿的结果。多食是因为大量葡萄糖自体内排出,易引起体内能量缺乏,使患者感到饥饿。同时,高血糖刺激胰岛素分泌也可引起食欲亢进。糖尿病患者缺乏胰岛素,不能充分利用葡萄糖供给热能,只能借助肌肉和脂肪分解产生,因此患者在发病前多有肥胖史,但病后体重会减轻。

2. 餐前低血糖 胰岛素分泌高峰后移使血糖在胰岛素分泌高峰到来前已经降低到最低水平。

3. 皮肤瘙痒及感染 由于高血糖的刺激,患者易发生全身皮肤瘙痒,尤其是外阴部。当皮肤感染时,相对较难愈合,可能会发生下肢坏疽。

4. 生长发育迟缓 对 1 型糖尿病患者来说,会出现身材发育矮小、性发育迟缓等问题。

5. 并发症 糖尿病控制不佳时会发生急、慢性并发症,产生相应系统的损伤症状。

(1) 急性并发症:①糖尿病酮症酸中毒:多发生在糖尿病的严重阶段,常有诱因。当糖尿病代谢紊乱加重时,脂肪分解加速,大量脂肪酸在肝脏经 β 氧化产生大量乙酰乙酸、β- 羟丁酸和丙酮,三者统称为酮体。当血清酮体积聚超过正常水平时称为高酮血症。当血清酮体高至超过机体的调节能力时发生酮症酸中毒。常见诱因有:感染、饮食不当、胰岛素剂量不足或治疗中断、妊娠、分娩、手术、麻醉、急性心肌梗死、心力衰竭、精神紧张状态等。主要临床表现有:多数患者在发生意识障碍前有糖尿病加重表现;早期为疲乏软弱、四肢无力、极度口渴、多饮多尿;出现酸中毒时表现为:食欲减退、恶心、呕吐,常伴头痛、嗜睡、烦躁、呼吸深快、有烂苹果味(丙酮味);严重时出现:严重失水、皮肤干燥、弹性差、眼球下陷、脉搏细速、血压下降、尿量减少;晚期各种反射迟钝、消失,甚至昏迷。尿酮阳性,血酮增高、血糖显著增高,可达到 33.3mmol/L 以上。②高渗性非酮症糖尿病昏迷(简称高渗性昏迷):是糖尿病急性代谢紊乱的另一种临床类型,多见于老年人。约 2/3 患者前期无糖尿病病史。常见诱因有:感染、脑血管意外、静脉内高营养、严重肾脏疾病、透析患者以及某些药物如糖皮质激素、噻嗪类利尿药物、免疫抑制剂应用时易发生。早期有多尿、多饮,但多食不明显,失水随病程进展逐渐加重,出现神经精神症状,表现为嗜睡、幻觉、定向障碍、偏盲、偏瘫等,最后出现昏迷。③乳酸酸中毒:轻者临床表现不明显,重者可有乏力、恶心、厌食,甚至意识朦胧、昏睡,病死率高。④感染:患者常发生疖、痈等皮肤化脓性感染,甚至引起败血症或脓毒血症。足癣、甲癣、体癣等皮肤真菌感染也较常见。女性患者因尿糖的刺激,会阴部皮肤常有瘙痒。

(2) 慢性并发症:①大血管病变:是最严重而突出的并发症,主要与糖尿病的糖代谢和脂质代谢异常有关。大、中动脉粥样硬化易引起冠心病、缺血性或出血性脑血管病、肾动脉硬化等。外周动脉粥样硬化常以下肢动脉病变为主,出现下肢疼痛、感觉异常和间歇性跛行,甚至肢体坏疽。②微血管病变:主要表现在视网膜、肾、神经、心肌组织。③肾脏病变:多见于病史超过 10 年以上时,是 1 型糖尿病患者的主要死亡原因。临床表现为蛋白尿、水肿、高血压、肾功能减退,血浆蛋白减低、血脂升高、伴氮质血症和尿毒症等。④眼部视网膜病变:多发于病史超过 10 年以上时,是糖尿病患者失明的主要原因之一。除此以外还可发生黄斑病、白内障、青光眼、屈光改变等。⑤神经病变:通常为对称性,下肢较上肢严重。临床表现为肢端感觉异常,伴麻木、烧灼、针刺感、踏棉垫感,随后出现肢体疼痛,夜间及寒冷季节加重。后期累及运动神经时出现肌力减弱,甚至肌萎缩和瘫痪。⑥糖尿病足:与下肢远端神经功能异常及周围血管病变有关,出现足部感染、溃疡和(或)深层组织破坏,是导致截肢、致残的主要原因。

(三) 诊断标准

中华糖尿病学会 1998 年采用了美国糖尿病学会和世界卫生组织提出的糖尿病诊断标准和分型,见表 10-1,标准如下:

正常:空腹血糖(FPG)<6.11mmol/L,且餐后 2 小时血糖(2h PG)<7.8mmol/L。

空腹血糖损伤(IFG):空腹血糖(FPG)≥6.1mmol/L,但 <7.0mmol/L。

糖耐量损伤(IGT):餐后 2 小时血糖(2hPG)>7.8mmol/L,但 <11.0mmol/L。

糖尿病患者有典型的症状(三多一少)外,任意血糖≥11.1mmol/L 和(或)空腹血糖(FPG)≥7.0mmol/L。

表 10-1　糖尿病诊断标准

项目	静脉血糖	
	空腹(mmol/L)	餐后 2 小时(mmol/L)
正常	<6.11	<7.8
糖尿病	≥7.0	≥11.1
糖耐量减低	<7.0	7.8~11.1

二、相关营养因素

1. 碳水化合物　合理摄入碳水化合物是糖尿病营养治疗的关键。碳水化合物作为糖尿病患者全日供给能量的主要营养素,应占总能量的 50%~60%。全日碳水化合物供给量应根据糖尿病患者的病情、血糖水平、生活规律、其工作量、个人嗜好等全面考虑,一日三餐的碳水化合物及加餐量分配情况应保持基本恒定。按食物成分将全日热量分配换算为食物重量,并根据患者生活习惯、病情及药物治疗情况安排每日餐量,按照三餐分为 1/5、2/5、2/5 或 1/3、1/3、1/3,按照四餐分为 1/7、2/7、2/7、2/7。提倡少食多餐,以减轻餐后胰岛负担,也可避免餐后高血糖及药物高峰时出现低血糖。

2. 蛋白质　蛋白质是糖尿病患者不可缺少的营养素,能量应占总能量的 10%~20%,其中以优质蛋白质最好。成人理想体重的蛋白质需要量为 0.8~1.2g/(kg·d),消瘦型糖尿病患者可按 1.2~1.5g/(kg·d)供给,儿童、孕妇、乳母、营养不良或伴有消耗性疾病者增加至 1.5~2.0g/(kg·d)。但需监测肾脏功能与尿微量白蛋白,如肾功能不全时,蛋白质的供给要减少为 0.6~0.8/(kg·d),一般不超过 30~40g/d。

3. 脂类　脂肪是个体不可缺少的营养素,糖尿病患者体内脂肪分解加速,脂肪代谢紊乱,其摄入量应给予限制。脂肪能量占总能量的 20%~30%,其中,饱和脂肪酸所供能量应低于总能量的 10%,多不饱和脂肪酸也不超过 10%,其余可用单不饱和脂肪酸补充。膳食胆固醇摄入量应低于 300mg/d。

4. 膳食纤维　膳食纤维可以对血糖起调控作用,延迟碳水化合物的吸收,但量不宜过多,供给量每日 20~35g,以免影响微量元素吸收。膳食纤维有可溶性和不可溶性膳食纤维。可溶性膳食纤维在肠内形成凝胶,可减慢糖的吸收,降低空腹血糖和餐后血糖,改善葡萄糖耐量,同时,增加个体的排便量与次数,可预防便秘及直肠肿瘤;而不可溶性膳食纤维如麦麸、黄豆皮等用量不宜过多,否则影响无机盐和维生素的吸收。膳食纤维最好能与碳水化合物混合食用以发挥其作用。

5. 维生素　维生素是调节生理功能不可缺少的营养素,特别是对糖尿病血糖控制不佳时,应合理补充维生素,预防急、慢性并发症。对糖尿病患者发生的眼底病变、心血管病变、皮肤病变者应加强抗氧化维生素的摄入,如 β- 胡萝卜素、B 族维生素、维生素 C 和维生素 E,可以很好地稳定血糖。β- 胡萝卜素有较强的抗氧化及调节免疫的作用;B 族维生素对糖代谢有重要作用;维生素 B_6 不足可致葡萄糖耐量下降,胰岛素和胰高血糖素分泌受损;维生素 B_{12} 不足可影响糖尿病神经病变;维生素 E 长期补充能抑制氧化应激,有助于控制糖尿病,预防和延缓糖尿病并发症的发生。

6. 微量元素　糖尿病患者因体内缺少某些微量元素可直接影响糖代谢,出现糖耐量异常、血糖控制不理想以及并发症,当微量元素能及时补充时可有利于糖尿病的病情缓解与康复。如锂可促进胰岛素的合成与分泌,改善胰岛素敏感性;锌与胰岛素的分泌和活性有关,可协助人体利用维生素 A;低镁时可引起胰岛素抵抗;锰的代谢异常会影响葡萄糖耐受,促进胰岛素的合成与分泌;铬缺乏时不利于血糖控制。

三、营养治疗

(一)治疗目的

糖尿病饮食治疗是其基础治疗手段,营养治疗是其核心内容。糖尿病患者应长期严格执行营养治疗才能确保治疗的效果。美国糖尿病协会(ADA,2000)制定的糖尿病营养治疗目标(表 10-2)解释:糖尿病营养治疗的目的是根据患者的代谢、营养状况、生活习惯制定出个性化的膳食治疗方案,帮助患者恢复和维持正常的血糖、血脂及适宜体重,防止急、慢性并发症的发生发展,以提高患者的生活质量。

表 10-2 糖尿病营养治疗目标

1. 实现热能与营养素摄入、锻炼水平、药物治疗三者的平衡,达到并维持接近正常血糖水平
2. 达到并维持理想的血脂和血压
3. 调整热能摄入与构成比例,达到并维持理想体重
4. 预防并治疗各类急、慢性并发症
5. 通过合理的营养干预,改善总体健康状况,并提高生活质量

1. 纠正代谢紊乱 糖尿病的代谢紊乱可以根据改变膳食的方式,达到控制血糖、血脂、血压、补偿蛋白质及其他营养成分。

2. 减轻胰岛负荷 糖尿病个体都存在不同程度的胰岛功能障碍,通过改变糖尿病患者的膳食可以使胰岛细胞得以休息,有利于恢复部分功能。

3. 降低餐后高血糖 合理进食富含膳食纤维的食物可以使餐后血糖降低,有利于胰岛功能恢复。

4. 预防并发症 通过膳食调理,控制血糖、降低血脂,有利于预防糖尿病并发症的发生。

5. 减轻体重 采用低热量膳食可以改善自身的消耗,减少过剩的脂肪,并降低危险因素,增强胰岛素的敏感性。

(二)治疗原则

1. 合理控制总能量 糖尿病患者全日能量供给应根据其标准体重、劳动强度而定,应尽量维持或略低于标准体重为宜。标准体重简易计算公式为:

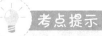

考点提示

糖尿病患者营养治疗原则

$$标准体重(kg) = 身高(cm) - 105$$

$$或者男性标准体重(kg) = [身高(cm) - 100] \times 0.9$$

$$女性标准体重(kg) = [身高(cm) - 100] \times 0.85$$

成年糖尿病患者能量的每日供给量参考见表 10-3。

表 10-3 成年糖尿病患者能量供给[kcal/(kg)]

体型	极轻体力劳动	轻体力劳动	中体力劳动	重体力劳动
正常(±10% 标准体重)	20~25	30	35	40
消瘦(<20% 标准体重)	30	35	40	45~50
肥胖(≥20% 标准体重)	15~20	20~25	30	35

住院患者可根据不同体重类型计算全日能量。每日最低摄入量至少在 5020KJ (1200kcal)，既保证人体的能量需求，又可减轻体重，使体重逐渐下降至正常标准的 ±5% 左右。对孕妇、乳母、营养不良、消瘦、伴消耗性疾病的糖尿病患者应根据具体情况，将全日能量摄入增加 10%~20%，使患者适应生理需要。

2. 合理的蛋白搭配　糖尿病患者的蛋白质不仅要保证摄入，而且需要将动植物蛋白合理搭配。主食以谷类为主，其含蛋白质 7%~10%，如每日食谷类 300g 相当于摄入蛋白质 21~30g，占全日供量的 1/3~1/2。乳、蛋、鱼、瘦肉的蛋白质较丰富可定量选用，其他可补充大豆及其制品。

3. 适当的碳水化合物　糖尿病患者的碳水化合物全日摄入量应为全日总能量 50%~60%，提倡用粗制米、面和杂粮。一般情况下主食在 350g 左右，包括全日三餐主食和加餐总量。米、面等谷类含淀粉属多糖类，是主食的主要组成部分，应按规定量食用。

4. 调整脂类的摄入　为控制体重、延缓心脑血管并发症的发生，糖尿病患者应合理调整脂肪的摄入，脂肪不超过全日总热量 30%。可选用饱和脂肪酸、多不饱和脂肪酸、单不饱和脂肪酸，调整其比例供给合理。

5. 增加膳食纤维摄入　膳食纤维在蔬菜中的含量为 20%~60%，它可延缓肠道对葡萄糖的吸收，并减少血糖上升的幅度，改善葡萄糖耐量。蔬菜类含膳食纤维较多，同时，不同蔬菜的含糖量也不相同，选用时应给予区别。

6. 补充维生素　由于饮食的控制，患者维生素的摄入可能受到一定影响，应全面补充，特别是保证维生素 B_1、B_2、B_6、B_{12} 及维生素 C、维生素 E 的每日摄入量。

7. 补充微量元素　人体对微量元素的需要量虽然甚微，但对糖尿病病情的缓解及稳定起了重要作用，尤其是微量元素锂、锌、镁、锰、铬等应及时补充。但应控制个体钠的摄入，以防止和减轻高血压、高脂血症、动脉硬化和肾功能不全等并发症，钠摄入量不超过 6g/d。

（三）食物交换份

食物交换份是指将食物根据来源和性质分为四大类，每份食物所含热量相仿，约 90kcal，同类食物或含营养素比例相近的食物可互换，见表 10-4~ 表 10-10。

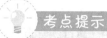

考点提示

食物交换份的概念及应用

表 10-4　食物成分交换表

分类	食物	交换份	重量或容量	热量（kcal）	蛋白质（g）	脂肪（g）	碳水化合物（g）
I	谷类：包括土豆、山药、粉条、绿豆、红豆	1	白米或白面 50g	181	4	1	38
II	蔬菜类 甲种：含碳水化合物 1%~3% 乙种：含碳水化合物 4%~10%	1	甲种 500~750g 乙种 100~350g	80	5	—	15
III	水果类	1	根据碳水化合物的量决定	90	1	—	21
IV	瘦肉类：包括禽、鱼、蛋、豆制品等	1	瘦肉 50g	80	9	5	—
V	豆乳类：包括豆浆、干黄豆、牛乳、乳粉	1	牛乳 250ml 干黄豆 40g	181	12	8	11
VI	油脂类：包括花生、核桃、芝麻酱	1	烹调油 10g	80	—	9	—

表 10-5　谷类食物互换表（能量相当于 50g 米、面的食物）

食物名称	重量(g)	食物名称	重量(g)
挂面	50	饼干	40
米粉	50	油条	45
米饭	150	烧饼	60
米粥	300~800	馒头	80
红薯、白薯(生)	300	花卷	80

表 10-6　蔬菜类食物互换表（相当于 100g 食物重量）

食物名称	重量(g)*	食物名称	重量(g)*
西红柿	100	大白菜	115
茄子	110	菠菜、油菜、小白菜	110~120
萝卜	110	菜花	120
韭菜	110	圆白菜	120
黄瓜	110	蒜苗	120
樱桃西红柿	110	冬瓜	125
藕	110	芹菜茎	150

* 根据市场食物可食部分百分比折算

表 10-7　水果类食物互换表（相当于 100g 食物重量）

食物名称	重量(g)*	食物名称	重量(g)*
草莓	105	苹果	130
柿子	115	橙子	130
鲜枣	115	香蕉	150
桃	120	菠萝	150
梨	120	火龙果	150
葡萄	120	芒果	170
猕猴桃	120	西瓜	170

* 根据市场食物可食部分百分比折算

表 10-8　肉类食物互换表（相当于 50g 肥瘦肉）

食物名称	重量(g)*	食物名称	重量(g)*
牛、羊肉	50	牛肉干	20
鸡肉、鸭肉	50	酱牛肉	30
整鸡、鸭、鹅	75	香肠	40
鸡翅	80	烤鸭	55
猪大排骨	80,小排85	酱肘子	65
鸡腿	90	炸鸡	70

* 带骨食物可食部分百分比折算,熟食按照与生食的蛋白质比折算

表 10-9　大豆类食物互换表(相当于 50g 大豆类食物)

食物名称	重量(g)*	食物名称	重量(g)*
黄豆、青豆、黑豆	50	豆腐丝	80
腐竹	35	素鸡	105
豆腐干	100	内酯豆腐	350

* 豆制品按与黄豆的蛋白质比折算

表 10-10　乳类食物互换表(相当于 100g 鲜牛奶的乳类食物)

食物名称	重量(g)*	食物名称	重量(g)*
鲜羊奶	100	酸奶	120
奶粉	12	奶片	22

* 奶制品按与鲜奶的蛋白质比折算

举例:

某成年男性糖尿病患者,身高 170cm,实际体重 80kg,从事办公室工作,体型肥胖,平时食量中等,每日习惯饮牛奶 250ml、甲种蔬菜 500g。请根据饮食习惯及食物成分交换表拟定一份糖尿病患者的膳食治疗方案。

第一步:计算全日热能供给量。

标准体重:170–105=65kg。

体重超出量:(80–65)÷65≈23%>20%。

一日热能供给量:65 × (20~25)=1300~1625kcal,分析该患者平时食量中等、体型肥胖,为了减轻体重,可选取最低值 1300kcal。

第二步:蛋白质、碳水化合物、脂肪各占总热能的百分比,以 20%、55%、25% 计算。

蛋白质供给量:1300 × 20% ÷ 4=65g/d。

碳水化合物供给量:1300 × 55% ÷ 4=180g/d。

脂肪供给量:1300 × 25% ÷ 9=36g/d。

故该患者每日进蛋白质 65g,碳水化合物 180g,脂肪 36g。

第三步:根据患者平时进食牛奶和蔬菜的习惯,分析食谱内容计算如下:

碳水化合物食物量:(180–15–11)÷38≈4 交换份,即谷类 200g。

蛋白质食物量:(65–12–5–4×4)÷9≈4 交换份,即瘦肉类 200g。

脂肪食物量:(36–8–1×4–5×4)÷9≈0.4 交换份,即烹饪油 4g。

第四步:按照上述食物成分交换表计算全日食物用量:

蔬菜	1 交换单位	500g
牛奶	1 交换单位	250ml
谷类	4 交换单位	200g
瘦肉类	4 交换单位	200g
烹饪油	0.4 交换单位	4g

第五步:根据全日食物用量及交换单位份数,参考上述食物成分交换表,按照全日进餐 1/5、2/5、2/5 分配,安排一日食谱内容如下:

早餐:牛奶 250ml、馒头 50g。

午餐:鸡蛋 50g、瘦肉 50g、芹菜 150g、米饭 75g、菠菜汤 100g、烹饪油 2g。

晚餐：白菜 100g、豆芽 150g、瘦肉 50g、豆腐干 50g、汤面 75g、烹饪油 2g。

(四) 血糖指数

血糖指数（glucose index，GI）是衡量各种食物对血糖可能产生多大影响的指标。测量方法是进食含 100g 葡萄糖的某种食物，测量食后 2 小时内的血浆葡萄糖水平，计算血糖曲线下面积，与同时测量的 100g 葡萄糖耐量曲线下面积比较所得的比值。

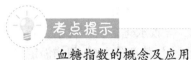
考点提示
血糖指数的概念及应用

$$血糖指数（GI）= \frac{进食某食物后 2 小时内血浆葡萄糖曲线下总面积}{进食等量葡萄糖后 2 小时内血浆葡萄糖曲线下总面积} \times 100$$

根据血糖指数的数值，当血糖生成指数在 55 以下时，认为该食物为低 GI 食物；当血糖生成指数在 55~75 时，认为该食物为中等 GI 食物；当血糖生成指数在 75 以上时，认为该食物为高 GI 食物。各种豆类、豆制品、燕麦、荞麦、莜麦、糙米等食物血糖指数相对较低。

(五) 糖尿病特殊情况下的营养治疗

1. 酮症酸中毒　糖尿病发生酮症酸中毒时的营养治疗原则是制定个体化饮食方案，合理安排餐次，均衡饮食结构，合理控制总热能，蛋白质、脂肪、碳水化合物三大营养物质比例适当，并及时补充维生素和微量元素，保证充足的膳食纤维。

糖尿病酮症酸中毒者食欲不佳时，应供给易于消化的单糖、双糖类食物，如水果汁、加糖果酱、蜂蜜等流质食物。每日所供应的糖类总量应根据其使用胰岛素的数量及患者具体情况而定，一般应少于 200g。如病情稳定好转后，可加米粥、面包等含碳水化合物的主食，严格限制脂肪和蛋白质的摄入，以防体内产生新的酮体，加重病情。经过药物治疗和饮食的控制，尿中酮体完全消失后，蛋白质和脂肪的供给才可逐步增加。当空腹血糖下降，尿糖减少，酮体转为阴性，酮症酸中毒得到彻底纠正后，可按重症糖尿病的膳食原则安排患者的膳食。

2. 妊娠糖尿病　妊娠糖尿病者营养治疗的原则是保证孕妇和胎儿的正常营养需要。一般在妊娠的前 4 个月饮食安排无特异性，在后 5 个月蛋白质增加 25g/d，并尽可能选用优质蛋白质，少量多餐。其中，能量供给碳水化合物为 55%~60%、蛋白质为 15%~20%、脂肪为 25%~30%。从妊娠开始到整个孕期都需酌情补充各种维生素和微量元素，使个体体重增长不超过 9~10kg，对有水肿、高血压者宜选择低钠膳食。

3. 儿童糖尿病　主要以 1 型糖尿病为多，营养治疗的原则是提供全面合理的营养素，在保证儿童生长发育的同时控制病情，延缓并发症的发生，坚持终生治疗。儿童糖尿病患者因年龄不同所需能量也不同，全日总能量（kcal）=1000+ 年龄 ×（70~100）。当年龄越小时选用比例越高，反之年龄越大选用比例较小。碳水化合物占总能量的 50%~60%，蛋白质为 12%~20%，脂肪供能不超过 30%，尤其是饱和脂肪酸应小于 10%。同时，注意补充各种维生素和微量元素。

4. 糖尿病肾病　是糖尿病引起的最严重、危害性最大的一种慢性并发症，主要特点是糖尿病引起微血管病变导致肾小球硬化。营养治疗的重点是限制蛋白质的摄入。早期肾小球的滤过率尚可时，蛋白质供给量不超过 1g/kg；肾功能较差时，蛋白质供给量为 0.7~0.8g/kg；尿毒症时，蛋白质供给量为 0.5g/kg。采用低蛋白质膳食时应在限定范围内选用富含必需氨基酸的动物性食物，如奶、蛋、瘦肉等，也可选用麦淀粉等食物。碳水化合物供给应满足机体的需要，同时全面供给维生素和微量元素。

四、膳食指导

(一) 宜用食物

1. 含碳水化合物的食物　谷类是碳水化合物的重要来源,多选粗杂粮,也可用含淀粉多的食物代替部分主粮,但均需定量选用。

2. 富含膳食纤维的食物　如玉米、燕麦片、花椰菜、胡萝卜、灯笼椒等。

3. 含脂肪类食物　饱和脂肪酸含量高的食物,如猪油、奶油、椰子油、棕榈油、全脂奶、巧克力、冰激凌等。多不饱和脂肪酸含量高的食物,如麻油、鱼油、棉籽油等。单不饱和脂肪酸含量高的食物,如花生、花生油、花生奶油、山核桃、腰果、杏仁、橄榄等。

4. 水果类　血糖稳定者可少量食用,血糖不稳定者免食。

5. 蔬菜类　富含无机盐、维生素、膳食纤维,除了豌豆、毛豆、蒜苗、胡萝卜等含热量较高的蔬菜外,常见的茎类、叶类、瓜类蔬菜可任意食用。

(二) 忌用食物

1. 禁烟酒　每克酒精产热 7kcal,注射胰岛素或口服降糖药的患者空腹饮酒易造成低血糖。

2. 忌精制食糖　如需甜食者可采用不增加能量、不增加血糖水平的甜味剂。含糖量较高的水果或干果也应限制使用,如香蕉、柿子、红果、红枣等。

第三节　痛风的营养治疗与膳食指导

案例

刘某,男性,50 岁。下班后和朋友聚餐,很晚回家休息,午夜突发右脚第一跖趾关节剧痛,由于疼痛而惊醒,疼痛剧烈似刀割样,稍微活动后疼痛明显加剧。约 3 小时后局部出现红、肿、热、痛和活动困难,随急诊治疗。检查:血尿酸:500umol/L;X 线显示:可见非特异性软组织肿胀。

请问:1. 该患者可能的诊断是什么?
　　　2. 应如何对该患者进行饮食指导?

痛风是指遗传性或获得性原因导致嘌呤代谢障碍、血尿酸增高伴组织损伤的一组代谢性疾病。其发病原因是血尿酸增高,尿酸是嘌呤代谢的最终产物,主要是细胞代谢分解的核酸以及其他嘌呤类化合物、食物中的嘌呤经酶的作用分解而来。80% 的高尿酸血症者可终身无症状,称为无症状性高尿酸血症,少部分发展为临床痛风。由于痛风常伴有肥胖、2 型糖尿病、高脂血症、高血压病、动脉硬化、冠心病和甲状腺功能亢进等,但在发病机制上并无证据表明彼此间关系。因此,痛风不是单一的疾病,而是一种综合征。

一、疾病特点

(一) 病因与发病机制

痛风是一种遗传缺陷性疾病,具有明显的遗传倾向,有家族史者易患痛风。痛风的发生还与年龄、性别、职业、肾功能损害等后天因素有关,也可由酗酒、饮食过多、疲劳、感染、局部

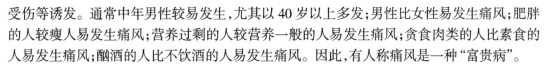

受伤等诱发。通常中年男性较易发生,尤其以40岁以上多发;男性比女性易发生痛风;肥胖的人较瘦人易发生痛风;营养过剩的人较营养一般的人易发生痛风;贪食肉类的人比素食的人易发生痛风;酗酒的人比不饮酒的人易发生痛风。因此,有人称痛风是一种"富贵病"。

痛风从病因上可分为原发性痛风和继发性痛风两类。

1. 原发性痛风 原发性多是由先天性嘌呤代谢紊乱或部分遗传缺陷引起,部分有家族史,属常染色体的多基因遗传。嘌呤合成途径中有关酶缺陷、活性增加均可导致嘌呤生成增多,产生高尿酸血症。高尿酸血症发生时内源性代谢紊乱比外源性因素更为重要,既可以是尿酸产生过多,也可以是尿酸排泄减少。①尿酸产生过多:由尿酸生成增多导致痛风者仅占少数,一般不超过10%。②尿酸排泄减少:24小时尿液中尿酸少于600mg/d,占高尿酸血症或痛风患者的90%以上。③混合型:既有尿酸产生过多,又有肾尿酸排泄减少,主要见于长期饮酒和葡萄糖-6-磷酸酶缺陷者。酒类饮品本身即含高嘌呤物质,大量饮酒可促进肝脏内三磷酸腺苷(ATP)的降解,嘌呤分解加速,从而诱发血尿酸增高,出现关节疼痛;也会使体内的乳酸增加,增加的乳酸与尿酸呈竞争性排泄,影响体内尿酸的排出,导致血尿酸增高而诱发痛风的急性发作。高嘌呤膳食并非痛风的直接发病因素,但会导致血尿酸水平升高,也是促发因素。

2. 继发性痛风 继发于先天性代谢紊乱性疾病,如葡萄糖-6-磷酸酶缺乏;继发于白血病、淋巴瘤、慢性溶血性贫血、恶性肿瘤及肿瘤化学治疗和放射治疗后,因为核酸转换增加,导致尿酸生成增多;也可继发于呋塞米、噻嗪类利尿药、乙胺丁醇、阿司匹林、乙醇及烟酸等药物使用后,使尿酸排出减少。

(二) 临床表现

痛风主要表现为高尿酸血症、特征性急性关节炎反复发作,在关节滑液的白细胞内可找到尿酸钠的结晶,形成痛风石,严重者可导致关节活动障碍和畸形,肾尿酸结石或痛风性肾实质病变。

1. 无症状期 仅出现血尿酸持续性或波动性增高。从血尿酸增高到症状出现时间可长达数年甚至数十年,有些可终生无症状。男性在青春期以后尿酸开始增高,而女性主要在更年期后尿酸增高。无症状期仅有高尿酸血症,而无关节炎、痛风石、肾结石等表现。

2. 急性关节炎期 常发生午夜突然发病,由于疼痛而惊醒,疼痛可剧烈似刀割样,稍微活动疼痛加剧。关节局部肿胀、充血,皮肤呈桃红色,压之可褪色,有压痛感。局部皮肤温度可升高,触之有发热,所以大多数患者病变的关节局部会怕热,不能盖被或热敷,只喜冷敷。

3. 慢性关节炎期 多因急性关节炎反复发作而来,表现为多关节受累,疼痛发作频繁,间歇期逐渐缩短,疼痛逐渐加重,不能完全缓解。严重者还可累及肩、脊柱、骨骼、胸锁、下颌关节和肋软骨,表现为肩背痛、胸痛、肋间神经痛、坐骨神经痛。

4. 肾结石 部分痛风患者是以肾尿酸结石为最先的临床表现,形成尿酸结石的原因是肾排泄尿酸增多。一般肾尿酸结石的发病率是10%~25%。

5. 肾脏病变 尿酸盐性肾脏病变是痛风最常见的表现,占痛风患者的20%~40%。由于尿酸盐在肾间质组织沉积所致,患者可出现间歇性蛋白尿、高血压和血尿素氮升高,晚期可引起肾脏功能不全。

二、相关营养因素

1. **碳水化合物** 痛风患者全日总能量摄入应低于正常标准的10%~15%。因痛风患者多合并有体重超重和肥胖,而高碳水化合物摄入体内以糖原的形式转变并贮存,少部分可转变为乙酰辅酶 A 合成脂肪,最终促进体重增加,因此应控制和减轻体重,逐渐使体重达到理想标准甚至标准体重的 95%。

2. 脂肪 痛风患者体内脂肪摄入过多时会导致体内脂肪代谢紊乱,脂肪分解后酮体生成过多,血尿酸增高更容易诱发急性痛风发作。

3. 蛋白质 慢性痛风常并发痛风性肾病。当患者出现蛋白尿时,应根据尿蛋白的丢失量及血浆蛋白量及时补充蛋白质。当患者肾功能正常时,每日需蛋白质 1.0g/kg;当肾功能失代偿时应限制蛋白质摄入,每日 0.6~0.8g/kg,以减轻肾脏的负担。同时,定期检测肌酐、尿素氮,随时调整蛋白质的入量。

4. 维生素 B 族维生素和维生素 C 能促使组织内淤积的尿酸盐溶解,可预防痛风石形成,并促进肾脏的结石排出。

5. 水 水能促进尿酸盐溶解与排泄。饮水可促进体内其他营养素的吸收与平衡,增加血液循环,将体内的代谢产物排出体外。

三、营养治疗

(一) 治疗目的

营养治疗的目的是尽快终止急性症状,预防急性关节炎的复发,减少并发症的产生或逆转并发症。因此,治疗上应控制急性痛风性关节炎,同时,增加尿酸排泄,控制高尿酸血症。

(二) 治疗原则

1. 限制嘌呤的摄入量 严格限制嘌呤饮食,减少嘌呤的摄入。痛风患者血尿酸升高,往往直接与高嘌呤饮食摄入有关。因此,对急性关节炎发作期患者嘌呤量应严格限制在 300mg/d 以内,并禁忌选

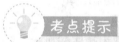

考点提示

痛风患者的营养治疗原则

择含嘌呤高的食物。对病情稳定期患者应食用含嘌呤低的食物。鸡蛋、牛奶不含核蛋白,可作为痛风患者的首选食物,既可补充蛋白质又避免了嘌呤的摄入。

2. 限制总能量 总能量根据患者标准体重按休息状态计算,通常不超过 30kcal/(kg·d)。同时,应根据标准体重、工作性质决定每日能量摄入量,也可根据正常的能量供应减去 10% 左右计算。

3. 减少碳水化合物的摄入 碳水化合物作为热能的主要来源,应占总能量的 65%~70%。这样可减少脂肪分解产生酮体,有利于尿酸盐排出。应提倡使用低糖食物和血糖指数较低的食物,尽量减少蔗糖类食物,因为它们分解代谢后会成为果糖,而果糖能增加尿酸生成,故不宜食用。

4. 限制蛋白质的摄入 蛋白质应占总能量的 11%~15%,摄入量每日为 0.8~1.2g/kg。正常人和痛风患者在高蛋白膳食中对内源性嘌呤合成较高。

5. 限制脂肪的摄入 由于脂肪氧化产生能量约为碳水化合物和蛋白质的 2 倍,为降低患者体重需限制脂肪的摄入量,一般控制在 40~50g/d,可选含脂肪少的动物性食物及植物油。特别是在痛风急性发作期更应给予限制,因为脂肪有阻碍肾脏排泄尿酸的作用。

6. 选用碱性食物 一些碱性食物如蔬菜、水果、牛奶等,含有较多钠、钾、钙、镁等元素,在体内氧化可生成碱性化合物。碱性食物可降低血液与尿液的酸度,使尿液碱性化,从而增加尿酸在尿中的可溶性,故应鼓励患者多选择碱性食物。另外,蔬菜和水果中还含有丰富的

维生素,尤其是维生素 C,能促进组织内尿酸盐溶解。冬瓜与西瓜属于碱性食物,且具有明显的利尿作用,对促进痛风患者排泄尿酸更有利。

7. 多饮水 每日至少摄入液体总量应达到 2500~3000ml。当患者心肺功能正常时,应保持尿量在 2000ml/d 左右,以促进尿酸排出;当患者伴有肾结石时,尿量最好能达到 3000ml/d;如果是痛风性肾病致肾功能不全时,应根据病情适当限制水的摄入量;为防止个体夜间尿液浓缩,可在睡前或半夜适当饮水,饮水可选用白开水、矿泉水、果汁、茶水等,正确的饮水方法是每隔 2 小时左右喝水一次,不能等口渴时再喝。

四、膳食指导

(一) 宜用食物

1. 限制嘌呤含量多的食物摄取 应根据患者的病情轻重、所处病期、并发症及药物应用情况进行分析。下列食物嘌呤含量分类表多取材于未经烹调的食物,故仅供参考。

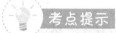
考点提示

嘌呤的食物含量及膳食指导

(1) 1 类含嘌呤最多的食物(每 100g 含嘌呤 150~1000mg):包括瘦肉、动物内脏、肉汤及禽类的汤;鱼类如沙丁鱼、鱼卵、小虾、淡菜、牡蛎、鲭鱼及凤尾鱼;禽类如石鸡、斑鸠。

(2) 2 类含嘌呤较多的食物(每 100g 含嘌呤 75~150mg):包括扁豆、干豌豆、干豆类;鲤鱼、鲈鱼、鳗鱼、贝壳类水产;熏火腿,猪肉、牛肉、牛舌、小牛肉、野鸡、鸽子、鸭、野鸭、鹌鹑、绵羊肉、兔、鹿肉、火鸡等;淡肉汤、淡鸡汤、淡肝汤等肉汤类。

(3) 3 类含嘌呤较少的食物(每 100g 含嘌呤 <75mg):包括芦笋、菜花、龙须菜、四季豆、青豆、菜豆、菠菜、蘑菇,青鱼、鲑鱼、金枪鱼、白鱼、龙虾,鸡肉、火腿、羊肉、淡牛肉汤、花生、麦片、麦麸面包。

(4) 4 类含嘌呤很少的食物(每 100g 含嘌呤 <30mg):包括奶类、奶酪、蛋类,水果类,可可、咖啡、茶,果汁饮料、豆浆、糖果、蜂蜜,精制谷类如富强粉、精磨稻米、玉米,蔬菜类如紫菜头、卷心菜、胡萝卜、芹菜、黄瓜、茄子、冬瓜、土豆、山芋、莴笋、西红柿、葱头、白菜、南瓜、果酱。

2. 急性痛风发作期食物选择 痛风急性发作期只能采用牛奶、鸡蛋、精制面粉及嘌呤含量少的蔬菜,可多食水果、大量饮水。禁食一切肉类及含嘌呤丰富的食物,尤其禁用 1、2、3 类食物,4 类食物可任选。可采用严格低嘌呤半流质膳食、软饭或普通膳食。

3. 慢性痛风时食物选择 慢性期的患者可在每日蛋白质摄入量范围内,对牛奶、鸡蛋清不限量,全鸡蛋每日限用一个。瘦肉类,白色肉类(鱼、鸡)每日可选用 100g,也可采用清水煮肉,弃汤后再烹调肉类,可减少嘌呤摄入。有建议每周 2 天按急性期膳食供给,其余 5 天可选用 2、3 类含嘌呤食物。严禁一次进食过多的肉类及含嘌呤丰富的食物,如动物内脏类、浓肉汤类和沙丁鱼等。少用或不用含嘌呤多的蔬菜,如龙须菜、菠菜、蘑菇、鲜豌豆类等。其他可选用精制米面及含嘌呤少的蔬菜,如多选用黄绿色蔬菜与水果等。禁用 1 类食物,限量选用 2、3 类食物,任意选用 4 类食物。

(二) 忌用食物

1. 动物的内脏 如肝、腰、胰和沙丁鱼、小虾、肉汁、肉汤中嘌呤含量较高,应严格限制食用。

2. 含果糖较高的食物 如蜂蜜、蔗糖等。

3. 某些含较高嘌呤的蔬菜 如豆荚类食物扁豆、青蚕豆等。

4. 能兴奋自主神经的食物 辣椒、胡椒、花椒、芥末、生姜等调料均能兴奋自主神经,诱使痛风急性发作,因此应尽量避免使用。浓茶、咖啡、可可等饮料虽不使体内尿酸产生增加,也不在痛风石里沉积,但有兴奋自主神经系统的作用,可能会引起痛风发作,故应尽量避免使用。

5. 禁饮酒。

第四节 骨质疏松症的营养治疗与膳食指导

 案例

王某,女性,57 岁。以"左膝关节疼痛 1 年,加重半个月"之主诉入院。1 年前因劳累后出现膝关节疼痛就诊,曾给予玻璃酸钠注射液关节腔注射、针灸、外贴膏药等治疗,治疗后疼痛缓解。半个月前因受凉后疼痛加重,门诊以"膝骨关节病"收住入院。查体:左膝关节疼痛,未见膝关节肿胀,活动度可,上下楼梯、久行、劳累、受凉后症状加重,休息可缓解。辅助检查:左膝 MRI 显示:左膝骨关节炎。骨密度测定:腰椎 T 值:-1.5。诊断:膝骨关节病,骨质疏松症。

请问:1. 该患者应及时补充哪种营养素?

2. 应如何对该患者进行饮食指导?

骨质疏松症是各种原因引起的生理性或病理性骨矿物质丢失,导致机械性骨功能不全或骨折危险性增加的疼痛综合征。骨质疏松症是机体衰老在骨骼方面的一种特殊表现,也是骨质脆性增加导致骨折危险性增大的一种常见病。患骨质疏松症的个体极易发生股骨颈骨折、脊椎骨折,尤其是老年女性患者,发生髋部骨折一年内可有 15% 死亡,其余 50% 残疾,因此骨质疏松症是引起老年人卧床率和伤残率增高的主要因素。2000 年,中国老年骨质疏松症患者为 6000 万 ~8000 万人,且女性的发病率为男性的 2 倍以上。由于骨质疏松症的高发病率和易骨折性,我国已将骨质疏松的防治研究列为重要攻关范畴。骨质疏松症与营养素,特别是钙、磷、维生素 D 有着密切的关系,为减少骨质疏松症的发生更应重视骨质疏松症的营养防治。

一、疾病特点

骨质疏松症是一种以低骨量和骨组织微结构破坏为特征,导致骨质脆性增加和易于骨折的代谢性疾病。临床上分为原发性和继发性骨质疏松症。原发性骨质疏松症指低骨量和骨组织微细结构破坏,致使骨的脆性增加和容易发生骨折的一种全身性骨骼疾病,它包括了绝经后骨质疏松症与老年性骨质疏松症。

(一) 病因及发病机制

随着年龄的增长,人体骨代谢中骨重建基本处于负平衡状态,一方面是破骨细胞的吸收增加,另一方面是成骨细胞的功能衰减。此外,骨质疏松的发生还与多种因素有关。

1. 遗传因素 多种基因(如维生素 D 受体、雌激素受体、β_3 肾上腺素能受体的基因)的表达水平和基因多态性可影响骨代谢,另外,基质胶原和其他结构成分的遗传差异与骨质疏松性骨折的发生也有关系。

2. 性激素 性激素在骨生成和维持骨量方面起着重要的作用。随着个体年龄的增长,性激素功能减退,激素水平下降,骨的形成减慢,吸收加快,也导致了骨量下降。

3. 甲状旁腺素和细胞因子 甲状旁腺素作用于成骨细胞,通过其分泌的细胞因子促进破骨细胞的作用。随着个体年龄的增加,血甲状旁腺素逐年增高,骨髓细胞的护骨素表达能力下降,导致骨质丢失加速。

4. 营养成分 钙是骨矿物中最主要的成分,维生素 D 有促进骨细胞活性的作用,磷、蛋白质及微量元素可维持钙、磷比例,有利于钙的吸收。这些物质的缺乏都可使骨的形成减少。

5. 生活方式 体力活动是刺激骨形成的基本方式,故长期卧床与活动过少易发生骨质疏松。另外,吸烟、酗酒,高蛋白、高盐饮食,大量饮用咖啡,光照减少均是骨质疏松的诱发因素。

(二) 临床表现

1. 骨痛和肌无力 属于骨质疏松症较早出现的症状,表现为腰背疼痛或全身骨痛,疼痛呈弥漫性,无固定部位,特别是劳累或活动后加重,负重能力下降或不能负重。

2. 身长缩短 骨质疏松非常严重时,可因椎体骨密度减少导致脊椎椎体压缩变形,每个椎体缩短 2cm,身长平均缩短 3~6cm,严重者可发生驼背。

3. 骨折 骨折是导致老年骨质疏松症患者活动受限、寿命缩短的最常见和最严重的并发症。常因轻微活动或创伤诱发,如打喷嚏、弯腰、负重、挤压或摔倒等。

二、相关营养因素

1. 微量元素 骨质疏松症与微量元素中的钙、磷密切相关。成人体内钙总量约 1200g,占体重的 2%,并且每日约有 700mg 的钙要进行更新。体内钙平衡维持需由甲状旁腺激素、降钙素和维生素 D 参与调节,但摄入的钙通常只有 20%~30% 可被小肠吸收进入血液。合理的钙磷比例为 1.5 : 1~2 : 1 可促进钙磷的吸收。因此,预防骨质疏松症必须保证食物中钙和磷的摄入。

2. 维生素 维生素 D 直接参与了人体的钙和磷代谢。$1,25-(OH)_2-D_3$ 能促进肠黏膜细胞的碱性磷酸酶活性,有利于钙磷的吸收;同时,有活性的 $1,25-(OH)_2-D_3$ 产生钙结合蛋白,可促进钙转运入血,有利于钙磷吸收。

三、营养治疗

(一) 治疗目的

骨质疏松症营养治疗的目的是为个体提供每日的饮食计划单,学会各种营养素的合理搭配,尤其要指导个体多摄入含钙、磷、维生素 D 及蛋白质丰富的食物,减少骨质疏松症的发生率和并发症,积极重视骨质疏松症的营养防治。

(二) 治疗原则

1. 摄入充足的钙 为保证人体正常钙磷代谢,防止骨质疏松症,应从食物中保证钙的摄入,尤其是儿童生长发育期、女性妊娠期及哺乳期,皆需要有充足的钙摄入。我国营养学会推荐钙的摄入量成人为 800mg/d,儿童为 600~1000mg/d,青少年为 1000~1200mg/d,孕妇与乳母为 1500mg/d。

2. 补充维生素 D 维生素 D_3 可由皮肤经日光照射产生,但由于紫外线的穿透能力较弱,个体常由于衣着、居室光照不足及户外活动少等原因,影响皮肤维生素 D 的合成。

3. 适量磷的摄入 磷是人体钙磷代谢中不可缺少的营养素,成人磷推荐量为 800mg/d,一般正常饮食的个体不缺磷。但人体的血磷浓度稳定性欠佳,常受年龄、饮食、代谢等影响。如磷摄入过高,可造成血磷升高,从而抑制 1.25-$(OH)_2$-D_3 生成,降低肠钙的吸收。

4. 适当补充蛋白质和维生素 C 蛋白质与维生素 C 是预防骨质疏松症中不可忽视的营养素。蛋白质长期缺乏,会造成血浆蛋白降低,使骨基质蛋白合成不足,新骨生成较慢,若同时存在钙缺乏,将会出现骨质疏松症。维生素 C 是骨基质羟脯氨酸合成不可缺少的成分,如缺乏可使骨基质合成减少。因此在膳食中要注意选用含蛋白质和维生素 C 丰富的食物。

5. 补充适当的微量元素 补钙的同时,适当补充微量元素锌和铜比单纯补钙效果较好。

四、膳食指导

(一) 宜用食物

1. 富含钙的食物 如虾皮、海带、芝麻、牛奶等。当膳食中钙摄入不足时,应补充钙剂,以碳酸钙、枸橼酸钙为首选,其元素钙含量分别是 40% 与 27%。

2. 富含维生素 D 的食物 如鲱鱼、鲑鱼、沙丁鱼及鱼肝油富含维生素 D;鸡蛋、小牛肉、牛肉、黄油和植物油也含有少量维生素 D;强化维生素 D 的食物还有牛奶、奶粉、各类巧克力等。

3. 含磷较高的食物 如豆类、花生仁、茶叶等。

(二) 忌用食物

忌高磷酸盐添加剂、动物内脏等。

第五节 肥胖症的营养治疗与膳食指导

> 王某,女性,28 岁,身高 160cm,体重 78kg,向心性肥胖,面部皮肤出现较多痤疮,血压 140/90mmHg,24 小时尿 17-羟皮质类固醇 25mg,遵医嘱给予地塞米松治疗,但患者对激素治疗过于焦虑。
>
> 请问:1. 应如何对该患者进行健康教育?
> 　　　2. 应如何对该患者进行饮食指导?

一、疾病特点

肥胖是指人体内脂肪过量贮存,体重过重的一种病理状态。表现为体内脂肪细胞数量增多和(或)体积增大,因体内脂肪增加使体重超过标准体重 20% 或体质指数大于 30。肥胖影响脂肪代谢,与高脂血症、动脉粥样硬化、高血压病、冠心病及脑血管病发病密切相关,还会增加与肥胖有关的疾病如心血管病、糖尿病的患病率和死亡率。WHO 指出,肥胖已成为世界性的首要公共卫生问题,全球肥胖人数已超过 10 亿,不再是西方国家的流行病,已成为全球性的流行性疾病。虽然我国的肥胖问题远不如西方国家突出,但随着现代化的进程,丰富的食物供应、逐渐减少的体力活动,使肥胖症已显现出明显的增多趋势。其中,儿童单纯性肥胖症已成为全球流行病之一,引起大家的广泛关注。单纯性肥胖症除与遗传有一定的

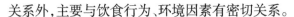

关系外,主要与饮食行为、环境因素有密切关系。

（一）病因

1. 遗传因素 肥胖有一定的遗传倾向性,具有明显的家族聚集性。同卵双生子在不同的环境中长大后发生的概率极为接近,这种相似性与遗传因素直接相关。另外,静息时代谢率低、偏爱含脂肪高的食物、喜欢静坐的生活方式也在一定程度上是可以遗传的。

2. 环境因素 对遗传素质相对稳定的人群,则后天生活环境、饮食习惯、运动量的多少、工作方式等决定了肥胖发生的可能性。大多数肥胖都是多基因与环境之间复杂的相互作用的结果。

3. 饮食行为 饮食过量在肥胖发生中起着不可忽视的作用。肥胖通常是在一个人的能量摄入总量超过了他的能量消耗时出现的。尤其是动物类食物、脂肪等高热量食物摄入的增加,或者不良的饮食习惯如过食、晚餐过盛、喜食油腻、甜食、偏食、喜零食者都会引起肥胖的发生。

4. 神经精神因素 肥胖者对食欲的刺激非常敏感,胰岛素分泌增加,减少了食欲的控制机制,因此易多食;肥胖者的饱食中枢表现迟缓或减弱;在持续环境压力下,个体出现迷走神经兴奋,可使胰岛素分泌增加,食欲增加,也会引起肥胖的发生。

（二）肥胖的判定方法及标准

根据肥胖的定义,目前临床已建立了许多判定肥胖的方法,常用的有:

1. 标准体重法 是世界卫生组织推荐的一种常用方法,常用于生长发育阶段的儿童及青少年。根据下列公式计算肥胖度:

$$肥胖度(\%) = \frac{实际体重(kg) - 标准体重(kg)}{标准体重(kg)} \times 100\%$$

其中,标准体重计算方法详见本章第二节内容。

判断标准为:肥胖度 10%~20% 为超重,20%~29% 为轻度肥胖,30%~49% 为中度肥胖,≥50% 为重度肥胖。

2. 体质指数法 体质指数(BMI)一般在成年人中广泛使用,不同地区 BMI 标准见表 10-11。

$$体质指数(BMI) = \frac{体重(kg)}{[身高(cm)]^2}$$

表 10-11 BMI 的诊断标准

BMI 分类	WHO 标准	中国参考标准	相关疾病发病的危险性
体重过低	<18.5	<18.5	低
正常范围	18.5~24.9	18.5~23.9	平均水平
超重	≥25	≥24	
肥胖前期	25.0~29.9	24~26.9	增加
Ⅰ度肥胖	30.0~34.9	27~29.9	中度增加
Ⅱ度肥胖	35.0~39.9	≥30	严重增加
Ⅲ度肥胖	≥40.0		非常严重增加

3. 皮下脂肪厚度 最常用的是皮褶厚度测量,测量部位有肩胛下、上臂三头肌肌腹处、腹部等。该皮褶厚度测量方法一般不能单独判断,而是与标准体重结合判断。

4. 腰围与腰臀比 WHO 规定男性腰围≥102cm,女性腰围≥88cm 为腹型肥胖,腰臀比男性≥0.9,女性≥0.8 为腹型肥胖的标准。我国针对腰围提出的标准为男性≥85cm,女性≥80cm 为腹型肥胖。腹型肥胖者体内胆固醇含量明显升高,更易发生心血管疾病和糖尿病。

(三) 临床表现

1. 单纯性肥胖 幼年期发病者,脂肪分布均匀,脂肪细胞数量增多,常引起终身性肥胖,治疗效果不理想;若成年时发病者,脂肪细胞数量不变,但胞体肥大,治疗效果较好。

2. 继发性肥胖 脂肪在分布上有显著的特征性,如肾上腺皮质功能亢进表现为向心性肥胖,以面部、肩背部、腰部最显著;下丘脑病变所致的肥胖性生殖无能综合征,表现为大量脂肪积聚在面部、腰部、臀部及大腿,性器官及第二性征发育不全。

3. 伴随症状 可出现气急、水肿、关节痛、肌肉酸痛等躯体症状;重度肥胖可使肺泡换气不足、CO_2 潴留,患者表现为发绀、嗜睡,稍活动后即感到剧烈气促等症状,也称"肥胖性肺心综合征"。

二、相关营养因素

1. 碳水化合物 单纯性肥胖症因长期摄入能量超过个体需要量而导致体重超标,故需长期调控能量摄入与消耗,才能有效纠正体重。在膳食中应保证一定比例的碳水化合物供给量,不能忽高忽低。避免长期超低能量摄入而影响人体正常的营养素代谢,最终将引起人体免疫力下降、免疫功能紊乱。

2. 脂肪 摄入脂肪容易导致能量超标。过量脂肪会使体重增加,同时引起肝脏、心脏的脂肪沉着,尤其是饱和脂肪酸过多时,将会升高血胆固醇和低密度脂蛋白胆固醇,更易发生动脉粥样硬化。

3. 蛋白质 由于限制膳食中的能量供给,易导致体脂消耗增加,同时,引起机体组织蛋白的丢失。为维持正氮平衡,个体必须保证摄入足够的优质蛋白质。但总能量的限制会影响到蛋白质,因此,对单纯性肥胖症患者因体重超重不同蛋白质的选择不同。

三、营养治疗

(一) 治疗目的
肥胖治疗的根本目的是通过限制能量的摄入,增加能量的消耗,使机体处于能量负平衡而使体重下降。常用的方法包括调整每日膳食摄入量、体力活动水平、行为治疗、药物及外科手术等。

(二) 治疗原则

考点提示

肥胖症患者营养治疗原则

1. 控制总能量的摄入 应选择低能量膳食,特别是对单纯性肥胖症患者,应根据不同年龄、不同病情,对能量进行调整,一定要循序渐进,逐步降低。保证全日能量供应的同时需长期坚持有氧运动,确保能量的消耗。

2. 限制碳水化合物 为防止酮症和出现负氮平衡,碳水化合物供能宜占总能量的40%~55%。对于重度肥胖症,碳水化合物至少应保证在20%,提倡坚持多糖膳食,可选用含糖量低、血糖指数低的食物,尤其对出现糖耐量异常的单纯性肥胖症患者。

3. 保证蛋白质供给 蛋白质供能应控制在总能量的20%~30%,全天供给至少达

50~70g。其中,1/3 为优质蛋白质,如瘦肉类、鱼类、禽类。

4. 严格控制脂肪 脂肪供能应控制在总能量的 20%~30%。应注意选择饱和脂肪酸、单不饱和脂肪酸及多不饱和脂肪酸间的摄入比例。过多摄入脂肪会引起酮症,尤其是动物性脂肪,必须严格限制。

5. 增加富含膳食纤维的食物 通过膳食纤维满足个体的饱腹感,食物膳食纤维供给量不低于 12g/d。

6. 平衡的维生素及微量元素 单纯性肥胖症的低能量膳食将影响到个体维生素及微量元素的摄入不足,应及时合理地补充。由于食盐可以引起口渴并能刺激食欲和增加体重,故食盐摄入为 3~6g/d 为宜。

四、膳食指导

(一) 宜用食物

多吃新鲜的蔬菜和水果。

(二) 忌用食物

1. 含脂肪类食物 少用脂肪和油脂多的食物,烹调时可采用蒸、煮、炖、卤、凉拌为主,宜清淡,不用油炸、煎等方法。也可在饭前进食一些无油菜汤,以满足饱腹感。避免零食。不吃肥肉,可吃瘦肉,或用鱼肉代替吃肉。

2. 少用高碳水化合物食物 少吃或不吃含单糖的食物,如蔗糖、蜜饯、甜品等。

3. 嘌呤含量高的食物 少食含嘌呤高的动物类食物,主要由于嘌呤可增进食欲、加重肝肾功能的代谢负荷。

 本章小结

内分泌及代谢性疾病与营养的关系密切,特别是甲状腺功能亢进、糖尿病、肥胖症、骨质疏松症、痛风等疾病的发病逐年增加,使人们对营养素摄入的片面理解已发生了相应的改变,通过采用营养干预、营养治疗,可以有效预防和控制此类疾病的发生发展。本章重点介绍了甲状腺功能亢进、糖尿病、肥胖症、骨质疏松症、痛风五种疾病的特点、相关营养因素,并对个体进行了营养治疗和膳食指导。

(窦娟花)

目标测试

A1 型题

1. 甲状腺功能亢进患者应限制

    A. 高热量膳食   B. 高蛋白膳食   C. 高维生素膳食

    D. 高糖膳食   E. 高纤维素膳食

2. 甲状腺功能亢进患者的能量需要比正常人约高

    A. 20%   B. 30%   C. 40%

    D. 50%   E. 70%

3. 以尿酸成分为主的结石,患者应尽量避免摄入

    A. 高嘌呤膳食   B. 草酸   C. 磷酸盐

D. 碳酸盐   E. 碳酸钙

4. 下列哪项可促进钙的吸收和重吸收

    A. 维生素 B_2 B. 维生素 D   C. 维生素 C

    D. 维生素 A   E. 胡萝卜素

5. 营养性肥胖治疗的首选疗法是

    A. 控制饮食   B. 手术疗法   C. 运动疗法

    D. 药物治疗   E. 控制饮食 + 运动疗法

A2 型题

6. 王某,男性,50 岁,2 型糖尿病患者,身高 165cm,体重 80kg,无并发症,每日饮食总热量(以 0.13MJ/kg 计算)是

    A. (60×0.13)MJ   B. (60×0.13)MJ,酌减

    C. (60×0.13)MJ,酌增   D. (80×0.13)MJ,酌减

    E. (80×0.13)MJ,酌增

7. 王某,女性,63 岁,在上楼梯时发生摔倒,分析原因是骨质疏松引起,导致骨质疏松的直接原因是

    A. 维生素 D 缺乏   B. 缺少体力活动   C. 钙丢失

    D. 雌激素水平下降   E. 骨折

8. 魏某,身高 160cm,体重 75kg,该患者饮食应选择

    A. 低脂、低热量、少盐、高维生素膳食

    B. 高热量、低脂、少盐、高维生素膳食

    C. 高脂、高热量、高维生素膳食

    D. 低脂、低热量、低蛋白、低钾膳食

    E. 高蛋白、高脂肪、高热量膳食

A3/A4 型题

(9~10 题共用题干)

刘某,男性,65 岁,患糖尿病多年,体态肥胖,"三多一少"症状不明显,血糖偏高。饮食控制和口服降糖药效果均不理想。

9. 刘某向你咨询,你宜建议他

    A. 减少主食量   B. 静脉滴注胰岛素   C. 接受运动疗法

    D. 增加降糖药剂量   E. 测血酮和尿酮

10. 有关刘某自我保健措施中错误的是

    A. 定时测血糖、尿糖   B. 保持情绪稳定   C. 经常温水洗脚

    D. 戒烟、忌酒   E. 少吃粗纤维食物

第十一章　血液系统疾病与营养

学习目标

1. 掌握:血液系统疾病的病因及临床表现、饮食治疗。
2. 熟悉:血液系统疾病的膳食指导。
3. 了解:血液系统疾病的代谢特点。

第一节　缺铁性贫血的营养治疗与膳食指导

案例

患者,女性,25 岁,因面色苍白、头晕、乏力 1 年余,加重伴心慌 1 个月来诊。

1 年前无明显诱因头晕、乏力,进食正常,不挑食,二便正常。睡眠好,体重无明显变化。既往体健,无胃病史,无药物过敏史。结婚半年,月经初潮 14 岁,7 天 /27 天,末次月经半个月前,近 2 年月经量多,半年来更明显。

查体:T 36℃,P 104 次 / 分,R 18 次 / 分,Bp 120/70mmHg,一般状态好,贫血貌。

化　验:Hb 60g/L,RBC 3.0×10^{12}/L,MCV 70fl,MCH 25pg,MCHC 300g/L,WBC 6.5×10^{9}/L,大便潜血(−),血清铁 50mg/dl。

请问:1. 该患者最可能的诊断是什么? 有什么依据?
　　　2. 临床该如何饮食治疗?

一、疾病特点

缺铁性贫血(iron deficiency anemia,IDA)是指体内贮存铁不足,影响血红蛋白合成所引起的一种小细胞低色素性贫血。为贫血中最常见的类型,发病遍及世界各国。其发病率在发展中国家、经济不发达地区、婴幼儿和育龄妇女明显增高。

根据 WHO 资料估计全球有 5 亿 ~10 亿人患有铁缺乏,其中 2/3 为隐性缺乏,IDA 中大多为轻度贫血。男性成人发病率约为 10%,女性 20% 以上,孕妇 40%,以 6 个月至 3 岁小儿发病率最高,达 52%。因此研究防治 IDA,尤其是高发年龄组的 IDA,是广大医务工作者的重要职责。

考点提示

缺铁性贫血的病因及临床表现

(一) 病因与发病机制

本病发病的病因已经非常明确,是多种因素导致机体铁缺乏而形成的。正常情况下,铁的吸收和排泄保持着动态平衡状态。只有在摄入不足、吸收利用障碍及丢失过多等情况下,造成长期铁的负平衡时才会发生铁的缺乏,进而发生 IDA。从营养学的角度分析,造成 IDA 的主要原因可概括为以下几方面:

1. 铁摄入不足 人体从食物中摄取的铁不能满足机体需要。

特殊生理时期,儿童处在生长发育期,随体重增加,血容量及组织铁相应增加,生长速率愈快,铁的需要量相应愈大,愈易发生缺铁。婴儿期尤其是低出生体重儿更易发生缺铁性贫血。妊娠及哺乳期妇女需铁量增加,青年妇女由于月经失血,需要量也应增加。需铁量增加而没有补充足够的富铁食物,导致机体出现相对铁缺乏;不良饮食习惯如挑食、偏食,影响食物摄入的种类,从而限制了含铁食物的摄入;经济不发达地区含铁丰富的肉类摄入量较低也会造成铁的摄入不足。

2. 铁吸收利用障碍 由于膳食铁的存在形式引起机体对铁的吸收率低也是造成机体发生 IDA 的原因之一。食物中的铁可分为血红素铁和非血红素铁。血红素铁存在于鱼、畜及禽类的血红蛋白和肌红蛋白中,能在肠道上皮细胞以原卟啉铁的形式直接吸收,吸收率为20%~30%,不受消化液或其他食物因素的影响。非血红素铁占膳食铁总量的绝大部分,其吸收率较低,一般在 10% 以下,有的甚至在 3%~5% 或更低,其吸收过程常受多种膳食因素的影响。抑制非血红素铁吸收的膳食因素有蔬菜中的植酸盐、草酸盐等,茶叶与咖啡中的鞣酸、膳食纤维、蛋类中的卵黄磷高蛋白都可干扰铁的吸收;另外胃酸缺乏、使用抗酸药物或胃手术后的患者,也会影响铁离子的释放,从而影响铁的吸收。

3. 丢失或消耗增多 正常婴儿在生后两个月内,由粪便排出的铁比由饮食中摄取的铁多,由皮肤损失的铁也相对较多。

在缺铁性贫血患者中,约有 50% 大便潜血阳性,而正常婴儿中仅 7% 阳性。因此 IDA 可增加铁的丢失。

其他机体失血过多如月经过多、慢性消化道出血、痔疮出血以及咯血等。肾病综合征时由于运铁蛋白自尿中漏出,及短期内多次献血等;此外,在高温条件下作业大量出汗、感染、恶性肿瘤等也会造成铁的丢失。

4. 其他 如先天性无运铁蛋白症,先天性运铁蛋白运转至红细胞有缺陷,铁动用缺陷伴有 IgA 缺乏,原发性肺含铁血黄素沉着症及 Goodpasture 综合征等。

(二) 临床表现

缺铁性贫血发病缓慢,多不能确定发病日期,不少患者常因其疾病就诊时才被发现,其表现随病情轻重而异。

1. 消化系统表现 食欲低下,体重减低,可有异食癖。

2. 中枢神经系统表现 对外界反应差,易怒,不安,上课注意力不集中及学习成绩下降。

3. 心血管系统表现 心率加快,更严重时,可有心脏扩大及收缩期杂音。

4. 皮肤肌肉及骨骼表现 易疲乏,毛发干枯脱落,指(趾)甲缺乏光泽、脆薄易裂,严重IDA 时,X 线上还显示板障增宽,似慢性溶血样。成人中有 25% 出现指(趾)甲改变(反甲),小儿少见。

5. 髓外造血表现 见于小儿。肝、脾、淋巴结可轻度肿大。年龄越久,贫血越重,肝脾大越明显,但罕见中等程度以上的肿大。

6. 对发育的影响　IDA 小儿体重可明显低于正常。

由于膳食因素造成的轻度贫血患者常能通过饮食调整来改善症状。

二、相关营养因素

(一) 蛋白质代谢

蛋白质不但是合成血红蛋白的原料,而且在提高铁吸收率方面有着不可忽视的作用。处于生长发育阶段的儿童和青少年、生育期、妊娠期或哺乳期妇女是 IDA 的高发人群,其体内蛋白质合成代谢旺盛,必须保证充足的蛋白质摄入量才能满足人体生长发育的需要。如发生蛋白质营养不良就会影响血红蛋白和促红细胞生成素的合成。

(二) 矿物质代谢

微量元素缺乏是 IDA 的主要原因之一。铁是红细胞合成血红蛋白的重要原料。另外,微量元素铜能促进铁的吸收和利用,钙、锌可影响铁的吸收。

(三) 维生素代谢

维生素 C 能促使难吸收的三价铁还原成易吸收的二价铁,而且还能促进铁的吸收。充足量的维生素 A、维生素 E 与维生素 B_{12} 对铁的吸收有利,维生素 B_2 有利于铁的吸收、转运与储存。

三、营养治疗

(一) 治疗目的

根据患者的病理生理状况,以适当的途径补充引起贫血的相关营养素,纠正贫血。给予高铁、高蛋白、高维生素膳食,同时进行病因治疗。

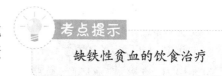

考点提示

缺铁性贫血的饮食治疗

(二) 治疗原则

1. 增加能量摄入量　供给充足的蛋白质,成人患者可按 1.5g/(kg·d) 供给。正在生长发育期的儿童、青少年每日蛋白质供给量应保证 2~3g/kg。脂肪适量,膳食中脂类的合适含量对铁吸收有利,过高(>25%)或过低(<5%)均降低铁的吸收。脂肪供给量应占总能量的20%~25%。适当增加碳水化合物的供给量,以保证蛋白质的充分利用。

2. 保证足量的铁摄入　增加膳食铁特别是血红素铁的摄入量,因此,缺铁性贫血患者补铁应以富含血红素铁的动物性食物为主。值得注意的是,牛奶、蛋类并不是补铁的良好食物。另外,补铁的同时应补铜,避免与钙制剂和锌制剂同时应用。

3. 维生素　将维生素 C 和富含铁的蔬菜一起食用,可使铁的吸收率提高 2~3 倍,维生素B_{12} 和叶酸是合成血红蛋白所必需的物质,摄入量充足可保证红细胞的正常增长。其他维生素如维生素 A、维生素 E 与维生素 B_2 要足量供给。

4. 避免食物干扰因素　植酸盐、草酸盐含量较高的蔬菜、茶叶中的鞣酸、咖啡中的多酚类物质、膳食纤维摄入量过多时,能与铁离子结合成不溶性的铁盐而干扰铁的吸收。

5. 必要时可进行铁剂治疗　由于肌内注射或静脉注射铁剂有一定不良反应,因此仅用于:①严重胃肠道反应,不能耐受口服铁剂者;②慢性腹泻或胃肠道手术后;③需要迅速纠正缺铁,如妊娠晚期伴有严重贫血及需要外科手术时;④继续失血,其量超过肠道的铁吸收量。

6. 输血及交换输血　严重贫血时,可考虑输血或输红细胞,伴心力衰竭或急需手术时可考虑部分换血。

四、膳食指导

（一）宜用食物

1. 富含铁食物　如肉、鱼、禽、动物血、动物肝、肾。

2. 富含优质蛋白食物　如瘦肉。

3. 富含维生素 C 食物　如西红柿、柿子椒、心里美萝卜等蔬菜尽量生食,柠檬、橘子、猕猴桃、酸梨、酸枣等水果。

4. 铁强化食品　如铁强化酱油和饼干、奶粉等。

（二）忌（少）用食物

含草酸较高的菠菜、茭白等;未经发酵的谷类,浓茶、咖啡。

避免钙剂、锌制剂、抗酸剂和铁制剂同时服用,以免影响铁的吸收。

第二节　巨幼细胞贫血的营养治疗与膳食指导

案例

患者男,47 岁。因出现乏力伴活动后气促、面色苍白来诊。

之前身体健康,工作稳定,否认高血压、糖尿病、消化道溃疡、结核、肝炎史。

查体:T 36.5℃,P 84 次 / 分,R 18 次 / 分,Bp 110/70mmHg,一般状态好,神志清楚,中度贫血貌。

化验:Hb 70g/L,RBC 1.56×10^{12}/L,MCV 124fl,MCH 44.9pg,WBC 2.4×10^{9}/L,PLT 94×10^{9}/L,电解质、血肌酐、血脂、血糖、白蛋白、铁蛋白、肝功能等均正常;叶酸 15μg/L,维生素 B_{12}<60ng/L。

请问:1. 该患者最可能的诊断是什么? 有什么依据?

　　　2. 临床该如何饮食治疗?

一、疾病特点

巨幼细胞贫血也称营养性大细胞贫血,是指由于叶酸和(或)维生素 B_{12} 缺乏或其他原因引起的 DNA 合成障碍所致的一类贫血。常见于婴幼儿期,也见于妊娠期及哺乳期妇女,其他年龄较少见。我国因叶酸缺乏所致的巨幼细胞贫血在各地常见,尤以山西、陕西、河南及山东等地较为多见,维生素 B_{12} 缺乏所致者较少见。偏食或过长时间烹煮食物、患自身免疫病、胃肠道疾病及肿瘤等,是该病的高危因素。

（一）病因及发病机制

根据缺乏物质的种类,该病病因可分为叶酸缺乏和维生素 B_{12} 缺乏。叶酸缺乏是本病发病的主要原因。

> **考点提示**
>
> 巨幼细胞贫血的病因及临床表现

1. 叶酸缺乏的原因

（1）摄入量不足:人体不能合成叶酸,只能从食物中摄取。膳食中缺少新鲜蔬菜和肉、蛋类,过度烹煮或腌制均可使叶酸大量破坏;特殊生理时期如婴幼儿、青少年、妊娠和哺乳期妇女,某些消耗性疾病如甲状腺功能亢进症、慢性感染、肿瘤等患者,叶酸需要量增加而未及时补充。

(2) 吸收利用障碍:长期腹泻、小肠炎症、肿瘤及某些药物(抗癫痫药物、甲氨蝶呤、氨苯蝶啶等)均可干扰叶酸的吸收和利用;乙醇可干扰叶酸的代谢,酗酒者常会有叶酸缺乏。

(3) 丢失增加:血液透析或长期慢性失血可增加叶酸排出。

2. 维生素 B_{12} 缺乏的原因

(1) 摄入量不足:由于维生素 B_{12} 主要来源于动物性食品,植物性食品基本不含维生素 B_{12}。长期完全素食者可导致维生素 B_{12} 缺乏,常需较长时间才出现,所以临床上由于膳食中维生素 B_{12} 摄入不足而致的巨幼细胞贫血较少见。

(2) 吸收利用障碍:由于胃肠道功能紊乱、吸收功能障碍;小肠部分切除后而造成的肠黏膜吸收功能障碍;肠道内感染细菌和寄生虫导致维生素 B_{12} 的吸收减少,某些药物如新霉素、亚硝酸盐亦可影响维生素 B_{12} 的吸收。

3. 发病机制　当叶酸缺乏时,嘌呤和胸腺嘧啶合成不足,DNA 复制受阻,骨髓中幼红细胞分裂增殖速度减慢,停留在巨幼红细胞阶段而成熟受阻。由于细胞核的发育停滞,胞质仍继续成熟,造成细胞核浆发育不平衡,细胞体积较正常为大。这种巨型改变也可涉及粒细胞及巨核细胞系统,导致全血细胞减少,发生巨幼细胞贫血。维生素 B_{12} 缺乏,也间接地影响了DNA 的合成,同样会发生巨幼细胞贫血。

(二) 临床表现

1. 血液系统表现　起病缓慢,常有面色苍白,重者可有轻度黄疸,同时可有白细胞和血小板减少,患者常伴有感染和出血倾向。

2. 消化系统表现　食欲缺乏、恶心、厌食、腹胀、腹泻或便秘。反复发作的舌炎、舌乳头萎缩、味觉消失。

3. 神经精神表现　乏力、手足对称性麻木、感觉异常和外周神经炎。有的患者出现精神和情感障碍症状。

二、相关营养因素

(一) 维生素代谢

叶酸和维生素 B_{12} 是红细胞发育不可缺少的营养物质,叶酸或维生素 B_{12} 缺乏时,红细胞内 DNA 合成就会受到影响,从而发生巨幼细胞贫血。维生素 C 可促进叶酸吸收,维生素 C 缺乏时,叶酸无法转化为具有活性的四氢叶酸而被机体利用。

(二) 蛋白质代谢

正常人每天都需要摄入一定量的蛋白质作为构成和修补组织的材料,如蛋白质摄入量不能满足人体需要,则会发生蛋白质营养不良,血红蛋白合成减少,引起贫血。

三、营养治疗

(一) 治疗目的

给予充足能量、高蛋白、高维生素饮食,纠正贫血。

(二) 治疗原则

1. 治疗　积极治疗原发疾病。

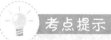
考点提示
巨幼细胞贫血的饮食治疗

2. 能量 适当供给充足优质蛋白质。

3. 增加 富含维生素 B_{12} 和叶酸的食物摄入量。

4. 血象 恢复期间宜加用铁剂以弥补造血旺盛后铁的不足。

5. 戒限 戒酒或限酒。

6. 注意 烹调方法。

四、膳食指导

1. 宜用食物 富含维生素 B_{12} 的食物如动物肉类、肝、肾、奶类、鱼、禽、贝壳类及蛋类、豆类、酵母等;富含叶酸的食物如牛肝、绿叶蔬菜、柑橘、番茄、菜花、西瓜、香蕉等,富含维生素 C 的蔬菜水果。

2. 忌(少)用食物 酒、浓茶、咖啡。

第三节 白血病的营养治疗与膳食指导

案例

患者,女,28岁 无明显诱因出现腹胀,反复发热,最高体温39.0℃,伴乏力半个月。患者既往有慢性胃炎病史。

查体:T 37.5℃,贫血貌,双侧颈部、腋窝、腹股沟可扪及直径为 0.5~1.0cm 大小不等多枚淋巴结,肝脾均大。

化验:WBC $17.36×10^9/L$,NEUT 14.20%($2.47×10^9/L$),LYMPH 22.50%($3.67×10^9/L$),MONO 42.60%($7.63×10^9/L$),RBC $3.89×10^{12}/L$,Hb 123g/L,PLT $73×10^9/L$。

请问:1. 该患者最可能的诊断是什么? 有什么依据?

2. 临床该如何饮食治疗?

一、疾病特点

白血病(leukemia)是造血系统常见的恶性肿瘤,是一类造血干细胞的恶性克隆性疾病,其特点是失控性造血幼稚细胞异常增生,分化成熟障碍,大量原始、幼稚的或分化成熟障碍、形态异常的白血病细胞浸润各种组织和器官,并进入外周血液循环。其发病率在恶性肿瘤中占 5%,在儿童中最常见。

(一) 病因与发病机制

人类白血病的病因尚未完全清楚。被承认的病因实际是与白血病发病有关的因素,可能与病毒感染、电离辐射、化学因素、遗传因素、药物及其他血液病有关。

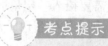
考点提示

白血病的病因及临床表现

1. 病毒 有研究显示,人类 T 淋巴细胞病毒Ⅰ型、EB 病毒、HIV 病毒等与人类白血病的发生有一定关系。

2. 电离辐射 电离辐射致白血病作用已在动物实验中得到证实,与电离辐射的剂量和辐射持续时间有直接关系。

3. 化学因素　苯以及含有苯的有机溶剂引起白血病得到肯定,主要是损害染色体。

4. 遗传因素　家族性白血病约占白血病的 7/1000,表明白血病与遗传因素有关。

5. 其他血液病　某些血液病最终可能发展为白血病,如骨髓增生异常综合征、淋巴瘤、多发性骨髓瘤等。

(二) 主要临床表现

1. 发热　发热是急性白血病的常见症状,半数患者以发热起病。当体温 >38.5℃,常合并感染,是最常见的死因。

2. 难治性贫血　也是白血病最常见的症状之一,有的患者于发病早期就出现贫血,且随病情进展而逐渐加重。

3. 出血　发生率约 70%,常并发 DIC。

4. 肝脾和淋巴结肿大　食欲减退、腹胀、乏力、消瘦。

5. 骨骼、四肢关节　酸痛。

6. 神经系统　头痛、颅内压高。

二、相关营养因素

1. 能量代谢　由于白血病的病程及其治疗过程都需要消耗大量能量,加之患者常有食欲减退、进食量较少的情况,因此机体能量代谢不平衡,摄入的能量远不及消耗的能量,易出现体重下降。

2. 蛋白质代谢　白血病患者的蛋白质代谢发生改变,病情加重时机体处于明显的负氮平衡状态,用于合成免疫调节的蛋白质不足,抗感染能力降低。

3. 消化功能紊乱　治疗过程中,尤其是放、化疗过程中的不良反应可引起消化道炎症和功能紊乱,出现味觉改变、厌食、恶心、呕吐、便秘或腹泻,甚至出现水、电解质、酸碱平衡紊乱。

三、营养治疗

1. 供给高能量、高蛋白、高维生素膳食,纠正贫血可缓解白血病进展,必要时输血。

考点提示

白血病的饮食治疗

2. 供给富含铁、锌、铜的食物。

3. 伴高热时给予易消化、高维生素半流食。

4. 建议多饮水。

四、膳食指导

(一) 宜用食物

1. 富含优质蛋白质的食物　如鸡蛋、瘦肉、牛奶及其制品、大豆及其制品。

2. 含铁丰富的食物　如动物肝、肾、芝麻酱及动物血如猪血、鹅血等。

3. 维生素含量丰富的食物　新鲜蔬菜、水果。

4. 具有提高免疫功能和抗癌作用的食物　如海产品中的海参、鱼鳔、乌龟、海带、海藻等。

5. 食用真菌　如香菇、猴头菇、银耳等。

(二) 忌(少)用食物

坚硬或油炸食品、辛辣刺激、生冷或变质食品、酒。

本章小结

缺铁性贫血是指体内贮存铁不足,影响血红蛋白合成所引起的一种小细胞低色素性贫血。为贫血中最常见的类型。本病治疗关键在于纠正贫血。给予高铁、高蛋白、高维生素膳食,同时进行病因治疗。

巨细胞贫血是由于 DNA 合成障碍所致的一类贫血,治疗关键在于增加富含维生素 B_{12} 和叶酸的食物摄入量,保证充足能量高蛋白、高维生素饮食。

白血病是造血系统的一种恶性疾病。治疗原则是给予高能量、高蛋白、高维生素富含铁、锌、铜的食物。食物制备要细软、易消化,避免使用坚硬或油炸食品及辛辣刺激性食物。

(张 竹)

 目标测试

A1 型题

1. 成人缺铁性贫血的首要原因是
    A. 铁摄入不足
    B. 铁需要量增多
    C. 铁吸收不良
    D. 慢性失血铁损失太多
    E. 骨髓造血功能减退

2. 缺铁性贫血患者的病因下列错误的是
    A. 慢性失血
    B. 铁利用障碍
    C. 非血铁丢失过多
    D. 铁吸收减少
    E. 铁需要量增多

3. 下列临床表现中,哪一项不出现于缺铁性贫血
    A. 吞咽困难
    B. 嗜泥土癖
    C. 反甲
    D. 共济失调
    E. 口角炎

4. 10 个月患儿,诊断为营养性巨幼红细胞贫血,下列处理正确的是
    A. 口服铁剂
    B. 口服胃蛋白酶
    C. 口服维生素 C
    D. 肌内注射维生素 B_{12}
    E. 预防发生心功能不全

5. 为提高叶酸治疗营养性巨幼红细胞性贫血的疗效,应同时用
    A. 维生素 B_1
    B. 维生素 K
    C. 维生素 B_{12}
    D. 维生素 D
    E. 维生素 E

6. 12 个月小儿,面黄来诊。一直羊奶喂养,未添加辅食,诊断为营养性巨幼细胞贫血,下述处理最重要的是
    A. 增加辅助食品
    B. 使用维生素 B_{12}、叶酸
    C. 口服铁剂
    D. 口服维生素 C
    E. 输血

7. 白血病的营养治疗不包括

    A. 高能量、高蛋白、高维生素膳食　　　B. 多供给富含铁、锌、铜的食物

    C. 给予易消化、高维生素半流食　　　　D. 多饮水

    E. 油炸食品、辛辣刺激食品

8. 白血病患者宜用食物不包括

    A. 鸡蛋　　　　　　　　　　　　　　　B. 牛奶

    C. 大豆　　　　　　　　　　　　　　　D. 动物内脏

    E. 辣椒

A2 型题

9. 男性，30 岁，广东籍，上腹隐痛一年余，进食后痛，间有黑便，近期发觉面色苍白。检验：Hb 80g/L，RBC 3.2×10^{12}/L，WBC 5.0×10^9/L，PLT 150×10^9/L。考虑患者贫血的最大可能是

    A. 巨幼红细胞性贫血　　　　　　　　　B. 缺铁性贫血

    C. 慢性感染性贫血　　　　　　　　　　D. 急性失血性贫血

    E. 地中海贫血

10. 44 岁女性，近 3 个月来觉头晕，心慌，气短，伴疲乏无力，逐日加重，无偏食，一年前因溃疡病胃次全切除术后，今查 Hb 50g/L，RBC 3.0×10^9/L，网织红细胞 0.005，诊断为缺铁性贫血，考虑病因下列哪项最为可能

    A. 铁的摄入不足　　　　　　　　　　　B. 铁的需要量增加

    C. 慢性失血　　　　　　　　　　　　　D. 铁吸收不良

    E. 以上都不是

11. 患者男性，31 岁，诉头昏乏力半年余。血液检查：白细胞 6×10^9/L，分类正常，血小板 100×10^9/L，血红蛋白 70g/L，有反复痔疮出血史 2 年。缺铁性贫血被证实，予以口服铁剂治疗，同时应建议他通过下述哪种方法才可能使贫血得到根治

    A. 长期铁剂治疗　　　　　　　　　　　B. 输血

    C. 治疗痔疮　　　　　　　　　　　　　D. 多食富含铁的食物

    E. 常做大便潜血试验

A3/A4 型题

(12~14 题共用题干)

1 岁患儿，母乳喂养，未加辅食，约 2 个月前发现患儿活动少，不哭、不笑，面色蜡黄，表情呆滞，手及下肢颤抖。检查发现肝、脾增大，血红细胞 1×10^{12}/L，血红蛋白 65g/L。血清铁、叶酸正常，血清维生素 B_{12} 降低。

12. 对该患儿处理正确的是

    A. 口服铁剂治疗　　　　　　　　　　　B. 添加山楂、鸡内金

    C. 避免服用维生素 C　　　　　　　　　D. 用维生素 B_{12} 治疗

    E. 用维生素 B_{12} 和叶酸治疗

13. 该患儿可能患的疾病是

    A. 营养性巨幼红细胞性贫血　　　　　　B. 营养性缺铁性贫血

    C. 营养性混合性贫血　　　　　　　　　D. 溶血性贫血

    E. 感染性贫血

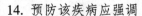

14. 预防该疾病应强调
    A. 预防感染
    B. 多晒太阳
    C. 加强锻炼
    D. 促进小儿食欲
    E. 按时添加辅食及时添加含铁丰富的食物

第十二章　感染性疾病与营养

学习目标

1. 掌握:病毒性肝炎与结核病的营养治疗。
2. 熟悉:病毒性肝炎病、结核病的病因及临床表现。
3. 了解:病毒性肝炎、结核病的膳食指导。

　　由病毒、衣原体、支原体、立克次体、细菌、真菌、螺旋体、原虫、蠕虫等所引起的疾病均可称为感染性疾病。感染性疾病中具有传染性,并可导致不同程度流行者又称传染病。

　　机体的营养状况与感染之间有着密切而复杂的关系,当机体营养状况低下时,多伴有不同程度的免疫功能受损,发生感染性疾病的风险增大,而且营养状况的低下程度将直接影响到发病率、病程及预后;同时,感染引起的分解代谢增强又会增加营养物质的消耗,加重营养不良。

第一节　病毒性肝炎的营养治疗与膳食指导

案例

　　患者,男,35 岁。因乏力、纳差、尿黄、眼黄、腹痛 3 天入院。无特殊病史。

　　查体:体温 39℃、脉搏 108 次 / 分、呼吸 22 次 / 分、血压 100/70mmHg。急性热病容,皮肤巩膜重度黄染,全身皮肤无瘀斑、瘀点。牙龈出血,全身浅表淋巴结无肿大。腹肌紧张,腹部略有膨隆,全腹无压痛及反跳痛,未触及肝脾肿大,肝区叩痛,移动性浊音(±)。

　　化验:抗 -HBVIgM(+)、总胆红素 357.3μmol/L、直接胆红素 219.2μmol/L、γ- 谷氨酰转肽酶 311U/L、天门冬氨酸氨基转移酶 778U/L、丙氨酸氨基转移酶 477U/L、白球蛋白比 32/21。

　　白细胞 $4.1×10^9$/L、红细胞 $3.73×10^{12}$/L、血小板 $53×10^9$/L、血红蛋白 115g/L、中性粒细胞 45%、淋巴细胞 55%。

　　请问:1. 该患者最可能的诊断是什么? 有什么依据?

　　　　　2. 临床该如何饮食治疗?

一、疾病特点

　　病毒性肝炎(virus hepatitis)是由肝炎病毒引起,以肝脏受损害为主的全身性传染病。是一种多发性疾病,具有传染性强、传播途径复杂、流行面广泛、发病率较高等特点。可经血液传播、母婴传播及密切接触传播。

临床工作中常根据有无黄疸、病情轻重和病程长短将病毒性肝炎分为:急性肝炎、慢性肝炎、重型肝炎、淤胆型肝炎、肝炎性肝硬化。

(一) 病因与发病机制

病毒性肝炎是由肝炎病毒所引起的急性肝细胞损伤,肝脏实质发生弥漫性炎症。目前已经证实甲、乙、丙、丁、戊型肝炎病毒是病毒性肝炎的致病因子。甲、戊型肝炎以粪口为主要传播途径,以急性肝炎为主。乙、丙、丁型肝炎以体液(血、血制品、精液和唾液)为载体,通过注射、母婴垂直传播或性接触传播;乙、丙型肝炎易发展为慢性和病毒携带状态,最终可能演变为肝硬化、肝癌,导致肝衰竭。

(二) 临床表现

1. 急性肝炎

(1) 急性黄疸型:发病较急,有发热乏力、食欲缺乏、恶心呕吐、黄疸等。

(2) 急性无黄疸型:乏力、食欲缺乏、肝大、肝功能异常。

2. 慢性肝炎　急性肝炎迁延不愈,病程超过半年者为慢性肝炎,可有乏力、食欲减退、肝区隐痛、腹胀等症状,肝功能轻度异常或反复波动,可持续数月至数年。还可以出现肝外多脏器受损的症状,如关节炎、肾炎、结肠炎、甲状腺炎、心肌炎、腹膜炎及眼口干燥综合征等。部分患者有皮肤黝黑、进行性脾大、蜘蛛痣、肝掌等表现。

3. 重型肝炎　临床为一系列肝衰竭症状:极度乏力,严重消化道症状,神经、精神症状(嗜睡、性格改变、烦躁不安、昏迷),有明显出血现象。黄疸进行性加深、胆红素上升,或出现中毒性鼓肠、肝臭、肝肾综合征等。可见扑翼样震颤,肝浊音界进行性缩小,血氨升高等。

4. 淤胆型肝炎　亦称毛细胆管炎性肝炎,主要有梗阻性黄疸临床表现,皮肤瘙痒,粪便颜色变浅,肝大等。

5. 肝炎性肝硬化　有慢性肝炎活动的表现,乏力及消化道症状明显,肝缩小质地变硬,脾进行性增大,门脉高压症表现。

二、相关营养因素

(一) 蛋白质

表现为蛋白质分解代谢加强、合成能力下降,特别是白蛋白合成减少,球蛋白相对升高,可表现为白球比例倒置。严重时出现水肿和贫血。支链氨基酸消耗增加。

(二) 脂肪

胆汁淤积,胆固醇合成减少,可引起高密度脂蛋白降低。

(三) 碳水化合物

糖原合成减少甚至耗竭,肝脏糖异生作用减弱,肝脏内脂肪堆积,已发生脂肪肝。

(四) 微量元素与维生素

吸收和利用均降低。

三、营养治疗

(一) 治疗目的

对于病毒性肝炎病人,营养治疗是极为重要的

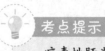
考点提示

病毒性肝炎的饮食治疗

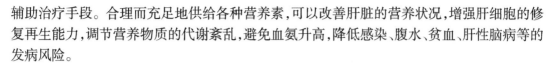

辅助治疗手段。合理而充足地供给各种营养素,可以改善肝脏的营养状况,增强肝细胞的修复再生能力,调节营养物质的代谢紊乱,避免血氨升高,降低感染、腹水、贫血、肝性脑病等的发病风险。

(二) 治疗原则

总的治疗原则是能量适度,不宜过高。蛋白质可根据病情变化随时调整。

1. 能量 因为适当的能量有利于肝组织修复及肝功能的恢复。如果过分强调高能量饮食会增加肝脏负担,因此能量的供给尽量保持病人能量的收支平衡,以维持理想体重。计算有腹水或水肿者的能量需要时,应按实际体重计算,以满足患者分解代谢所需能量。

2. 蛋白质 适量的优质蛋白膳食有利于受损肝细胞的修复和肝功能的恢复。每日蛋白质摄入量应当占总能量的 15% 左右。另外,由于饮食中蛋白质增加引起产氨增多,导致血氨增高,故应供给产氨低的蛋白质食物为宜,如奶类、蛋类、大豆及其制品。

3. 脂肪 脂肪摄入量应适度,以占每日总能量的 30%~35% 为宜,不宜超过 40%。膳食中脂肪过多,会增加肝脏负担,引起脂肪泻;过分限制脂肪,又会影响食欲和脂溶性维生素的吸收。

4. 碳水化合物 碳水化合物的供给量应适量,一般占总能量的 50%~55%,应以谷类为主。但也不宜过多,一旦超过机体需要量,多余的碳水化合物可转化成脂肪在体内贮存,加重病情,不利肝脏恢复。

5. 维生素和矿物质 维生素和矿物质可以改善肝脏的解毒作用,调节免疫功能,有利于疾病恢复。肝脏病变时易出现脂溶性维生素和铁、锌等微量元素的缺乏。应根据病情适当增加。

6. 合理加工烹调和膳食制度 提高食物的色、香、味,促进患者食欲,保证易于消化吸收。膳食可采用少食多餐制,严禁暴饮暴食及饮酒。

四、膳食指导

(一) 宜用食物

1. 乳类 乳类食物产氨量最少,其次是蛋类,肉类食物产氨量较多。乳类和蛋类食物应该是肝病病人摄入动物性蛋白质的主要来源。

2. 豆类及豆制品 可以提供良好的植物性蛋白质。

3. 必需氨基酸含量丰富、种类齐全的食物 如鱼、虾、鸭、去皮鸡肉、牛乳、黄豆、红枣等。

4. 淀粉类食物 如南瓜、马铃薯、红薯、芋头、山药、藕、百合等。

5. 新鲜蔬菜和水果

6. 肝损伤时(尤其在急性期) 应选用全奶、奶油、黄油和人造奶油等提供膳食脂肪,烹调用植物油,少用或不用动物油脂。

(二) 忌(少)用食物

1. 含芳香族氨基酸多的食物 如带皮鸡、猪肉、牛肉、羊肉及兔肉等。

2. 酒精 可加重肝细胞损害,应严格限制饮酒和含酒精饮料。

3. 煎炸、油腻食物

4. 强烈调味品 如胡椒粉、辣椒等。

第二节 结核病的营养治疗与膳食指导

案例

患者男,38岁,咳嗽、咳痰、胸痛3个多月。

3个多月前患者因感冒后出现咳嗽、咳白色黏液痰,痰中带血及少量咯血,量约20ml,为鲜红色,伴胸痛及气短,无发热、畏寒、寒战,无盗汗,无声音嘶哑及吞咽困难,2个多月前患者咳嗽、咳痰较前加重。

查体:体温39.6℃,右肺呼吸音粗,未闻及干湿啰音。心律齐,无杂音。腹平软,无压痛,肝脾肋下未及,双下肢无水肿。

辅助检查:胸部CT提示右肺中叶感染性病变伴肺不张。予以口服药物抗感染及对症治疗2周后,症状有所好转,但仍有咳嗽、咳痰且伴胸痛。行胸部CT提示右肺中叶感染性病变,较前次胸部CT病变吸收不明显。

请问:1. 该患者最可能的诊断是什么?有什么依据?

　　　2. 临床该如何饮食治疗?

一、疾病特点

结核病(tuberculosis)是由结核杆菌引起的慢性传染病,可发生在全身多个脏器,如肠结核、肝结核、淋巴结核、肺结核、结核性胸膜炎等。结核病中以肺结核(pulmonary tuberculosis)最为多见,是由结核分枝杆菌引起的一种慢性肺部传染性疾病,人体感染结核菌后不一定发病,仅在抵抗力低下时才会引起发病。在我国,肺结核仍然是一种常见的传染病,且近几年有回头趋势。量少、毒力弱的结核菌多能被人体防御功能杀灭,只有量大、毒力强的结核菌侵入人体,而人体免疫力低下时才引起发病。

(一)病因与发病机制

结核菌主要通过呼吸道传播。开放性肺结核患者的痰液是本病的主要传染源,飞沫传播是最主要的传播途径。引发肺结核的结核分枝杆菌主要以空

考点提示

结核病的病因及临床表现

气为传染媒介,当传染性肺结核病人咳嗽或打喷嚏时,含有结核菌的痰液变成飞沫散布到空气中,正常人吸入后,结核菌便有机会在肺部繁殖,使肺部受到感染。常常和具有传染性的肺结核病人密切接触,最容易受到传染。

(二)临床表现

结核病临床表现随病情轻重而异。低热、盗汗和乏力是全身毒血症的表现。

典型的肺结核多缓慢起病,病程较长。仅少数患者急剧发病,有严重毒性症状和呼吸道症状。全身毒性症状表现为午后、傍晚低热,或轻微体力劳动后即引起低热、乏力、食欲减退、体重减轻、盗汗等。当肺部病灶急剧进展时,可有高热。一般全身症状出现的较早,但早期症状轻微,容易被忽视。

呼吸系统症状表现为咳嗽、咳痰、咯血、胸痛和呼吸困难。患者多有干咳,若有空洞形成,则痰为脓性。约有1/3的患者有不同程度的咯血,痰中带血是由于炎性病灶的毛细血管扩

张引起,咯血后低热持续不退者多提示有结核病灶播散。

炎症波及壁层胸膜可引起相应部位的刺痛,并随呼吸和咳嗽而加重。慢性重症结核患者呼吸功能明显减退,可出现渐进性呼吸困难,甚至发绀。当并发气胸或大量胸腔积液时,则有急骤发生的呼吸困难。

二、相关营养因素

(一) 蛋白质 - 能量营养不良

结核病是一种慢性、消耗性疾病,病原菌不断排出毒素物质,使机体的营养状态受到损害,导致中毒和全身性反应,机体长期不规则低热,消耗增多,蛋白质分解代谢显著增强,造成蛋白质丢失过多。同时,在结核病活动期,全身毒血症引起患者食欲减退、腹痛、腹泻、恶心呕吐等,影响患者的有效摄入,使能量及蛋白质摄入严重不足,共同作用的结果是出现负氮平衡,导致蛋白质 - 能量营养不良。

结核性胸膜炎和结核性腹膜炎时,胸腔积液及腹水中大量的蛋白质丢失,蛋白质的需要量进一步增加,如不及时补充,最终将导致恶病质。

(二) 矿物质

结核病灶修复时出现"钙化"过程,钙是促进病灶钙化的原料。但在疾病过程中,大多数细胞中的无机盐与氮成比例地丢失,出现血清铁降低、低钾等,同样,机体钙也随之丢失而出现不足,钙不足对结核病灶的钙化不利,影响疾病恢复。

(三) 维生素

结核病时由于分解代谢加强、能量消耗增高,各种维生素的需要量和丢失量也均有增加,尤其在长期低热过程中,如果维生素补充不足,容易发生各种缺乏症,如 B 族维生素和维生素 C 的缺乏,甚至发生贫血。

(四) 脂肪

结核病患者脂肪和类脂质代谢也发生障碍,如果膳食脂肪摄入过多,容易引起肝脏脂肪浸润,并抑制胃液的分泌,出现消化不良和食欲减退。

(五) 碳水化合物

肺结核患者可出现各种形式的低氧血症和缺氧,引起糖代谢障碍,患者的血糖曲线和糖尿病患者的血糖曲线相似。

三、营养治疗

(一) 治疗目的

休息、营养和药物治疗是结核病治疗不可缺少的三个重要环节,其中营养治疗占有不可忽视的重要地位。营养治疗和药物治疗相互配合,可以减少药物的不良反应,改善营养状态,加速病灶钙化,提高免疫力,促进康复。因此,首先应使患者在思想上加强对结核病营养治疗的重视程度。

结核病的饮食治疗应从整体出发,要坚持长久,配制膳食时,在遵守营养治疗原则的前提下,可适当结合患者的消化、吸收能力和进食情况,二者缺一不可,目的是增加营养、增强抵抗力,补偿因疾病引起的消耗。

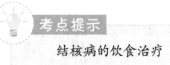

考点提示

结核病的饮食治疗

(二) 治疗原则

总的治疗原则是高能量、高蛋白及富含维生素和矿物质膳食。

1. **充足的能量** 发热、咳嗽、腹泻等任何一种症状都要消耗能量,这就要求总能量的供给应稍高于正常人,一般以能维持正常体重为原则。在毒血症不明显,消化功能正常时,全天总能量 10.46~12.55MJ(2500~3000kcal)为宜。伴肥胖、心血管疾病者以及老年人,能量不宜过多,每日 8.37MJ(2000kcal)左右即可。

2. **足量优质的蛋白质** 结核患者大多消瘦、抵抗力差,同时病灶的修复需要大量的蛋白质,提供足量的优质蛋白质有助于机体免疫球蛋白的生成与纠正贫血。蛋白质每天应达到 1.5~2.0g/kg,其中如畜、禽、乳、蛋和豆制品等优质蛋白应占 50% 以上。应尽量选用含酪蛋白高的食物,因酪蛋白有促进结核病灶钙化的作用

3. **矿物质** 结核病灶的修复需要大量钙质。牛乳中钙含量高,吸收好,每日可摄取牛乳 250~500ml,以增加膳食中钙的供给量。除牛乳外,豆制品、绿叶蔬菜、骨头汤、海带、贝类、紫菜、虾皮、牡蛎等也是供钙的良好来源。

少量反复出血的肺结核、肠结核、肾结核病人常伴有缺铁性贫血,应注意膳食中铁的补充,如动物肝脏、动物血液、瘦肉类、绿叶蔬菜和水果等。用牡蛎加韭菜制成的菜肴对预防咯血有疗效。除饮食外,必要时可补充钙片或铁剂。进行性肺结核病人多极度衰弱,并伴有慢性肠炎和多汗,应注意补充钾、钠。

4. **碳水化合物** 是能量的主要来源,应鼓励多进食,适当采用加餐的方式增加进食量。伴有糖尿病时,每日碳水化合物应控制在 300g 以内。

5. **脂肪** 每日供给量以 80g 左右为宜。但患肠结核的患者摄入脂肪过多会加重腹泻,应控制在 60g 以下。

6. **维生素** 应供给丰富的维生素,包括维生素 A、D、C 和 B 族维生素等。其中维生素 B_6 可减轻异烟肼引起的不良反应,应供给充足。多食新鲜蔬菜、水果、鱼、虾、动物内脏及蛋类等,鼓励患者进行日光浴或户外活动以增进维生素 D 的吸收。

7. **膳食纤维和水** 足够的膳食纤维和水是保持大便通畅、预防便秘、防止消化不良和避免体内废物积聚的必要设施。

四、膳食指导

(一) 宜用食物

1. **高蛋白质丰富的食物** 如肉、禽、水产、乳、蛋及豆制品。

2. **乳类及乳制品** 含有丰富的酪蛋白及钙,有促进结核病灶钙化的作用,增加乳类及乳制品的摄入有利于结核病灶的钙化。

3. **具有滋阴和补益精气的食物** 如鳗鱼、黑鱼、甲鱼、猪肝、猪肺、猪瘦肉、鸡蛋、鸭蛋、牛肉、羊肉等亦富含优质蛋白质。

4. **新鲜蔬菜** 肺结核病人可适当多选用青菜,特别是深绿叶菜和黄红蔬菜和水果、胡萝卜、土豆、豆类(尤其是黄豆和豆制品)等食品。橘子、苹果、梨、番茄、百合、莲子、藕、菱、荸荠、芡实、银耳等都可选用。

(二) 忌(少)用食物

不用油煎炸和不易消化食物。膳食应少刺激性,少用或不用辛辣食品和调味品。禁烟和烈性酒。酒精能使血管扩张,加重肺结核病人的气管刺激症状,加重咳嗽和咯血。

本章小结

病毒性肝炎饮食治疗的目的是为了避免肝脏的负担和伤害,有利于肝脏组织的再生,防止肝脏发生永久性、弥漫性病变,以促进肝功能的恢复。

休息、营养和药物治疗是结核病治疗不可缺少的三个重要环节,其中营养治疗占有不可忽视的重要地位。营养治疗总的治疗原则是高能量、高蛋白及富含维生素和矿物质膳食。

（罗　凯）

目标测试

A1 型题

1. 病毒性肝炎营养因素的代谢特点为
   - A. 蛋白质分解代谢加强
   - B. 蛋白质合成能力加强
   - C. 胆固醇合成减少
   - D. 糖原合成减少
   - E. 维生素吸收和利用降低

2. 病毒性肝炎患者宜用食物为
   - A. 带皮鸡
   - B. 猪肉
   - C. 牛肉
   - D. 兔肉
   - E. 鱼、虾

3. 病毒性肝炎患者忌用食物为
   - A. 去皮鸡肉
   - B. 马铃薯
   - C. 奶油
   - D. 蛋类
   - E. 兔肉

4. 以粪口为主要传播途径的肝炎类型是
   - A. 甲型肝炎
   - B. 乙型肝炎
   - C. 丙型肝炎
   - D. 己型肝炎
   - E. 庚型肝炎

5. 易发展为慢性和病毒携带状态的肝炎类型是
   - A. 甲型肝炎
   - B. 乙型肝炎
   - C. 丙型肝炎
   - D. 己型肝炎
   - E. 庚型肝炎

6. 下列适宜病毒性肝炎患者的营养治疗为
   - A. 每餐多摄食
   - B. 低能量
   - C. 限制亚油酸的摄入
   - D. 限制脂溶性维生素摄入
   - E. 高蛋白

7. 肺结核主要的传播途径是
   - A. 消化道
   - B. 呼吸道
   - C. 血液
   - D. 血脑屏障
   - E. 胎盘

8. 结核病患者的能量需要量为
   - A. 小于正常成人推荐摄入量
   - B. 等于正常成人推荐摄入量
   - C. 大于正常成人推荐摄入量
   - D. 等于实际消耗量
   - E. 不限

9. 结核病患者的碳水化合物供给量为
   A. 小于正常成人推荐摄入量
   B. 等于正常成人推荐摄入量
   C. 大于正常成人推荐摄入量
   D. 等于实际消耗量
   E. 不限

10. 结核病患者不用限制的物质为
   A. 烟   B. 酒   C. 糖
   D. 辣椒   E. 咖喱

第十三章　妇产科疾病与营养

学习目标

1. 掌握:功能失调性子宫出血、妊高征、妊娠剧吐、妊娠期糖尿病的饮食治疗。
2. 熟悉:妇产科疾病的病因及临床表现。
3. 了解:妇产科疾病的膳食指导。

第一节　功能失调性子宫出血的营养治疗与膳食指导

案例

患者女,13岁,中学生,月经紊乱8个月,经量过多1月余。

近8个月来月经周期不规则,周期1~4个月,经期7~30天,量较前增多,经期无腹痛。末次月经为4日前,量多伴有暗红血块,无腹痛,多次服中药止血,效果不佳,阴道出血仍时多时少,近几日觉头晕,乏力,上体育课时曾昏倒一次。起病以来,精神欠佳,食欲可,二便正常,无发热、无齿龈出血、无鼻出血等。

查体:贫血貌,未见出血点及瘀斑,未发现其他异常。外阴发育正常,阴道口可见暗红血迹,处女膜完整。子宫后位,正常大小,质地中等,活动,无压痛,双附件区未扪及异常包块及压痛。

实验室检查:血常规:WBC4.83×10^9/L,N 49.6%,L 37.8%,RBC 2.39×10^{12}/L Hb 60.5g/L,PLT 317×10^9/L,尿妊娠试验:阴性。

盆腔B超:子宫后倾位,大小正常,内膜线清,肌层回声均匀。

请问:1. 该患者最可能的诊断是什么? 有什么依据?

　　　2. 临床该如何饮食治疗?

一、疾病特点

功能失调性子宫出血(dysfunctional uterine bleeding,DUB),简称功血,为妇科常见病。是指异常的子宫出血,经诊查后未发现有全身及生殖器官器质性病变,而是由于神经内分泌系统功能失调所致。功能失调性子宫出血可发生于月经初潮至绝经间的任何年龄,常表现为月经周期不规律、经量过多、经期延长或不规则出血。功能失调性子宫出血可分为无排卵性和排卵性两类,前者最为多见,主要发生在青春期及更年期,后者多见于生育期妇女。

(一) 病因与发病机制

功能失调性子宫出血的发生原因是促性腺激素或卵巢激素在释放或调节方面的暂时性变化,机体内部和外界许多因素诸如精神过度紧张、恐惧、忧伤、环境和气候骤变以及全身性疾病,均可通过大脑皮质和中枢神经系统影响下丘脑 - 垂体 - 卵巢轴的相互调节,营养不良、贫血及代谢紊乱也可影响激素的合成、转运和对靶器官的效应而导致月经失调。

(二) 临床表现

无排卵性功能失调性子宫出血患者可有各种不同的临床表现。临床上最常见的症状是子宫不规则出血,特点是月经周期紊乱,经期长短不一,出血量时多时少,甚至大量出血。有时先有数周或数月停经,然后发生阴道不规则流血,血量往往较多,持续 2~3 周或更长时间,不易自止;有时则一开始即为阴道不规则流血,也可表现为类似正常月经的周期性出血。出血期无下腹疼痛或其他不适,出血多或时间长者常伴有贫血。由于雌激素刺激,子宫可稍大,质较软,宫颈口松,宫颈黏液透明、量多,可呈不同程度的羊齿状结晶,或不典型结晶。基础体温单相型。

排卵性功能失调性子宫出血一般表现为有规律的月经周期,但周期缩短,或经前数日即有少量出血,经血量可无变化。经前期子宫内膜活检可见腺体分泌不良或不均。间质水肿不明显。基础体温双相型,常在排卵后缓慢上升,上升幅度偏低,且升高后维持时间不长,以后缓慢下降。

二、相关营养因素

功能性子宫出血主要为由内分泌和代谢紊乱,如缺铁、贫血、再障性贫血、血液病和出血病、糖尿病、甲状腺和肾上腺等疾病所致,生理期身体抵御能力较弱,所以平常生活中要注意增加营养。在生活上劳逸结合,不参加重体力活动和剧烈活动,睡眠要充足,精神愉快,不要在思想上存在没有必要的压力,以免长期下来影响到内分泌系统。

三、营养治疗

目前普遍认为,营养因素与功能失调性子宫出血病情的发展及预后有着密切的联系,故膳食治疗就显出其重要的作用。

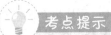

考点提示

功能失调性子宫出血的饮食治疗

(一) 治疗目的

患者体质往往较差,多呈贫血外观。应在积极治疗原发病的同时,加强营养,改善全身状况,充分补充由于失血丢失的相关营养素,贫血严重者应适当输血。出血期间避免过度疲劳和剧烈运动,保证充分休息。流血时间长可给予抗生素预防感染。

(二) 治疗原则

1. 保证足够的铁摄入量　在增加铁的供给量时要考虑食物不同,铁吸收率也不同的特点。动物性食物中富含血红素铁,易于吸收,是理想的补铁食物。但要注意有些动物性食物,如乳、蛋类不含有。植物性食物中所含的非血红素铁必须先在胃酸作用下还原成亚铁离子才能被吸收,而且它的吸收率受其他食物因素的影响甚多,补铁效果远不如前者。因此,选食时既要考虑富含铁的食物,如动物性食物中的血、肝、肉、鱼、禽类和植物性食物中的杏干、葡萄干、桂圆、枣、干豆、核桃及绿叶蔬菜等,又需考虑铁的吸收率。另外,对于贫血程度重者,可考虑应用铁剂直接补充。

2. 增加蛋白质的摄入量 功能失调性子宫出血引起的贫血,属缺铁性贫血,可在给予高铁膳食的同时给予高蛋白饮食,蛋白质可促进铁的吸收,也可提供体内合成血红蛋白所必需的原料。蛋白质供给量按 1kg 体重 1.5g 供给,日进量为 80~100g,其中至少由 1/3 的蛋白质来自于肉、鱼、禽类。

3. 增加膳食中维生素 C 的摄入量 维生素 C 能促进蔬菜中铁的吸收,若同时摄入富含维生素 C 的柠檬汁、橘子汁和富含铁的蔬菜,就能使人体对铁的吸收率增加 2~3 倍。如用铁制剂补铁,也应和维生素 C 同服。

4. 充足热量 补充以上营养素的同时,一定要注意热量的充足,因为充足的热量可以保证以上营养素充分的利用,对于改善贫血也有一定的辅助作用。

四、膳食指导

(一) 宜用食物

1. 富含铁的食物 动物肝脏、畜肉、禽肉是最佳补铁食物,含量高且易吸收。动物性食物本身又含有丰富的蛋白质,补铁的同时,也为机体合成血红蛋白提供了原料。另外,如海带、龙须菜、紫菜、木耳、香菇、豆类及其制品中亦含铁较多。

2. 富含维生素 C 的食物 油菜、芹菜、生菜、豆芽菜、苦瓜、柿椒、西红柿、心里美萝卜等和水果中的猕猴桃、酸梨、紫酥梨、苹果、草莓、杏、桃、李、橘柑、柚等。

(二) 忌(少)用食物

1. 忌用 辛辣刺激、生冷寒冻食物,以避免加重病情。

2. 少喝 少喝咖啡、茶水,少吃富含鞣酸、草酸等植物酸的菜叶,以避免影响铁的吸收。

3. 避免 钙剂、锌制剂、抗酸剂和铁剂同时服用,以免拮抗铁的吸收。

第二节 妊娠期高血压疾病的营养治疗与膳食指导

案例

患者,女,27 岁,停经 35^{+6} 周,头昏、头痛 5 天。

患者于三个月前出现双下肢水肿,常伴头痛、头晕。5 天前头痛、头晕症状明显加重,血压 145/100mmHg。

查体:体温 36.6℃,心率 76 次 / 分,血压 145/100mmHg。双下肢水肿,宫高 26cm,腹围 92cm。

实验室检查:血红蛋白 150g/L,红细胞 $4.72×10^{12}$/L,血小板 $212×10^9$/L;尿蛋白(2+)。血清总蛋白 51.7g/L,白蛋白 29g/L,丙氨酸转氨酶 85U/L,血清总胆固醇 7186mmol/L,甘油三酯 4150mmol/L。肌酐、尿素,活化部分凝血活酶时间(APTT)、凝血酶原时间(PT)、凝血酶时间(TT)、纤维蛋白原(FiB)及电解质均正常。

请问:1. 该患者最可能的诊断是什么? 有什么依据?

2. 临床该如何饮食治疗?

一、疾病特点

妊娠期高血压疾病(hypertensive disorder complicating pregnancy)是妊娠期特有的一种全身性疾病,该病严重影响母婴健康,是孕产妇和围生儿患病率及死亡率的主要原因。本病命名强调生育年龄妇女发生高血压、蛋白尿等症状与妊娠之间的因果关系。多数病例在妊娠期出现一过性高血压、蛋白尿等症状,在分娩后即随之消失。

流行病学调查发现如下高危因素:初产妇、孕妇年龄小于 18 岁或大于 40 岁、多胎妊娠、妊娠期高血压病史及家族史、慢性高血压、慢性肾炎、糖尿病、营养不良、低社会经济状况均与妊娠期高血压疾病发病风险增加密切相关。

(一) 病因与发病机制

妊娠期高血压疾病的发病原因,至今尚未阐明。现简介与发病有关因素及主要的几种病因学说。

1. 妊娠期高血压疾病发病的有关因素 根据流行病学调查发现,妊娠期高血压疾病发病可能与以下几种因素有关:

(1) 年轻初孕妇及高龄初产妇。

(2) 家族中有高血压或肾炎、糖尿病病史者。

(3) 体形矮胖。

(4) 多胎妊娠、羊水过多、葡萄胎患者。

(5) 经济条件差,营养不良,重度贫血者。

(6) 对妊娠恐惧,精神过分紧张或受刺激者。

(7) 寒冷季节、气压升高时发病增多。

2. 病因学说

(1) 子宫 - 胎盘缺血学说:1918 年 Young 首先提出子宫 - 胎盘缺血学说,认为临床上本病易发生于腹壁较紧的初产妇。多胎妊娠、羊水过多等,由于子宫张力增高,影响子宫胎盘间血液供应,或者全身血液循环不能适应妊娠子宫 - 胎盘的需要,如严重贫血、慢性高血压、肾炎等,导致子宫 - 胎盘缺血缺氧而发病。亦有学者认为子宫 - 胎盘缺血并非疾病的原因,而是血管痉挛的结果。

(2) 免疫学说:妊娠被认为是成功的自然同种异体移植。从免疫学观点出发,妊娠期高血压疾病实质上是胎儿胎盘对母体诱导出的较强的免疫应答反应。临床上妊娠期高血压疾病患者蜕膜及胎盘血管动脉粥样硬化病变与移植器官时的血管病变相似;患者体液免疫与细胞免疫功能异常等,都支持免疫学说。

(3) 弥散性血管内凝血(DIC)学说:发生妊娠期高血压疾病时,特别是重症患者有出血倾向,患者血中纤维蛋白降解产物(FDP)增高,血小板减少,凝血功能检查异常,甚至有出血倾向,肾小球纤维蛋白沉积,胎盘梗死等均支持 DIC 学说。但 DIC 是本病病因还是结果,尚难判明。

(4) 其他:近几年来,还有前列腺素合成失调,即具有血管收缩作用的血栓素(TXA2)增高,而具有扩张血管作用的前列环素(PGI2)相对不足而导致血管痉挛、血压升高、母体对血管紧张素 II 的反应过度增强等新学说。有待深入研究。

(二) 临床表现

1. 轻度 主要临床表现为血压轻度升高,可伴轻度蛋白尿和(或)水肿,此阶段可持续数日至数周,或逐渐发展,或迅速恶化。

(1) 高血压:妊娠 20 周前血压不高,妊娠 20 周后血压升高达 17.3/12KPa(130/90mmHg)以上,或较基础血压升高 4/2KPa(30/15mmHg)。

(2) 蛋白尿:蛋白尿的出现常略迟于血压升高,量微少,开始时可无。

(3) 水肿:是妊娠期高血压疾病最早出现的症状。最初可表现为体重的异常增加(隐性水肿),每周超过 0.5kg。若体内积液过多,则导致临床可见的水肿。水肿多由踝部开始,渐延至小腿、大腿、外阴部、腹部,按之凹陷,称凹陷性水肿。踝部及小腿有明显凹陷性水肿,经休息后不消退者,以"+"表示;水肿延及大腿,以"++"表示;"+++"指水肿延及外阴和腹部;"+++"指全身水肿或伴腹水者。

2. 中度 血压进一步升高,但不超过 21.3/14.7KPa(160/110mmHg),尿蛋白增加,伴有水肿,可有头晕等轻度自觉症状。

3. 重度 此阶段可分为先兆子痫和子痫。血压超过 21.3/14.7KPa(160/110mmHg),尿蛋白 +~++ 以上,水肿程度不等,出现头痛、眼花等自觉症状,严重者抽搐、昏迷。

(1) 先兆子痫:在高血压及蛋白尿等的基础上,患者出现头痛、眼花、恶心、胃区疼痛及呕吐等症状。这些症状表示病情进一步恶化,特别是颅内病变进一步发展,预示行将发生抽搐,故称先兆子痫。

(2) 子痫:在上述各严重症状的基础上,抽搐发作,或伴有昏迷。少数患者病情进展迅速,子痫前期症状可并不显著,而骤然发生抽搐,发生时间多在晚孕期及临产前,少数在产时,更少的还可在产后 24 小时内发生。

子痫多发生于妊娠晚期或临产前,称产前子痫;少数发生于分娩过程中,称产时子痫;个别发生产后 24 小时内,称产后子痫。

二、相关营养因素

妊娠期高血压疾病发生、发展、预后与供能营养素及钙、钠等矿物质密切相关。

(一) 供能营养素

1. 脂肪 妊娠期高血压疾病时,孕妇体内甘油三酯和低密度脂蛋白升高,高密度脂蛋白胆固醇下降。过多的低密度脂蛋白沉积在血管壁上,致动脉血管弹性降低,血压升高。另外,孕妇体内过氧化脂质升高,对细胞膜正常结构功能造成损害,引起胎盘血管动脉粥样硬化。

2. 蛋白质 低蛋白性营养不良,是妊娠期高血压疾病的主要诱发因素。另外,蛋氨酸和牛磺酸,可通过影响血压调节机制,使尿钠排出增加,抑制钠盐对血压的影响。合并肾功能不全时,则应限制蛋白质摄入,以减轻肾脏负担。

3. 碳水化合物 对于妊娠期高血压疾病患者,碳水化合物仍是主要供能物质。妊娠晚期,胎儿生长发育需要能量较多,孕妇的摄入量也应增加。足够的碳水化合物可以保证能量供给,节约蛋白质。但也不可过量,否则会引起孕妇能量过剩,体内脂肪堆积、肥胖,加重血压升高。

(二) 矿物质

1. 钙 一般认为,缺钙会使机体血压升高,妊娠期高血压疾病的发生与缺钙有关。妊娠期间,钙消耗量增加,母体易缺钙,孕期补钙,可使妊娠期高血压疾病发生率下降。

2. 钠 钠可促进动脉壁对血浆中某些血管收缩物质致敏,血管收缩;另外,钠可使血管平滑肌细胞膜对钙离子的通透性增加,细胞内钙离子增高,加强血管平滑肌收缩,血压升高。但长期低盐膳食又可引起低钠血症,导致产后循环衰竭。所以,对于轻度患者,一般不必严格限制食盐摄入。全身水肿时,则应严格限制食盐。

三、营养治疗

(一) 治疗目的

现有的各种降压药物均有一定的不良反应,而营养治疗不仅具有一定的疗效,而且合乎生理。此外,营养治疗如与药物配合使用也可使其使用剂量降低,从而减轻药物的不良反应。

(二) 治疗原则

1. 限制钠盐摄入 对轻度高血压者及无水肿者,每日食盐量 3~5g;中度高血压,每日1~2g 食盐(折合酱油 5~10ml);重度高血压,应给予严格的无盐膳食。

2. 矿物质 应摄入足量的钾、镁、钙。蔬菜、水果中含有丰富的钾;粗粮、豆制品、坚果类、绿叶蔬菜、肉类、海产品是镁的良好来源;奶和奶制品是钙的主要来源,其含量和吸收率均高,虾皮、鱼、海带、芝麻酱中也含有丰富的钙。

3. 蛋白质 补充适量的蛋白质,每日 1~1.2g/kg,可多选食豆腐及豆制品、脱脂牛奶、酸牛奶、鱼虾类等。如高血压并发肾功能不全,则应限制植物蛋白的摄入,给予富含优质蛋白的动物类食品。

4. 脂肪 减少脂肪供给,烹调方式主张汆、煮、炖、清蒸、凉拌等烹饪方法,少吃各类肥肉及动物油脂。胆固醇每日摄入量应限制在 300mg 以下,少吃动物内脏及蛋黄、鱼子、鱿鱼等含胆固醇高的食品。

5. 碳水化合物 主食除米面外,鼓励多吃各种杂粮及豆类,如小米、玉米面、燕麦片、高粱米、芸豆、红豆、绿豆等,它们含有丰富的膳食纤维,能促进肠道蠕动,少进食葡萄糖、果糖、蔗糖及各类甜点心,少饮各类含糖饮料。总能量以满足需要为宜,过高会引起肥胖。

6. 维生素及膳食纤维 多吃绿叶蔬菜和新鲜水果,它们富含多种维生素及膳食纤维。芹菜、荠菜、荸荠等蔬菜有降压作用,建议多选食。

四、膳食指导

(一) 宜用食物

1. 富含优质蛋白食物 如瘦肉、鱼肉等。
2. 富含膳食纤维、维生素、微量元素的新鲜蔬菜 如芹菜、韭菜、油菜等。
3. 富含钙食物 乳类、虾皮。
4. 富含铁食物 如动物肝脏、胡萝卜等。

(二) 忌(少)用食物

避免食用糖果、点心、甜饮料及油炸食品和包括用盐腌制的食物,如咸蛋、咸鱼、腊肉、咸菜、酱菜、火腿肠。

第三节　妊娠剧吐的营养治疗与膳食指导

 案例

　　患者,女性,28 岁,停经 12 周,反复恶心、呕吐 1 月余。患者停经 45 天时自测妊娠试验阳性,孕 50 天时出现早孕反应,恶心、呕吐、厌食,饮食习惯改变,喜食酸辣,因为体重不增反而下降就诊,行 B 超检查提示宫内早孕,约 7 周,可见心管搏动,1 周前上述症状加重,出现持续性呕吐,食入即吐,伴头晕、乏力,前来就诊。发病来饮食、睡眠欠佳,大、小便正常,阴道无血性分泌物、无阴道排液,无腹痛、腹泻。

　　查体:T 36.8℃,R 20 次 / 分,HR 82 次 / 分,BP 95/70mmHg。

　　体型肥胖,精神差,倦怠,脸色苍白,全身皮肤、黏膜、巩膜无黄染,双眼睑无水肿,全身浅表淋巴结无肿大,甲床尚红润,心肺(－),子宫增大与停经月份相符,腹壁静脉无曲张,双下肢无水肿。

　　B 超:单活胎,孕 12 周,胎儿及其附属物正常。

　　请问:1. 该患者最可能的诊断是什么? 有什么依据?

　　　　　2. 临床该如何饮食治疗?

一、疾病特点

　　妊娠早期多数孕妇出现择食、食欲缺乏、轻度恶心呕吐、头晕、倦怠等症状,称为早孕反应。因恶心呕吐在清晨时较严重,所以又叫"晨吐"。一般从闭经 6 周开始,约 12 周前后自然消失,不需特殊处理。偶有少数孕妇反应严重,故对恶心呕吐频繁剧烈,不能进食,影响工作生活,甚至威胁生命者,称妊娠剧吐。

(一) 病因与发病机制

　　妊娠剧吐的病因目前尚未完全清楚,一般认为与以下两方面因素有关:

　　1. 与 HCG 有关　症状出现与消失同孕妇 HCG 浓度变化相关。临床发现,孕妇发生妊娠剧吐时,HCG 水平明显升高,流产后症状随即减轻、消失。但症状的轻重,不一定和 HCG 成正比。

　　2. 与神经类型有关　神经系统功能不稳定,精神紧张型孕妇多见。

(二) 临床表现

　　多见于第一胎,初期为早孕反应,逐渐加重,妊娠 8 周左右频繁呕吐,不能进食。呕吐物为食物、胃液、胆汁,甚至带血。体重明显下降,乏力。由于严重呕吐长期饥饿,引起脱水、电解质平衡紊乱。皮肤失去弹性,眼窝凹陷,体温升高,血压下降,出现代谢性酸中毒,尿中出现酮体。严重者肝肾功能损害,可出现黄疸和蛋白尿。甚则眼底出血。

　　妊娠剧吐如未及时治疗,可发展为意识模糊或呈昏睡状态,若治疗效果不明显,体温38℃以上,心率 120 次 / 分以上或出现黄疸时,以终止妊娠为宜。

二、相关营养因素

　　患者剧烈呕吐丢失胃液,加之长期不能正常进食引起低血钾、低血氯,低钾加重呕吐,形成恶性循环。营养摄入不足,发生负氮平衡,血浆尿素氮及尿酸增高;脂肪动员供给能量,代谢中间产物丙酮、乙酰乙酸增多及肠道碱性液丢失,出现代谢性酸中毒。

三、营养治疗

(一) 治疗目的

妊娠剧吐的患者,失液过多可以引起水、电解质平衡紊乱,能量摄入不足导致机体代谢紊乱。迅速纠正代谢紊乱,改善营养状态,是对此类患者治疗的关键所在。

(二) 治疗原则

1. 通常需要住院治疗 首先禁食 2~3 天,由静脉滴注必要的营养物质,补足血容量,纠正电解质紊乱,合并代谢性酸中毒应及时纠正。

2. 症状稍缓解 宜尽早应用均衡肠道营养制剂,以促进胃肠功能恢复。

3. 呕吐减轻后 可逐步供给半流质食物,少量多餐,可以准备一些小点心供孕妇随时食用。可用新鲜蔬菜汁、果汁补充水分及维生素与矿物质。

4. 及早应用 普通饮食,以提供孕期所需的能量与营养素。饮食宜清淡、易消化,避免油腻食品和甜品。

5. 注意解除 思想顾虑,保持愉快稳定的情绪,适当休息。

四、膳食指导

怀孕初期妊娠呕吐的营养饮食要想科学合理营养,首先,孕期的合理营养应该遵循食谱广的原则,做到粗细搭配、荤素并用,每日食用适量的奶类及其制品、蔬菜和水果兼有,才能达到全面科学合理的营养要求,保证胎儿的正常生长发育。

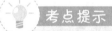
考点提示
妊娠剧吐的饮食治疗

(一) 宜用食物

1. 进食初期宜用营养均衡型肠道营养制剂 临床常用安素、能全素立适康等。

2. 症状好转后宜用流食或软食 可用粥、乳及乳制品、鸡蛋糕、豆浆、面片等食物,酸奶、面包、包子等发酵食物有利于消化,也宜食用。

3. 新鲜蔬菜水果 如菠菜、西红柿、苹果、橘子等。

(二) 忌(少)用食物

1. 忌用油腻、过于香甜的食品。

2. 忌用不易消化的煎炸食品及糯米类的黏性食品。

3. 忌用烟、酒、辛辣刺激性食品。

第四节 妊娠糖尿病的营养治疗与膳食指导

 案例

女,36 岁,孕 5 产 2,8 月孕引产一婴,顺产一婴,健在,刮宫两婴。停经 38+3 周。

停经后无明显早孕反应,停经四月自感胎动持续至今,两月前查血糖正常。近两月出现口渴、多饮,一日饮 3500~5000ml,多尿(尿量较平时明显增多)。近五天出现双踝关节以下水肿,休息后不能缓解,孕期喜食糖,体重由 130g 增至 156g,孕期无头昏眼花,无畏寒发热,无腹痛腹泻,无阴道流血流液,无用药史。饮食与既往无特殊。大便正常。

查体:心率 55 次／分,余生命体征正常。双踝关节以下水肿。胎心 135 次／分。

辅查:彩超示:胎头双顶径 8.7cm,胎盘 3 级,羊水 4.5cm,随机血糖:19.9mmol/L,空腹血糖:10.5mmol/L。

ECG:未见异常。尿常规:葡萄糖 +++,蛋白质阴性,尿酮体阴性,血常规正常,BT、CT 正常。

请问:1. 该患者最可能的诊断是什么?有什么依据?

2. 临床该如何饮食治疗?

一、疾病特点

妊娠糖尿病(gestational diabetes mellitus,GDM)是指在妊娠期首次发现或发生的糖代谢异常。多数病人在分娩后可以恢复正常,但也有少部分患者在 5~10 年的随访中转变为糖尿病。已确诊糖尿病者妊娠时不属于妊娠糖尿病。

此病如不及时发现并得到良好控制,对于母亲和胎儿都是不利的,母亲可出现羊水过多、先兆子痫、妊娠高血压、低血糖、酮症酸中毒等严重并发症,胎儿可出现巨大儿、先天畸形等。所以对于此疾病开展筛查极为重要。

(一) 病因与发病机制

妊娠期容易出现糖耐量不正常或糖尿病,可能是由于内分泌激素(胎盘生乳素、雌激素、黄体酮、绒毛生长激素、肾上腺皮质激素等)增多,它们在周围组织中均具有抗胰岛素作用;同时,还生产胎盘胰岛素酶,分解胰岛素,使之失去活性;加上妊娠期血容量增加,血液稀释,胰岛素相对不足。因此,孕妇对胰岛素的需要量较非孕时增加近一倍。一般胰岛功能正常的孕妇可以适应这种变化而维持糖耐量在理想水平,而胰岛功能不够健全者易在妊娠期出现糖耐量不正常或糖尿病。

(二) 临床表现

妊娠糖尿病主要表现为多尿、多饮、多食的"三多"症状。反复发作的阴道念珠菌感染症状或体征,孕妇体重增加过快,常伴有羊水过多和巨大胎儿等。

(三) 妊娠期糖尿病诊断标准

妊娠期糖尿病指在妊娠期发现糖尿病者,在妊娠前原有糖尿病的患者不属于妊娠糖尿病。

筛查时口服 50g 葡萄糖,如 1 小时血浆葡萄糖≥7.8mmol/L,可确诊。

确诊时采用 O'Sullivan 和 Mahan 提出的 100g,3 小时 OGTT 法:

如空腹血糖≥5.8mmol/L,口服 100g 葡萄糖后,1 小时、2 小时和 3 小时的血糖分别大于或等于 10.6mmol/L、9.2mmol/L 和 8.1mmol/L,四个时相中有两个达到标准者可确诊。

二、相关营养因素

(一) 对胎儿代谢的影响

糖尿病孕妇引起的一系列新生儿并发症均与胎儿高胰岛素血症存在相关。妊娠合并糖尿病时孕妇高血糖持续经过胎盘达胎儿体内,相继刺激胎儿胰岛 β 细胞增生、肥大,胰岛素分泌增多,继而发生高胰岛素血症。胎儿血胰岛素和血糖均升高后,促使肝脏的糖原合成、脂肪合成和蛋白质合成均增加,胎儿生长加速、机体消耗加大,导致胎儿宫内慢性缺氧,胎儿髓外造血功能也增加。

(二) 对母亲的影响

1. 羊水过多　　原因尚不清楚,可能与胎儿血糖水平高,导致高渗透性利尿,胎儿排尿增加有关。

2. 酮症酸中毒　　发生率低,但对母儿造成严重危害。严重者会导致胎死宫内。

> **考点提示**
>
> 妊娠糖尿病的饮食治疗

三、营养治疗

妊娠期间血糖控制的好坏直接关系到孕妇和胎儿的安全。妊娠糖尿病发病原因尚不完全清楚,但病情一般比较轻,大多数的妊娠糖尿病患者靠单纯的饮食治疗和适当调整饮食结构就能使血糖达到理想范围,而不会对胎儿的生长发育造成不良影响。因此,营养治疗是GDM 最基础的治疗手段。合理的膳食安排能提供妊娠所需的能量和营养素且不易导致餐后高血糖。

(一) 治疗目的

1. 要维持孕产妇体重的合理增长。

2. 必须保证母体的营养需要、胎儿的生长发育。

3. 其次用一切手段使血糖保持平稳,不出现低血糖、高血糖以及酮症。

4. 配合临床治疗,防治各种糖尿病的并发症,如肾病、胃肠病变等。

(二) 治疗原则

1. 合理控制总能量　　在妊娠的前 4 个月与非妊娠时相似,妊中期、晚期根据中国居民膳食营养素参考摄入量,每日热能可增加 840kJ(200kcal),肥胖的孕妇(BMI>30),在妊娠期不要求减轻体重,只要求控制体重增加的速度不要过快。

能量的供给不是一成不变的,需要通过监测母亲的体重,较理想的增长速度为:妊娠早期增长 1~2kg,妊中期及晚期每周增长 0.3~0.5kg(肥胖者每周增长 0.3kg),整个妊娠过程总体重增长 10~12kg 为宜,但是同时必须避免过低热能摄入而发生的酮症。应用食品交换份方法可以快速简便地制定食谱。同类食物在一定重量内所含的蛋白质、脂肪、碳水化合物和热量相似,不同类食物间所提供的热量也是相同的。食品交换份的应用可以大大丰富糖尿病的日常生活,并使食谱的设计趋于简单化。

2. 碳水化合物　　碳水化合物占总能量的 55% 左右,应避免精制糖的摄入,但主食应保证 250~350g,过低则不利于胎儿生长。

3. 蛋白质　　每日摄入约 100g 蛋白质,1/3 以上为优质蛋白质。

4. 脂肪应尽可能适量摄入　　占总热能 30% 以下。特别是坚果类食品应适量食入。注意单不饱和脂肪酸和多不饱和脂肪酸的摄入,减少饱和脂肪酸的摄入。

5. 膳食纤维　　膳食纤维可能有助于降低过高的餐后血糖,可适量增加其在膳食中的比例。水果则应根据病情的好坏适量选用。

6. 合理安排餐次　　餐次安排在 GDM 的饮食中发挥非常重要的作用,少量多餐,每日5~6 餐,定时定量地进食能够有效控制血糖。适当加餐,既能有效治疗高血糖又能预防低血糖症的发生。

7. 适当锻炼　必须配合一定量的体育锻炼,不要太剧烈,但应整个妊娠过程都要坚持。如果饮食控制后血糖仍高于理想水平(餐后2小时血糖≥8mmol/L),应尽早采用胰岛素治疗。

四、膳食指导

参见第十章第二节糖尿病的膳食指导即可。

本章小结

功能失调性子宫出血,是一种常见的妇科疾病。本病治疗关键在于积极治疗原发病的同时,加强营养,改善全身状况,充分补充由于失血丢失的相关营养素,并预防感染。

妊娠期高血压疾病是孕产妇特有的一种全身性疾病。营养治疗原则应供给足够蛋白质,减少脂肪供给,总能量满足需求为宜,多摄食新鲜蔬菜,保证膳食纤维和维生素的供给,注意补充钙和铁。全身水肿时限盐。

妊娠剧吐的患者,失液过多可以引起水、电解质平衡紊乱,能量摄入不足导致机体代谢紊乱。迅速纠正代谢紊乱,改善营养状态,是对此类患者治疗的关键所在。

妊娠糖尿病指在妊娠期发现糖尿病者,在妊娠前原有糖尿病的患者不属于妊娠糖尿病。本病治疗关键在于合理控制总能量。既要必须保证母体的营养需要、胎儿的生长发育,又要使血糖保持平稳,不出现低血糖以及酮症。

(张　竹)

 目标测试

A1型题

1. 功能性子宫出血患者的膳食原则不包括
   A. 补充足量蛋白质　　　　　B. 多吃新鲜蔬菜和水果
   C. 充足热量　　　　　　　　D. 保证足够的铁摄入量
   E. 喝咖啡、茶水饮料

2. 功能性子宫出血患者的蛋白质供给量的日进量为
   A. 80~100g　　　　　　B. 40~60g　　　　　　C. 40~50g
   D. 80~90g　　　　　　 E. 100~120g

3. 妊娠期高血压疾病患者中度高血压每日食盐摄入量应为
   A. 6g　　　　　　　　 B. 3~5g　　　　　　　C. 1~2g
   D. 完全无盐　　　　　 E. 酱油20ml

4. 下列属于中度妊娠期高血压疾病临床表现的是
   A. 血压130/90mmHg　　　 B. 尿蛋白+~++　　　 C. 全身水肿或伴腹水
   D. 血压150/100mmHg　　　E. 先兆子痫

5. 不属于妊娠糖尿病主要临床表现的是
   A. 多尿、多饮、多食的"三多"症状

  B. 反复发作的阴道念珠菌感染症状
  C. 孕妇体重不增加
  D. 巨大胎儿
  E. 羊水过多
6. 妊娠糖尿病患者碳水化合物摄入占总能量的
  A. 30%   B. 35%   C. 40%
  D. 45%   E. 55%

第十四章 儿科疾病与营养

第一节 小儿腹泻的营养治疗与膳食指导

案例

患儿,男,4个月,发热,腹泻呕吐3天。

患儿于4天前无明显诱因出现腹泻症状,开始为黄色水样便,每日4~5次,量较多,家人未做任何处理,患儿病情加重,2天前开始大便为暗红色血便,每日5~6次,伴有呕吐,吐出为胃内容物,量不多,且有发热,高热,无抽搐及意识障碍。患儿哭闹不安。

查体:T 39.3℃,P 128次/分,R 32次/分,血压未测。神清,精神萎靡,心肺无异常,腹隆起,腹肌软,肝脾肋下未及,右下腹有触痛,未见肠型,肠鸣音减弱。余未见异常。

血常规:WBC 14.7×10^9/L,N 57.3%,L31.3,HB 114g/L,RBC 3.76×10^{12}/L,PLT 473×10^9,粪常规;暗红,水样便,隐血+。

请问:1. 该患者最可能的诊断是什么?有什么依据?

2. 临床该如何饮食治疗?

一、疾病特点

小儿腹泻(infantile diarrhea)是一组多病原、多因素引起的以大便次数增多和大便性状改变(呈稀便、水样便、黏液便或脓血便)为主要特征的儿科消化系统疾病。2岁以下婴幼儿多发,发病以夏秋季最高。多急性起病,若未能彻底治愈,可发展成为迁延性腹泻(病程2周至2个月)或慢性腹泻(病程超过2个月),常是造成营养不良、生长发育障碍、甚至死亡的主要原因。

考点提示

小儿腹泻的病因及临床表现

(一)病因与发病机制

婴儿易患腹泻,与消化系统发育不完全、机体免疫力低下、营养不良和人工喂养等因素相关。

1. 消化系统发育尚未成熟　胃酸和消化酶分泌较少,消化酶的活性较低,生长发育处于第一个高峰期,对营养物质需求量大,胃肠道负担较重。且婴幼儿食品还有较多液体,摄入量较多,易发生消化道功能紊乱。

2. 病毒和细菌感染　夏季腹泻主要病原体是致泻性大肠杆菌与痢疾杆菌;秋季腹泻主要病原体是轮状病毒。

3. 喂养不当　母乳含有很强的对抗肠道感染的因子,如大量的 SIgA、乳铁蛋白、巨噬细胞、粒细胞、溶菌酶、溶酶体等。这些抑菌物质在人工喂养的加工制备过程中被破坏,同时制作过程中食物和餐具极易受到污染。添加辅食的时间过早,量过多,均容易引起腹泻。总体看,人工喂养腹泻率明显高于母乳喂养。

4. 其他　过敏,包括对牛奶过敏,麦类食物中谷蛋白过敏;气候变化(过冷、过热、温差变化过快),先天性氯化物腹泻,肾上腺生殖器综合征等均可导致腹泻。

(二) 临床表现

持续时间少于 7 天的腹泻称为急性腹泻,这是到儿科就医的最常见原因。

1. 轻型腹泻　无明显全身症状,精神尚好,体温多正常,偶有低热,无脱水,无中毒症状。小儿主要表现为食欲减退,偶有溢乳或呕吐,大便次数增加但量不多,味酸稀薄,呈黄色或黄绿色,常见白色或黄白色奶瓣和泡沫,可有少量黏液。

2. 中型腹泻　轻至中度脱水或有轻度中毒症状。

3. 重型腹泻　重度脱水或有明显中毒症状,包括烦躁、精神萎靡、嗜睡、面色苍白、体温不升,白细胞计数明显增高等。可呕吐咖啡渣样液体,腹泻次数和量均增加,大便呈黄绿色、黄色或微黄色,蛋花汤样或水样,可有少量黏液。可出现明显的水、电解质紊乱症状,以脱水、酸中毒、低钾血症为主。还可能由于输液导致血钙、血镁浓度下降,出现震颤、手足搐搦或惊厥等症状。

二、相关营养因素

腹泻对蛋白质 - 能量营养不良症发病率的影响已得到广泛认可。已经证实,腹泻可导致严重的增重障碍。虽然腹泻时存在某种程度大量营养素的吸收不良,但是正常饮食中有 80%~95% 碳水化合物、70% 的脂肪和 75% 的氮仍可被吸收。因此,继续进食在营养学上具有明显的益处。现已明确,进食不会使腹泻加重或增加脱水风险,反而吸收不良本身可由于腹泻促进黏膜修复而得到校正。

腹泻还破坏肠道乳糖酶,导致乳糖不耐受,影响脂肪、蛋白质及其他营养素的吸收。急性感染性腹泻时,机体水分大量丢失,排泄物中还伴有大量氮、脂肪和碳水化合物,以及各种电解质、微量元素和维生素等的代谢性丢失。能量丢失每天可达 500~600kcal。感染、发热增加机体代谢,能量和蛋白需要量相对增加。

患儿本身的营养状况可以影响腹泻的预后。如腹泻时有蛋白质 - 热能营养不良,则更容易使症状加重,病程延长,迁延不愈。如腹泻时患儿营养状况良好,则腹泻往往呈自限性,并可迅速恢复。

因此,腹泻与营养不良有着非常密切的关系,互为因果,可形成恶性循环,最终可导致患儿体重增长停滞,免疫功能低下,反复感染,严重影响小儿的体格和智力发育。

三、营养治疗

(一) 治疗目的

小儿腹泻的营养治疗目的是辅助纠正水、电解质紊乱,改善营养不良状态。营养治疗以减轻症状、及早进食为原则,能量和营养素的供应应由少到多,少量多次。

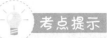

考点提示

小儿腹泻的饮食治疗

(二) 治疗原则

1. 急性腹泻 调整膳食,必要时禁食,减轻胃肠负担,减少肠蠕动,帮助修复肠黏膜,恢复消化功能,纠正失水及电解质平衡。

2. 慢性腹泻 病情较为复杂,常常合并营养不良和其他并发症,应采取综合性治疗,忌滥用抗生素,适当应用益生菌。纠正营养不良和水电解质紊乱。

(三) 治疗方法

1. 调整膳食 轻症患儿不需禁食,应给予少渣或无渣半流质或流质膳食。母乳喂养可考虑缩短每次哺乳时间,停止辅食。人工喂养可先给米汤,由少到多,由稀到稠,变化不宜过快。

重症患儿要禁食 6 小时,注意水电解质的补充。

2. 腹泻严重,应禁食 无呕吐或呕吐不剧烈的患儿,可口服补液或静脉补液。还应注意补充各种维生素,积极治疗原发病和并发症。

3. 腹泻缓解后 要谨慎做好食物的过渡。

四、膳食指导

(一) 宜用食物

1. 蛋白质 母乳或配方乳。

2. 膳食纤维少的食物 主食宜选用米汤、粥、清汤面、米粉等,蔬菜应选用去皮的番茄、冬瓜、黄瓜、芋艿、土豆、西葫芦等。

3. 维生素 多补充果汁。

4. 对肠黏膜受损较重的患儿 可选用适合小儿的全营养素。

(二) 忌(少)用食物

1. 忌用高脂膳食。脂肪不易消化,会增加消化道负担,而且脂肪本身有润肠作用,使腹泻增加。

2. 忌用含高纤维的膳食。高纤维刺激消化道蠕动加快,同时增加粪便体积,使大便次数增多。

3. 忌用辛辣、生冷、粗大、坚硬食物。

4. 慎用纯糖食物。不宜添加蔗糖,糖过多在肠道内容易发酵,刺激肠管,不提倡多用,可用婴儿米粉、米汁等代替。

第二节　佝偻病的营养治疗与膳食指导

 案例

男性,1岁,发热、呕吐、腹泻3天。

患儿3天前开始发热39℃,起病半天,即开始吐泻,每日约呕吐3~5次,为胃内容物,非喷射性,大便每日10余次,为黄色稀水便,蛋花汤样,无黏液及脓血,无特殊臭味,偶有轻咳。既往常有夜惊。个人史:第2胎,第2产,足月顺产,牛乳喂养。

查体:T 38.3℃,P 138次/分,R 40次/分,Bp 80/50mmHg,体重9kg,身长75cm。急症病容,面色发灰,精神萎靡,烦躁,全身皮肤无黄染,未见皮疹,皮肤弹性差,右颈部可触及黄豆大小淋巴结1个,轻度方颅,前囟1cm×1cm,明显凹陷,串珠肋(+),心率138次/分,律齐,心音低钝,肺(-),腹稍胀,肝肋下1cm,肠鸣音存在。眼窝明显凹陷,哭无泪。肢端凉,皮肤略发花,呼吸深,急促,口唇樱桃红,牙3枚,神经系统检查无异常。

化验:血Hb 110g/L,WBC $8.6×10^9$/L,PLT $250×10^9$/L,大便常规偶见WBC。

请问:1. 该患者最可能的诊断是什么? 有什么依据?

2. 临床该如何饮食治疗?

一、疾病特点

佝偻病(rickets)是由于缺乏维生素D而导致的慢性疾病。多见于3岁以下儿童,可严重影响小儿生长及智力发育,多发于日照少的季节,如冬春两季,北方佝偻病的患病率远高于南方。

维生素D有两种形式:胆钙化醇(维生素D_3)与麦角钙化醇(维生素D_2),两者都没有生物活性。机体获得维生素D的途径有两种:内源性:皮肤中的7-脱氢胆固醇经紫外线照射转变为胆钙化醇;外源性:人类摄入的动物性食物中含胆钙化醇,植物性食物中的麦角固醇经紫外线照射后可转变为麦角钙化醇。

(一) 病因与发病机制

1. 日光照射不足　是小儿佝偻病的主要病因。

2. 未及时补充维生素D　婴儿出生后第一年生长速度较快,身高体重迅速增长,维生素D的需要量增加。若不及时补充维生素D或不晒太阳,则易患佝偻病,尤其是人工喂养儿。

3. 维生素D摄入量不足　维生素D主要存在于动物性食物中,辅食以谷物为主的小儿易患佝偻病。

4. 孕妇营养不良　孕妇营养不良易出现早产或新生儿体重低,早产儿与极低体重儿因体内钙不足,均易发生佝偻病。

5. 疾病　消化不良、腹泻、先天性弹道狭窄或闭锁等消化系统疾病可影响维生素D的吸收和利用。

6. 药物　长期应用某些药物如抗癫痫药、糖皮质激素等也可导致佝偻病。

(二) 临床表现

佝偻病的临床表现主要是神经精神症状和骨骼的变化。

神经精神症状常见于病的初期和极期,患儿不活泼、食欲减退、容易激动、脾气乖张、睡眠不安、夜间常惊醒哭闹、多汗(在头部更明显),并有痉挛和手足搐搦等症状。

骨骼的变化,在生长快速的部位最严重。颅骨软化、前囟边缘软化,闭合迟,形成方颅;病儿出牙迟,牙齿排列和发育往往也不好;出现串珠肋、鸡胸等胸廓畸形;四肢,长骨干骺端肥大,尤以腕部明显,较大的儿童能站立行走时则发生下肢畸形,出现:"O"形腿或"X"形腿。严重的佝偻病儿容易发生骨折,最常见的是桡骨或腓骨骨折,也可发生于股骨、肋骨、锁骨。此外,佝偻病也是胫骨弯曲及扁平足发生的原因。

由于低血钙,6个月以下的小儿常出现肌痉挛或手足搐搦,更大些的儿童可有骨痛、骨变形等表现。由于胸廓畸形,呼吸运动受限制,患儿容易继发肺部感染。也常见消化系统的功能障碍。

二、相关营养因素

(一) 维生素 D 缺乏对钙吸收的影响

人在食物钙的摄入量减少时,主要靠增加肠道钙的吸收率来防止负钙平衡的发生。维生素 D 对肠黏膜上皮细胞 ATP 酶、植酸酶的活性也有影响。ATP 酶在肠黏膜刷状缘有促进肠钙吸收的作用。维生素 D 对植酸盐与钙的结合有抑制作用,有利于钙的吸收。维生素 D 缺乏时,肠钙吸收率下降,这是血钙降低的一个重要原因。维生素 D 缺乏的儿童,冬季肠钙的吸收率在 10% 左右,补充维生素 D 后,肠钙吸收有明显的升高。

(二) 维生素 D 缺乏对磷吸收的影响

佝偻病儿有低钙血症时,PTH 的分泌增加,从而促进肠道钙、磷吸收和骨中钙、磷的释出,使血清钙、磷升高。但 PTH 有抑制肾小管对磷重吸收的作用,使尿磷排出增多,所以血钙虽升高,而血磷的变化并不显著。

维生素 D 缺乏时,血钙降低,刺激 PTH 分泌,PTH 使肾小管对钙的重吸收增加,使尿钙排出减少,但 PTH 有抑制肾小管对磷的重吸收,使尿磷增加,这是维生素 D 缺乏时可发生低磷血症的一个原因。

三、营养治疗

(一) 治疗目的

根据患者的病理生理状况,以适当的途径补充维生素 D 和钙。

考点提示

佝偻病的饮食治疗

(二) 预防原则

1. 经常接触日光　鼓励户外活动,使机体得到充分的日光照射,有利于维生素 D 活化,这是预防佝偻病最简便有效的方法。

2. 适时调整维生素 D 的供给

(1) 选用富含维生素 D 及钙含量高的食物:对婴儿来讲,母乳是最适宜的天然食品。母乳不足时,应选用配方合理的代乳食品。

(2) 及时添加辅食:随着小儿的生长,应根据其消化吸收能力和生理需要添加辅食,补充机体需要的营养。辅食的添加应由少到多,逐步增加。

(三) 治疗原则

1. 充分利用日光紫外线和选用维生素 D 和钙丰富的食品　在药物治疗同时,多食用含维生素 D 及钙含量高的食物。

2. 足量动物性食物　由于维生素 D 是脂溶性维生素,故应供给足够的动物性食物。

3. 能量与营养素供应　可与正常小儿相同或稍高。

四、膳食指导

(一) 宜用食物

1. 含维生素 D 丰富的食物　如海鱼、鱼卵、动物肝脏、蛋黄粉等,以及市售的维生素 D 强化食品。

2. 含钙丰富的食物　如乳类及其制品、小鱼、虾米、坚果类。

(二) 忌(少)用食物

含维生素 D 在酸性溶液中易分解,因此应注意与之配伍的食物。反复加热的食用油容易酸败,会破坏维生素 D,也不宜食用。

第三节　儿童糖尿病的营养治疗与膳食指导

案例

　　患儿,男,2 岁。因发热,咳嗽 2 天,抽搐昏迷 3 小时入院。

　　2 天前开始出现发热,咳嗽,有痰,自服羟氨苄青霉素和止咳水,次日患儿疲倦少动,食纳减少,腹痛,排稀便 1 次,量少腥臭,无脓血。当晚突然四肢抽搐,双眼上翻,意识丧失。测体温 38.6℃,给予肌内注射苯巴比妥钠,地西泮等处理,10 分钟后抽搐停止,但仍神志不清,1 小时后又出现四肢抽搐。

　　查体:体温 37.8℃,呼吸 42 次 / 分,脉搏 120 次 / 分,血压 90/68mmHg,体重 12kg,神志不清,营养一般,呼吸急促,双瞳孔等圆等大,对光反应迟钝,唇红,干燥,无发绀,颈无抵抗,两肺呼吸音粗,心音有力,律齐,腹平软,肝脾不大,四肢肌张力稍高,腱反射正常,未引出病理征。

　　辅助检查:头颅 CT 正常,脑脊液常规正常,血常规正常,便常规:黏液 +,WBC 1~2 个,RBC 2~3 个,未见吞噬细胞。

　　实验室检查:Na 135mmol/L,K 3.8mmol/L,Cl 99mmol/L,Ca p2.2mmol/L,BUN 7.7mmol/L,CO_2CP 7mmol/L,Glu 25mmol,肝功能正常。

　　请问:1. 该患者最可能的诊断是什么? 有什么依据?

　　　　　2. 临床该如何饮食治疗?

一、疾病特点

　　儿童糖尿病是指在 15 岁以前发生的糖尿病。儿童期糖尿病好发年龄多见于 11~13 岁,绝大多数是 1 型糖尿病,但近年儿童的 2 型糖尿病有逐年增加的趋势(糖尿病分型见第十章第二节)。

　　儿童糖尿病的病情极不稳定,血糖波动大,极易发生酮症酸中毒,用胰岛素治疗过程中又易发生低血糖。

（一）病因与发病机制

本病的发病原因主要包括遗传因素、环境因素与自身免疫反应。患儿主要病理变化是胰岛呈纤维化并萎缩。

（二）临床表现

起病较急，多数患者常因感染、饮食不当或情绪激惹诱发起病。多数患儿有"三多一少"的典型症状，表现为多尿、多饮、易饿多食和体重减轻，但多数儿童多饮多尿不易被发现而很快发展为脱水及酮症酸中毒，出现突发恶心、呕吐、厌食或腹痛、腿疼等症状。体格检查糖尿病时除消瘦外一般无阳性体征。学龄儿童可发生夜间遗尿，部分儿童食欲正常或减低，体重减轻很快消瘦、乏力及精神萎靡。

二、相关营养因素

胰岛素绝对缺乏，血糖水平超过肾阈值从尿中排出而出现多尿和多饮，体内能量丢失导致体重下降。脂肪动员分解代谢增加，酮体产生增多，出现酮血症、酸中毒和脱水，导致意识障碍甚至昏迷。

胰岛素缺乏引起不可控制的糖异生并阻止循环中糖的利用和储存，此时会导致高血糖的出现。肾脏不能重吸收过量的糖负荷，从而引起糖尿、渗透性利尿、口渴和脱水。脂肪和蛋白质分解增加可导致酮的生成以及体重减轻。

三、营养治疗

（一）治疗目的

儿童糖尿病的饮食治疗有其特殊性，因儿童是在生长发育时期，其饮食应是计划饮食，一要达到控制血糖、血脂和体重的目的，二要保证儿童正常的生长发育的需要，因此不宜过分限制，饮食应能满足患儿的基本需要。

（二）治疗原则

1. 能量的供给　总能量应保证儿童的生长和发育的需要，同时维持体重在正常范围。一般用以下公式计算每日的总热量。

考点提示
儿童糖尿病的饮食治疗

$$每日总能量（kcal）=1000+ 年龄 \times （70\sim100）$$

年龄较小和较瘦儿童用较高年龄热量，年龄较大和较胖儿童，特别是青春期女孩用较低年龄热量。

2. 功能营养素比例　食物热量的来源应为碳水化合物 50%~55%，脂肪 30%，蛋白质 15%~20%。高纤维、低脂肪的饮食有利于稳定血糖、刺激胰岛素的分泌，促进葡萄糖的利用。

3. 适当增加富含维生素和锌、硒、钙的食物。

4. 限制蔗糖、甜饮料、糕点的摄入。

5. 低盐低脂，增加膳食纤维的摄入。

6. 饮食计划　饮食应定时、定量，安排好餐次。糖尿病患儿应注意饮食中主副食品的数量，保持基本固定为宜，均匀分配到各餐中，避免因随意增减而引起血糖波动。

四、膳食指导

(一) 宜用食品

豆类及其制品、小米、玉米面、燕麦、全麦面包、黑麦面包、藕粉、瘦牛肉、瘦羊肉、鸡胸脯肉、新鲜蔬菜和水果。出现酮症酸中毒昏迷时,可管饲适合小儿用的肠内营养制剂。

(二) 忌(少)用食物

精米、面,含糖的零食,饮料,肥肉、动物内脏、肥肉等。

第四节 儿童肥胖症的营养治疗与膳食指导

一、疾病特点

儿童肥胖病是与生活行为密切相关的慢性疾病,是 21 世纪严重的健康问题和社会问题。治疗儿童肥胖病需要采用以运动处方为基础,以健康行为矫正为关键技术,营养健康教育贯彻始终的综合方案。

肥胖是与生活方式密切相关,以过度营养、运动不足、行为偏差为特征,体重超过一定范围时造成的全身脂肪组织普遍过度增生、堆积的慢性疾病。

(一) 病因与发病机制

绝大多数儿童肥胖病属于单纯性肥胖,引起单纯性肥胖的原因主要有:

1. 部分营养素摄入过高　患儿长期摄入能量及脂肪较高的食物,能量的摄入超过消耗而转成脂肪储存于体内,出现肥胖。

2. 活动量不足　活动量不足,即使摄入正常的能量也会出现肥胖,肥胖儿童由于体重的负担不愿意活动,形成恶性循环。

3. 进食量大。

4. 遗传因素　多有家族史。

5. 胎内因素　孕妇进食过多导致新生儿体重过大。

(二) 临床表现

1. 常见体征

(1) 体重和体质指数:超过标准体重 20% 以上,或者体质指数≥24。

(2) 体格发育:体型肥胖,皮下脂肪分布均匀,以面、颈、肩、胸、背、腹、臀最为明显,腹部脂肪下垂,四肢以上臂、大腿较粗。

(3) 性器官发育:女童外生殖器大多正常,胸部脂肪多,要与乳房发育鉴别。男童会阴部脂肪堆积,阴茎被埋入,显得很小。

(4) 智力发育:一般正常。

2. 常见症状

(1) 进食习惯:食欲非常好,进食量大,且多喜好甜食、肥肉、油煎炸食品等。

(2) 活动情况:肥胖儿童活动时心跳、气短、易累等外部表现与经常不参加体力活动等行为习惯。

(3) 因胸廓及膈肌运动受限:出现呼吸浅快、发绀甚至心力衰竭。

(4) 心理上的压抑或损伤:个性、气质、性格、潜能发育以及日后的能力发育、人际交往都有消极的影响。

二、相关营养因素

(一) 能量

过剩的能量以脂肪的形式储存起来。已知的因素包括高能食物的过量摄入、静息生活方式、相对于身体构成和体积的代谢率低和胰岛素敏感性增加。

(二) 蛋白质

蛋白质代谢基本正常。嘌呤代谢异常,血尿酸增加,易患高尿酸血症或痛风,高血压、冠心病、动脉粥样硬化等疾病。

(三) 脂肪

肥胖患儿尚有特征性的血浆低密度脂蛋白胆固醇和甘油三酯水平升高,而低密度脂蛋白胆固醇水平降低。存在不同程度的脂肪代谢紊乱。

(四) 碳水化合物

肥胖患儿可发生糖耐量异常。患儿基线胰岛素分泌增加、发生胰岛素抵抗以及内脏体脂增加。空腹血胰岛素水平升高,可出现餐后高胰岛素血症。

三、营养治疗

(一) 治疗目的

促进生长发育,增强有氧能力,提高体质健康水平,控制脂肪增长在正常范围内,是儿童肥胖营养治疗的首要目标。养成科学、正确和良好的饮食生活习惯,保持身心健康发育,培养没有心血管疾病危险因素的健康儿童,是儿童肥胖病营养治疗的远期目标。

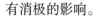
考点提示
儿童肥胖症的饮食治疗

(二) 治疗原则

在儿童期对于肥胖的治疗以体重控制为基本概念,不进行以减少体重为目标的所谓"减肥""减重"治疗。体重控制以促进生长发育,保持脂肪适度增长,促进身心健康为内容。

1. 限制能量摄入 通常使用递减法。如体重超过标准体重 30% 以下者,可按 125~250kcal/d 递减。体重超过标准体重 30% 以上者,可按 250~500kcal/d 递减。

2. 能量合理分配 蛋白质占 20%~25%,脂肪占 25%~30%,碳水化合物占 45%~55%。

3. 增加膳食纤维 膳食纤维有利于脂肪代谢,增加饱腹感,改善便秘。来源以粗粮、蔬菜和水果为主,尽量少吃含糖高的水果。

4. 碳水化合物 应以淀粉类食物为主,减少精制糖的摄入,适当增加粗粮,可占谷类食物的 20%~25%。

5. 蛋白质 肉制品以鱼肉、兔肉和鸡肉等含脂肪低的肉类为宜,提倡大豆蛋白的摄入。奶及奶制品也是蛋白质的良好来源。

6. 脂肪 以含多不饱和脂肪酸的食物为主,禁食含饱和脂肪酸和胆固醇过高的食物,烹调宜选用调和油 / 色拉油,每日不超过 20ml。

7. 少量多餐,定时定量,细嚼慢咽 尽量热能不过多地集中在一餐,那样更容易发胖。

四、膳食指导

(一) 宜用食物

1. 含膳食纤维丰富的食物 粗粮、叶茎类蔬菜、水果等。

2. 植物蛋白及含脂肪低的肉类 豆类及制品,牛奶、酸奶,瘦牛肉、瘦羊肉、瘦猪肉,鸡胸脯肉、各类海鱼及海产品。

3. 含矿物质和维生素丰富的食物。

(二) 忌(少)用食物

动物内脏、肥肉、过油食品、甜食、零食、蛋黄、虾、鱼子、蟹黄等。

第五节 苯丙酮尿症的营养治疗与膳食指导

患儿,女,2 岁 4 个月,皮肤毛发色淡、间断抽搐 18 个月。

18 个月前家长发现患儿皮肤毛发逐渐变淡,汗液、尿液有鼠尿味。同时患儿无明显诱因出现抽搐,每天少则 1~2 次,多则 4~5 次,抽搐时表现为意识丧失,四肢抖动,持续约 1 分钟,不伴发热。5 个月能抬头,现不会站,不会叫爸妈。父母体健,否认近亲结婚。母亲既往无流产史。母孕期否认患病、服药、接触放射线、化学药物或毒物史。

查体:体温 36.5℃,呼吸 24 次/分,心率 136 次/分,血压 90/60mmHg,身长 85cm,体重 12.5kg,头围 46cm。精神烦躁,智力发育落后,营养中等,查体有特殊体味(鼠尿味)。皮肤稍干燥苍白,弹性正常。头发稀疏偏黄,眼球无震颤。双肺呼吸音清,心音有力,律齐,其余正常。

化验:血浆苯丙氨酸浓度 600mg/L。负荷试验血苯丙氨酸浓度无明显降低。尿蝶呤谱分析苯丙氨酸和生物蝶呤增高。

请问:1. 该患者最可能的诊断是什么? 有什么依据?

　　　2. 临床该如何饮食治疗?

一、疾病特点

苯丙酮尿症(phenylketonuria,PKU)是由于苯丙氨酸代谢途径中酶缺陷所导致的较为常见的常染色体隐性遗传病,以苯丙氨酸及其酮酸蓄积并从尿中大量排出而得名。患儿尿液中常有令人不快的鼠尿味。由于黑色素缺乏,患儿常表现为头发黄、皮肤和虹膜色浅。同时,患儿易合并有湿疹、呕吐、腹泻等。

(一) 病因与发病机制

苯丙氨酸(PA)是人体必需的氨基酸之一。因肝脏内苯丙氨酸羟化酶(PAH)先天缺陷,苯丙氨酸不能转化为酪氨酸,致使苯丙氨酸发生异常累积,引起中枢神经系统的损伤。

(二) 临床表现

患儿出生时一般正常,随着体内苯丙氨酸的浓度越来越高,一般 3~6 个月时出现症状,1岁左右症状最为明显。

1. **智力障碍** 没有经过治疗的患儿在 4~9 个月间开始有明显的智力发育迟缓,语言发育障碍尤其严重。

2. **神经精神症状** 约 1/4 患儿有癫痫发作,常在出生后 18 个月以前出现,多见于严重智力低下者。患儿较烦躁,易激惹、哭闹、兴奋、多动、攻击性行为等。常见肌张力减低,嗜睡,惊厥,智力明显下降。不经治疗常在幼儿期死亡。

3. **外貌** 出生后皮肤和毛发逐渐变为浅淡色,虹膜色素变浅,约有 1/3 患儿皮肤干燥,常有湿疹,甚至持续多年。

4. **特殊气味** 患儿有特殊的发霉样(鼠尿)气味,这是由于尿和汗等排出物有苯乙酸的原因。

二、相关营养因素

当基因突变导致苯丙氨酸不能合成酪氨酸,使苯丙氨酸的代谢旁路途径增强,产生大量的中间代谢产物苯丙酮酸、苯乙酸等,致使体内苯丙氨酸和中间代谢产物增高,对神经系统症状及其他脏器产生损伤。同时酪氨酸生成减少影响甲状腺素、肾上腺素和黑色素的生成。

三、营养治疗

低苯丙氨酸饮食疗法是目前治疗经典型 PKU 的唯一方法,治疗的目的是预防脑损伤。对于非典型苯丙酮尿症的治疗除了饮食治疗以外,还应补充多种神经介质,如 BH4、多巴、5-羟色胺、叶酸等。

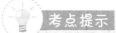
考点提示
苯丙酮尿症的饮食治疗

(一) 治疗目的
营养治疗是 PKU 最重要的治疗方法,目的是将血中苯丙氨酸的浓度控制在正常范围内,同时提供足够的能量和各种营养,使患儿能正常生长发育。

(二) 治疗原则
由于 PKU 是先天性代谢缺陷疾病,因此必须进行膳食控制。

1. **低苯丙氨酸饮食** PKU 是由于苯丙氨酸代谢障碍造成的,因此必须限制苯丙氨酸的摄入量。但苯丙氨酸是人体必需氨基酸之一,缺乏时会造成婴幼儿生长发育障碍。因此饮食治疗应周密计划,根据血苯丙氨酸浓度调整饮食,使苯丙氨酸摄入量既能保证生长发育和体内代谢的最低需要,又不使血中 PA 过高。

2. **增加酪氨酸摄入量** 苯丙酮尿症患儿由于食物中苯丙氨酸的摄入量受到限制,会导致体内酪氨酸缺乏,因此,膳食中若能直接提供酪氨酸,苯丙氨酸的需要量将减少 50%。

3. **能量和其他营养素的供应** 应减少蛋白质的摄入量,但要保证充足的能量和其他营养素,以满足生长发育的需要,因此应相应增加碳水化合物的摄入。市售的 PKU 专用产品能弥补必需氨基酸、矿物质和维生素的缺乏,可按患儿的年龄段购买。

四、膳食指导

(一) 宜用食物
1. **天然食物** 母乳中苯丙氨酸的浓度为 360mg/L,天然食物中与之相近的有胡萝卜、白萝卜、藕、大白菜、圆白菜、瓜类、荸荠、橙、桔、桃、杏、苹果、葡萄、樱桃、草莓、菠萝、杨梅、猕猴桃等。我国大部分地区土豆可以作为该类患儿的主食。

2. 市售 PKU 专用食品

3. 含苯丙氨酸少而酪氨酸含量相对较高的食物　荸荠、藕、南瓜、柿子椒、海棠果、柚子、茯苓等。

(二)忌(少)用食物

富含蛋白质的食物往往含苯丙氨酸也较多,要少用。

第六节　糖原累积病的营养治疗与膳食指导

案例

患儿,男,1岁2个月,因发热6月余,发现肝大2个月来诊。

入院半年前无明显诱因出现发热,多于下半夜开始体温升高,体温波动于38~39℃,最高达 39.4℃。入院前2个月发现肝大。起病以来精神一般,食欲欠佳、睡眠尚可,二便正常。第一胎第一产,胎龄40周,正常分娩,出生体重 3.05kg。

查体:T 36.8℃,P 86 次 / 分,R 34 次 / 分,Bp 85/30mmHg,体重 8.2kg,身高 69cm,面色略显苍白,前囟未闭。腹软,肝肋下 7cm,质硬,边缘整齐,表面光滑,无压痛。

化验:WBC $14.1×10^9/L$,RBC $4.59×10^{12}/L$,PLT $400×10^9/L$,空腹乳酸 8.0mmol/L,血糖 2.02mmol/L,甘油三酯 7.55μmol/L,载脂蛋白 A_1 0.85mmol/L,pH7.179,CO_2CP 15.2mmol/L,HCO_3^- 6.7mmol/L。

请问:1. 该患者最可能的诊断是什么?有什么依据?

　　　2. 临床该如何饮食治疗?

一、疾病特点

糖原累积病(glycogen storage disease,GSD)是一类由于某些酶的缺乏造成的遗传性糖原代谢紊乱疾病。多数是糖原分解酶缺乏,糖原在组织中分解障碍而沉积过多;极少数则是由于糖原合成酶缺乏,表现为组织中糖原贮存过少。本病累及多器官组织,主要为肝脏、肾脏、心脏和肌肉,大多表现为低血糖。本病分为肝 - 低血糖性糖原贮积病及肌 - 能量障碍性糖原贮积病两大类。

(一)病因与发病机制

糖原累积病为常染色体隐性遗传,磷酸化酶激酶缺乏型则是 X- 性连锁遗传。糖原在机体的合成与分解是在一系列酶的催化下进行的,当这些酶缺乏时,糖原难以正常分解与合成,累及肝、肾、心、肌肉甚至全身各器官,出现肝大、低血糖、肌无力、心力衰竭等。

(二)临床表现

糖原累积病主要表现为糖原在肝脏、肌肉等组织中的量积累增加。由于患儿体内乳酸、丙酮酸浓度增高,导致患儿身材矮小,伴有骨质疏松,肝部因脂肪变性而持续增大,严重者出现惊厥、酸中毒以至呼吸困难等症状。

患儿因糖原正常分解途径受阻、戊糖旁路代谢活跃,出现高尿酸血症,未及时治疗将导致生长和智

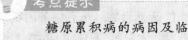
考点提示

糖原累积病的病因及临床表现

能发育障碍。

二、相关营养因素

糖原在组织中分解障碍而沉积过多,引起血糖浓度下降,低血糖刺激糖原分解,进入糖酵解途径,生成大量丙酮酸和乳酸,导致脂肪合成旺盛。低血糖还刺激外周组织分解,使血中游离脂肪酸浓度增加。这些都会导致高脂血症和肝脂肪变性的发生。

三、营养治疗

(一) 治疗目的

本病尚不能根治,治疗主要是延缓病情的发展,增加肌力,改善呼吸困难等症状,改善生存质量。通过饮食治疗和对症处理,使患儿能度过婴幼儿期,因4岁后机体逐步适应其他代谢途径,临床症状可减轻。

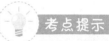

考点提示

糖原累积病的饮食治疗

(二) 治疗原则

1. 维持正常血糖浓度　只要保持血糖浓度在正常范围,就能减轻症状,维持生长发育和智力发育。患儿白天应少食多餐,夜间喂养高碳水化合物液体。

2. 能量和营养素供应　可与正常小儿相同,脂肪摄入量不应超过总能量的20%,以减轻酸中毒症状。如出现骨质疏松的患儿应增加钙和维生素 D 的摄入。

四、膳食指导

(一) 宜用食物

定时服用糕点、水果,以免出现低血糖。骨质疏松的患儿应多食用富含钙和维生素 D 的食物。

(二) 忌(少)用食物

油腻、高脂肪、高胆固醇食物。

第七节　半乳糖血症的营养治疗与膳食指导

案例

患儿,男,27天,以"皮肤黄染24天"入院,第二胎第二产,足月自然分娩,出生史无异常,出生体质量3.5kg。生后3天出现皮肤黄染,无进行性加重,20天黄疸仍未消退,当地医院对症治疗未见好转。母乳喂养。第一胎健康,无异常家族史。

查体:神志清,反应欠佳,周身皮肤及巩膜黄染,肤色晦暗,伴有脱皮,前囟平坦,心肺听诊无异常,腹略膨,肝肋下 3.0cm,剑下 2.0cm,质Ⅱ度,脾肋下未及,四肢末梢温,肌张力正常,CRT<3 秒,原始反射可引出。

实验室检查:WBC 12.73×10⁹/L,N 45.8%,Hb 89g/L,PLT 106×10⁹/L,ALT 96U/L,AST 121U/L。

B 超:肝大,肝内胆管轻度扩张,腹腔积液。

尿代谢物色谱质谱分析：4-羟基苯乳酸和 4-羟基苯丙酮酸增高，半乳糖、半乳糖醇及半乳糖酸亦升高。

请问：1. 该患者最可能的诊断是什么？有什么依据？

2. 临床该如何饮食治疗？

一、疾病特点

半乳糖血症系人类的一种基因型遗传代谢缺陷，是常染色体隐性遗传病。是由于缺乏 1-磷酸半乳糖尿苷酰转移酶，导致婴儿不能代谢乳汁中乳糖分解生成的半乳糖。致使血和尿中半乳糖增多的一种遗传性疾病。典型者在围生期即发病，常在喂给乳类后数天即出现呕吐、拒食、体重不增和嗜睡等症状，继而呈现黄疸和肝脏肿大。若不能及时诊断而继续喂给乳类，将导致病情进一步恶化，在 2~5 周发生腹水、肝衰竭、出血等终末期症状。

（一）病因与发病机制

人奶和牛奶均含有乳糖。乳糖进入体内被分解为葡萄糖和半乳糖。正常婴儿由于有必需的酶，半乳糖能被分解利用。患半乳糖血症的婴儿，由于缺乏这种必需的酶，不能利用半乳糖，于是血液中半乳

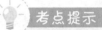

考点提示

半乳糖血症的病因及临床表现

糖的含量升高，出现呕吐、腹泻、肝大、白内障、发育迟缓、智力低下等症状。如不及早防治，在婴儿期就会死亡。若早期诊断出来，喂以不含乳糖和半乳糖的食物，婴儿可以正常发育。如果发现较晚，肝脏已经受损，就会发生白内障和智力低下，虽做治疗，也难以恢复健康。

（二）临床表现

临床症状于喂养后即开始出现，部分患儿由于孕妇食用乳糖，一出生即出现白内障或肝硬化。

1. 急性病程　多数患儿在出生后数天，因哺乳或人工喂养牛乳中含有半乳糖，出现拒乳、呕吐、恶心、腹泻、体重不增加、肝大、黄疸、腹胀、低血糖、蛋白尿等，有上述表现者应考虑有半乳糖血症可能，需立即施行有关实验室检查，若能及时检出及采取相应措施，否则可迅速出现白内障及精神发育障碍。

2. 轻型病程　多无急性症状，但随年龄增长逐渐出现发音障碍、白内障、智力障碍及肝硬化等。

3. 其他　如假大脑肿瘤，为一少见表现，此系半乳糖在脑内积蓄，继之转变为半乳糖醇遂致脑水肿及颅压增高。

二、相关营养因素

由于乳糖在体内不被代谢，因此，婴儿一吃含乳糖的食物就会发病。母乳、牛奶、一般奶粉中都含有乳糖，因此，婴儿吃这些奶类食品就会呕吐、腹泻、烦躁，1~2 周后出现黄疸、肝大等表现，久而久之则智力低下，抽搐。如果能早期停止喂婴儿母乳、牛奶或奶粉，则可以使婴儿不发病或使已有的症状迅速好转。可选用婴儿米粉、麦粉或代乳粉等，含有多种维生素、矿物质、蛋白、脂肪及蔗糖。在婴儿数月后，注意补充蛋白质、脂肪，可用鸡蛋、鱼粉或鱼肉、植物油等，辅食的添加与正常婴儿相仿。患儿应终身限制奶类食品。

三、营养治疗

(一) 治疗目的

开始控制饮食的时间越早,则患儿的预后越好。

(二) 治疗原则

由于患儿体内半乳糖代谢酶的缺乏并不会随年龄增长而逐渐改善,因此需终身进行饮食控制。不能坚持饮食控制者,可发生不同程度的智力低下、生长障碍及白内障。

1. 在饮食中摒除半乳糖　经过及时治疗后,白内障、肝大和肝硬化等均可逆转。对以前生过半乳糖血症婴儿的母亲,在妊娠期间应限制半乳糖摄入。改用豆浆、米粉等并辅以维生素、脂肪等营养必需物质,但不能被人体肠道吸收故无碍于治疗。在患儿开始摄食辅助食物以后,必须避免一切可能含有奶类的食品和某些含有乳糖的水果蔬菜如西瓜、西红柿等。

2. 能量及其他营养素　与正常小儿相同。

3. 定期监测。

四、膳食指导

(一) 宜用食物

1. 天然食物　豆浆、米粉、藕粉等不含乳糖或半乳糖的代乳品。

2. 无乳糖肠道营养制剂。

(二) 忌(少)用食物

乳及乳制品、韩欧乳糖或半乳糖的市售食品。

> **本章小结**
>
> 佝偻病防治要点在于经常接触日光及适时调整维生素 D 的供给。儿童糖尿病的饮食治疗不仅要达到控制血糖、血脂和体重的目的,还要保证儿童正常的生长发育的需要,低盐低脂,增加膳食纤维。儿童肥胖病的治疗目的促进生长发育,增强有氧能力,提高体质健康水平,控制脂肪增长在正常范围内,是儿童肥胖营养治疗的首要目标。苯丙酮尿症是先天性代谢缺陷疾病,因此必须将血中苯丙氨酸的浓度控制在正常范围内,同时提供足够的能量和各种营养,使患儿能正常生长发育。糖原累积病尚不能根治,治疗主要是延缓病情的发展,增加肌力;改善呼吸困难等症状,改善生存质量。通过饮食治疗和对症处理,只要保持血糖浓度在正常范围,就能减轻症状,维持患儿生长发育和智力发育。半乳糖血症无病因治疗方法,只能依靠饮食调整。严格执行无乳糖饮食,监测乳糖水平。

（罗　凯）

　目标测试

A1 型题

1. 引起小儿腹泻的最常见的病原是

　　A. 产毒性大肠杆菌　　　　B. 沙门菌　　　　C. 空肠弯曲菌

　　D. 金葡菌　　　　E. 白色念珠菌

2. 婴幼儿秋冬季腹泻的最常见病原是
   A. 腺病毒　　　　　　　B. 诺沃克病毒　　　　C. 轮状病毒
   D. 埃可病毒　　　　　　E. 柯萨奇病毒

3. 婴儿腹泻重型与轻型的主要区别点是
   A. 发热、呕吐　　　　　　　　　B. 每日大便超过 10 次
   C. 有水、电解质紊乱　　　　　　D. 大便含黏液、腥臭
   E. 镜检有大量脂肪滴

4. 婴儿腹泻治疗原则包括以下内容,哪项除外
   A. 调整和适当限制饮食　　　　　B. 纠正水、电解质紊乱
   C. 加强护理,防止并发症　　　　　D. 控制肠道内外感染
   E. 长期应用广谱抗生素

5. 婴儿腹泻的饮食治疗,下述哪项不正确
   A. 腹泻严重者应禁食
   B. 母乳喂养者可继续哺乳,暂停辅食
   C. 双糖酶显著缺乏者慎用糖类食品
   D. 病毒性肠炎应暂停乳类,改为豆制代乳品
   E. 人工喂养者,可给等量米汤或水稀释的牛奶,或脱脂奶

6. 预防佝偻病应强调
   A. 合理喂养　　　　　　　B. 经常口服鱼肝油
   C. 经常口服钙片　　　　　D. 经常晒太阳
   E. 母亲孕期与哺乳期保健

7. 补充维生素 D 的各项措施错误的是
   A. 增加富含维生素 D 的食物　　B. 增加富含矿物质的食物
   C. 给予适量维生素 D　　　　　　D. 接受蓝光照射
   E. 接受日光照射

8. 人体维生素 D 主要来源于
   A. 皮肤合成的内源性维生素 D
   B. 蛋黄中的维生素 D
   C. 猪肝中的维生素 D
   D. 植物提供维生素 D
   E. 以上都不是

9. 维生素 D 缺乏性佝偻病初期的主要临床表现是
   A. 易激惹、多汗等神经精神症状
   B. 颅骨软化
   C. 肋骨串珠明显
   D. 手镯征
   E. X 形腿

10. 6 个月婴儿平素多汗,易惊,烦躁,纯牛奶喂养,今日突然抽搐一次,表现为面肌及四肢抽动,约数秒钟,抽后神志清醒,不伴发热及呕吐,体查:精神可,前囟平软,心肺无异常,克氏征、布氏征阴性,首先应考虑的诊断是

A. 脑膜炎　　　　　　　B. 低镁血症　　　　　C. 癫痫

D. 败血症　　　　　　　E. 佝偻病性手足抽搐症

11. 适宜儿童糖尿病患者的营养治疗原则是

A. 减少能量摄入　　　　B. 蛋白质供能比例 10%

C. 脂肪供能比例 30%　　D. 碳水化合物供能比例 60%

E. 每天 3 次正餐

12. 儿童糖尿病患者适宜的矿物质供给量是

A. 高于正常儿童供给量　　B. 等于正常儿童供给量

C. 低于正常儿童供给量　　D. 等于正常成人供给量

E. 低于正常成人供给量

13. 以下菜单中哪种组合更适合糖尿病患者

A. 香菇木耳焖豆腐、海米冬瓜、苦瓜炒肉丝

B. 红烧牛肉白萝卜、清蒸鲫鱼、梅菜扣肉

C. 糖醋里脊、糖醋排骨、东坡肉

D. 可乐鸡翅、拔丝白薯、醋熘土豆丝

E. 拔丝香蕉、木瓜排骨汤、辣子鸡

14. 关于小儿肥胖症的治疗下列哪项是错误的

A. 加强运动

B. 选用体积大的食物，以产生饱感

C. 食物能量的来源应为高蛋白、低脂肪、低碳水化合物

D. 心理治疗

E. 使用减肥药物

15. 小儿肥胖的标准为

A. 体重高于同年龄、同身高正常小儿标准的 10%

B. 体重高于同年龄、同身高正常小儿标准的 15%

C. 体重高于同年龄、同身高正常小儿标准的 20%

D. 体重高于同年龄、同身高正常小儿标准的 30%

E. 体重高于同年龄、同身高正常小儿标准的 50%

16. 小儿肥胖症(单纯性)临床表现应为

A. 脂肪蓄积呈向心性

B. 脂肪积蓄以腰部及下腹部为显著

C. 皮下脂肪增多,分布均匀

D. 脂肪积蓄以四肢为主

E. 脂肪积蓄以面部为主

17. 肥胖症患儿在饮食管理上应限制的食物为

A. 蔬菜和水果　　　　B. 低脂肪　　　　C. 高蛋白,低糖类

D. 淀粉类,甜食,油脂　　E. 以上都不是

18. 苯丙酮尿症的遗传方式是

A. 常染色体显性遗传　　B. 常染色体隐性遗传

C. X 连锁显性遗传　　　D. X 连锁隐性遗传

E. 伴性不完全显性遗传

19. 苯丙酮尿症临床症状出现的年龄是
    A. 新生儿期　　　　　　　B. 3~6 个月　　　　　C. 1 岁时
    D. 1 岁半　　　　　　　　E. 2 岁以后

20. 典型苯丙酮尿症所缺乏的酶为
    A. 二氢生物蝶呤还原酶　　　　　B. 四氢生物蝶呤合成酶
    C. 酪氨酸羟化酶　　　　　　　　D. 苯丙氨酸 -4- 羟化酶
    E. GTP 环化水合酶

21. 典型苯丙酮尿症最为关键的治疗是
    A. 低苯丙氨酸饮食　　　　B. 四氢生物蝶呤　　　C. 二氢生物蝶呤
    D. 5- 羟色氨酸　　　　　　E. 左旋多巴

22. 苯丙酮尿症患者应限制的食物成分为
    A. 维生素　　　　　　　　B. 苯丙氨酸　　　　　C. 半胱氨酸
    D. 脂肪　　　　　　　　　E. 碳水化合物

23. 苯丙酮尿症患者应限制的食物为
    A. 牛奶　　　　　　　　　B. 粉条　　　　　　　C. 南瓜
    D. 油菜　　　　　　　　　E. 蜂蜜

24. 糖原累积病患者的饮食原则, 正确的是
    A. 低蛋白　　　　　　　　B. 高脂肪　　　　　　C. 高糖
    D. 高热量　　　　　　　　E. 少量多餐

25. 糖原累积病的遗传方式是
    A. 常染色体显性遗传　　　　　　B. 常染色体隐性遗传
    C. X 连锁显性遗传　　　　　　　D. X 连锁隐性遗传
    E. 伴性不完全显性遗传

第十五章 特殊状态下营养支持

学习目标

1. **掌握**:围术期、烧伤、恶性肿瘤营养代谢特点。
2. **熟悉**:围术期、烧伤、恶性肿瘤的营养治疗原则与膳食指导。
3. **了解**:短肠综合征、肠瘘的营养治疗原则与膳食指导。

第一节 围术期的营养治疗与膳食指导

一、疾病特点

围术期(perioperative period)是指从确定手术治疗时起,直到与这次手术有关的治疗基本结束为止,包含术前、术中及术后的一段时间。围术期的长短因手术不同而异,故没有特别明确的时限,一般为术前 5~7 天至术后 7~12 天。

手术是一种创伤性治疗手段,外科手术作为对机体的一种创伤,可引起一系列内分泌及代谢的改变,导致机体内物质的高度消耗。因此,如何保证术前的病人有足够的物质储备,以利于对手术的耐受,并且在机体经受手术后,如何及时补充营养,减少感染和并发症的发生,以利于伤口(或切口)迅速愈合,全身康复,是外科营养的一大重要课题。

患者术后能否顺利康复,机体营养储备状况是重要影响因素之一。通过合理补充营养物质改善围术期患者的营养状况,对于提高患者手术耐受力、减少并发症、促进术后恢复有着十分重要的意义。

二、相关营养因素

1. **蛋白质代谢** 患者肌蛋白分解加强,尿氮排出量增加,使机体呈负氮平衡状态。总氮丢失量与创伤的严重程度呈正相关。

蛋白质缺乏的患者全身血容量减少,术后易出现低血容量性休克。网状内皮细胞也因蛋白质缺乏而出现萎缩现象,导致抗体生成障碍,机体免疫功能受损。此外,组织间隙易出现水潴留,导致细胞间水肿。术后容易出现伤口水肿使愈合延迟,易合并感染。若为肠吻合手术,可因吻合口水肿引起梗阻。

2. **脂肪代谢** 为保证能量供应,脂肪酸氧化供能,大范围术后 1~2 天,每天消耗脂肪可达 200g。脂肪分解过度可引起必需脂肪酸缺乏,导致细胞膜通透性的病理性改变,使机体细胞再生和组织修复能力降低。

3. 碳水化合物代谢　手术创伤引起患者术后早期的血糖升高,是对机体的保护性反应。

4. 水、电解质代谢　术后体内抗利尿激素和盐皮质激素释放增加,对水、电解质代谢产生较大影响。表现为水潴留、钾排出量增加、钠排出量减少。尿氮增加时,磷、硫、锌、镁排出量也增加,氯的变化与钠平行但程度较轻。

5. 维生素　维生素与创伤、手术后愈合和康复有密切的关系,并且创伤后机体处于应激状态与代谢旺盛。

三、营养治疗

(一) 手术前的营养治疗

外科病人需要仔细地制定其营养方案。

1. 术前营养不良的原因

(1) 摄入不足。

(2) 需要量增加。如过度疲劳、发热、感染、甲亢等。

(3) 消化吸收障碍。

(4) 丢失过多。

2. 术前营养治疗适应证

(1) 食管梗阻、幽门梗阻。

(2) 溃疡性结肠炎、克罗恩病等。

(3) 器官移植。

(4) 反复胆道感染性手术。

(5) 反复发作的肠粘连、不完全性梗阻。

(6) 肠道大肿瘤手术的肠道准备。

(7) 术前营养不良。

3. 营养治疗原则

(1) 尽可能采取简单方式并注意安全:病人自己进食是最简单、经济而安全的营养支持方式。经口和肠内营养是首选的方式。

(2) 必须维持患者的良好营养状态:术前应尽量改善患者的血红蛋白、血清总蛋白及其他各项营养指标,最大限度地提高其手术耐受力。

(3) 必须结合病情给予合理的膳食治疗:例如糖尿病患者,须通过药物和膳食治疗控制血糖稳定后再手术。

(4) 消化吸收差,严重营养不良或无法经口摄食者要肠外营养:管饲及外周静脉滴注,需要消毒及一定的护理。而安全肠胃营养,尤其是中心静脉插管,不但需要操作熟练、经验丰富的医护人员,并且持续输注,易继发感染。对危重病人,才作此虑。

4. 营养供应

(1) 能量及来源:一般住院治疗患者,如果仅在病床周边活动,供给能量只需增加基础代谢的 10% 左右即可;对于能进行室内外活动的患者,则要增加基础代谢的 20%~25%;对发热患者可按体温每升高 1℃ 增加基础代谢的 13% 计算;患者明显消瘦时,若病情允许,宜在体重接近正常后再手术。

术前患者碳水化合物应作为主要能量来源,供给量应占总能量的 65%。脂肪供给量一般应低于正常人,可占全天总能量的 15%~20%。蛋白质必须供应充足,应占每日总能量的

15%~20%,其中50%以上应为优质蛋白质。

(2) 维生素和矿物质是能量代谢和组织修复不可缺少的微量营养素。

(3) 一般术前12小时禁食,4小时前开始禁水。

(4) 在腹部或胃肠手术前2~3天停用普通膳食,改为少渣半流质或流质以及无渣饮食。

(二) 手术后的营养治疗

无论何种手术,都会对机体组织造成不同程度的损伤,一般都可能有失血、发热、物质代谢紊乱、消化吸收功能降低等情况发生,甚至还可能有感染等并发症。营养治疗的目的就在于尽快改善患者的营养状态,促进机体恢复,最大限度地减少并发症的发生。

1. 术后营养治疗的适应证

(1) 术前营养不良已经开始治疗者,可继续维持。

(2) 术前营养不良未能进行营养治疗。

(3) 术后禁食时间大于1周。

(4) 术后出现并发症,感染、梗阻、胃潴留等。

(5) 短肠综合征。

(6) 急性胰腺炎。

(7) 器官移植、长期昏迷。

2. 营养支持原则　原则上充足能量、高蛋白质、充足维生素,以肠内营养为主,必要时可由静脉补充部分营养素。

慢性消耗性疾病患者(如恶性肿瘤)往往存在不同程度的营养不良,应给予高优质蛋白膳食。对于严重贫血、低血容量性休克、急性化脓性感染造成大量蛋白质丢失者,还应及时输血或血浆代用品。

3. 营养供应　术后患者对能量和各种营养素的需要量明显增大,术后患者的营养补充要依病情而定,但原则上是通过各种途径供给高能量、高蛋白、高维生素膳食。

(1) 能量:手术会造成机体能量的大量消耗,必须供给充足的能量以减少机体组织消耗,促进创伤修复。

(2) 碳水化合物:占总能量的55%~60%。

(3) 脂肪:脂肪是含能量最丰富的营养素,患者膳食中应含有一定量的脂肪,可占总能量的20%~30%。对胃肠道功能低下和肝、胆、胰术后患者,应限制脂肪摄入量。若患者长时间依靠肠外营养支持,应保证必需脂肪酸的供给。对肝病患者最好给予中链甘油三酯。

(4) 蛋白质:手术患者多伴有不同程度的蛋白质缺乏,呈负氮平衡状态,不利于创伤愈合恢复。对术后患者应供给高蛋白膳食,以纠正负氮平衡。

(5) 维生素:一般术前缺乏维生素者应立即补充。营养状况良好的患者术后无须供给太多的脂溶性维生素,但要给予足量的水溶性维生素。

(6) 矿物质:术后患者因失血和渗出液体等原因而大量丢失钾、钠、镁、锌、铁等矿物质,应根据实验室检查结果及时补充。

四、膳食指导

(一) 宜用食物

1. 胃肠道手术

(1) 术后肠道功能恢复前:可采用肠外营养支持。

（2）术后早期：可选用营养制剂，逐渐增加菜汁、果汁、牛乳、稀粥、烂面条等，由流食过渡到普食。

（3）肠道功能初步恢复后：宜选用高蛋白、少渣食物，如蛋类、鱼肉、乳类及其制品等。烹调方式宜采用蒸、煮、炖、煨等，使食物易于消化。

2. 非胃肠道手术

（1）富含优质蛋白的食物：如瘦肉、蛋类、乳类、豆类及其制品等。

（2）富含维生素和矿物质的新鲜蔬菜、水果：如芹菜、白菜、油菜、菠菜、苹果、橘子、大枣、猕猴桃、香蕉等。

（二）忌（少）用食物

围术期患者忌（少）食生冷、油腻及辛辣刺激性食物，有并发症患者更应考虑忌食相应的食物，可参见相关章节。

胃肠道术后患者或其他手术术后胃肠道旷置一周以上的患者，在开始经肠营养支持时应避免使用添加纤维的要素制剂或天然食物，以免刺激胃肠道引起腹泻。

第二节 烧伤的营养治疗与膳食指导

> 患者男性，26 岁。
>
> 因煤气爆燃致全身多处烧伤，伤后 1 小时入院，头面颈、躯干、双上肢烧伤，总面积 28%，其中深 II 度 16%，III 度 12%。
>
> 查体：体温 39.2℃，脉搏 150 次 / 分，呼吸 34 次 / 分，精神差，面色苍白，四肢湿冷，腹软，肠鸣音亢进，排数次黑便。创面分布于头面颈、躯干、双上肢。
>
> 请问：该患者该如何饮食治疗？

一、疾病特点

烧伤（burn）是指热力导致的皮肤和其他组织的损伤。烧伤不仅可使皮肤全层受到损害，而且还会伤及肌肉、骨骼和内脏，并可引起神经、内分泌、呼吸、排泄系统的一系列生理改变，严重烧伤时机体全身性应急反应强烈，特点是高代谢、高消耗、外源性营养物质利用障碍等。对烧伤患者及时合理地补充营养物质，是增强机体免疫功能、减少并发症、促进机体恢复的关键。

二、相关营养因素

大面积烧伤可引起机体代谢改变，通常烧伤后 1~2 天出现短时间的基础代谢降低，相当于休克期；然后出现较长时间代谢旺盛反应，也称超高代谢，相当于感染期；随后烧伤创面大部分愈合，机体合成代谢加强，相当于康复期。超高代谢反应主要表现为分解代谢增强，耗氧量及产热增加，蛋白质过度分解，以及由于肌肉、脂肪、水分消耗所致的体重明显下降等一系列变化。

（一）能量代谢

大面积深度烧伤时，基础代谢率增加，同时伴有体温升高和心率加快，严重烧伤者体温

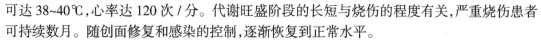

可达 38~40℃,心率达 120 次 / 分。代谢旺盛阶段的长短与烧伤的程度有关,严重烧伤患者可持续数月。随创面修复和感染的控制,逐渐恢复到正常水平。

(二) 碳水化合物代谢

烧伤后患者常出现轻度或中度高血糖。血糖浓度升高与烧伤程度呈正相关。在烧伤的应激状态下,肾上腺皮质激素、儿茶酚胺及胰高血糖素的分泌都增加,故严重烧伤时血糖升高。血糖升高在烧伤初期明显,以后渐趋正常,如果再度升高可能是严重感染的后果。

(三) 脂类代谢

脂肪组织为烧伤高潮阶段机体的主要能量来源。严重烧伤者,每日脂肪丢失量可高达 600g 以上。血浆游离脂肪酸浓度大多升高,胆固醇降低。

(四) 蛋白质代谢

烧伤后蛋白质分解代谢与合成代谢均加快,但分解速度超过了合成速度,造成了负氮平衡。患者除了尿氮排出量增加外,从烧伤创面也可丢失一定数量的氮。另外,在治疗过程中的每次手术切痂、植皮,以及合并败血症时,尿氮排出量也会显著增加。

(五) 无机盐代谢

烧伤后,肾脏排出水负荷的能力明显不足,有时患者表现为低钠血症。在烧伤早期,组织细胞的破坏可引起血清钾和其他矿物质含量的升高,在分解代谢旺盛期,因创面丢失和尿中排出量增加,以致血清中含量下降。钾、磷代谢常与氮代谢平行出现负平衡;钙仅能维持在正常值的低限水平,尿中排出量仍然较高。

(六) 维生素代谢

烧伤后患者体内的水溶性维生素从尿液和创面丢失量很多,加之体内物质代谢旺盛,需要量增加,血浆中各种维生素含量均降低。

三、营养治疗

烧伤后,机体对能量和蛋白质等营养素的需要量显著增加,如不加强合理的营养治疗,会导致感染等并发症,影响预后。

(一) 能量

烧伤后机体产热和耗氧量增加,能量需要量远高于正常状态,适合我国成人的烧伤营养公式如下:

$$成人能量需要量(kcal/d)=1000 \times 体表面积(m^2)+25 \times 烧伤面积(\%)$$

(二) 蛋白质

烧伤后的不同时期,机体对蛋白质的需要量有很大差异。烧伤后 7~16 天时蛋白质需要量最多,每日为 3.20~3.94g/kg。分解代谢旺盛期,患者对蛋白质的需要量很大,应供给充足,宜占总能量的 20% 左右。成年烧伤患者每日蛋白质摄入量应达到 120~200g,优质蛋白质应占 70% 以上。

(三) 碳水化合物

碳水化合物是能量最丰富的来源,还具有保护肝肾功能、预防代谢性酸中毒和减缓脱水的作用。每日应供给碳水化合物 400~600g。

(四) 脂肪

适宜的脂肪可减少内源性蛋白质的消耗,选择含必需脂肪酸、磷脂丰富的食物。成年患者每日供给量通常按 2g/kg 计,重度烧伤者增至 3~4g/kg。合并胃肠功能紊乱及肝脏损害时,需适当减少脂肪供给量。

(五) 维生素

维生素的需要量,约为正常供给量的 10 倍,烧伤面积越大、程度越重,需要量越多。

四、膳食指导

(一) 食物选择

1. 休克期　以清热、利尿、消炎、解毒为主。静脉补液补充多种维生素,不强调蛋白质和热量,应尽量保护食欲。

2. 感染期　继续利尿、消炎、解毒、给以高维生素膳食。逐渐增加蛋白质及热量以补充消耗,保证供皮区再生及植皮成活率,改善负氮平衡。强调补给优质蛋白质,并占全日蛋白质补给量的 70% 左右。

3. 康复期　应给予高蛋白、高热量、高维生素、丰富而有全价营养的膳食。继续控制感染,高速免疫功能,增强抵抗力,促使迅速康复。

(二) 营养治疗途径

1. 经口营养　口服营养是最主要的途径,不仅经济,而且营养素完全。

2. 管饲营养　主要用于病人消化功能良好,但有口腔烧伤或老人、小儿进食不合作者。管饲部位有鼻饲、胃肠造瘘和空肠造瘘。

3. 经口加管饲营养　当病人经口进食不能完全满足营养素的需要情况下,可采用经口与管饲混合的营养支持。

4. 经口加周围静脉营养　采用经口加管饲仍不能满足蛋白质和热能的需要时,可同时采用周围静脉营养。

5. 完全静脉营养　完全静脉营养由中心静脉补给。需要熟练的锁骨下穿刺静脉及插管技术。注意真菌感染和全身感染。

第三节　短肠综合征的营养治疗与膳食指导

一、疾病特点

短肠综合征(short bowel syndrome,SBS)指小肠大部分切除后,由于小肠吸收面积不足,患者会出现以腹泻、脱水、电解质平衡紊乱,吸收不良和进行性营养不良为主的临床综合征。小肠是人体重要的消化吸收器官,小肠广泛切除后,其吸收面积减少,食糜在肠腔内停留时间变短,引起营养物质在体内代谢改变,主要表现为各种营养物质吸收不完全,导致能量摄取不足、负氮平衡、体重减轻及免疫功能下降等。症状的轻重程度及预后取决于小肠切除的长度、部位、是否保留回盲瓣以及残肠的适应过程是否良好。临床上行小肠切除的主要的病症有肠扭转引起的肠坏死、肠系膜血管栓塞、严重腹部损伤、恶性肿瘤等。

二、相关营养因素

(一) 切除小肠上段对吸收功能的影响

由于碳水化合物、蛋白质、脂肪、多数维生素、钙、镁、磷、铁等营养素主要在十二指肠、空肠近端吸收,若主要切除上段小肠,则三大供能营养素及部分矿物质的吸收会受到影响。

(二) 切除小肠下段对吸收功能的影响

维生素 B_{12} 和胆汁酸的主动吸收仅限于回肠。因此可造成维生素 B_{12} 和胆汁酸的吸收障碍。同时会伴有脂溶性维生素的大量丢失。

(三) 切除回盲部对吸收功能的影响

回盲瓣的主要功能是延缓食糜进入结肠,使食物中的营养成分充分吸收。回盲瓣均被切除,因而会加重营养素的吸收障碍。

(四) 对胃酸分泌的影响

小肠的大段切除导致胃肠道动力紊乱,会加速胃的蠕动与排空并产生大量胃酸,故严重影响营养物质的吸收利用。

三、营养治疗

在正常人中,营养素的消化与吸收过程 90% 以上在上部空肠的 100cm 内完成,所以,短肠综合征病人只要保留有 100cm 长的完整空肠,一般就能保证其经口摄食后的营养素平衡。在术后最初几周,应密切监测患者的血流动力学指标和电解质水平,采取综合措施维持体液和电解质平衡。

四、膳食指导

饮食治疗的原则是采用适量能量、低脂肪、少渣饮食,以少量多餐方式给予。

(一) 宜用食物

1. 肠道功能初步恢复时　宜选用低蛋白、低脂肪流食,如稀米汤、稀藕粉、果汁水、维生素糖水、胡萝卜水等,每次 50~100ml,每日 3~6 次。

2. 肠道功能进一步恢复时　可给予少渣半流食或软食,并逐渐增加蛋白质、碳水化合物、脂肪的摄入量,采用少量多餐的饮食方式。

(二) 忌(少)用食物

避免使用高脂、高纤维、辛辣刺激性食物,如动物脂肪、芹菜、菠菜、韭菜、葱、蒜、辣椒等。此外,还应避免选用高草酸食物,如菠菜、蕹菜、苋菜、茄子、青椒、豆腐、草莓、葡萄等。

第四节　肠瘘的营养治疗与膳食指导

一、疾病特点

肠瘘(intestinal fistula)是指肠壁上有异常穿孔致使肠内容物由此漏出体表或进入腹内其他空腔脏器中。漏出体表的称为外瘘,通入另一肠袢或其他空腔脏器的称为内瘘。临床上较为常见的肠瘘主要是由术后肠壁缝合不全、人工肛门、腹部创伤、腹腔内感染及肿瘤等原因所引起。

肠瘘患者临床表现既呈现局部特征,又有全身临床表现。如果瘘管通向腹腔,肠腔内的胰液、肠液流入腹腔,会造成腹腔感染。同时还会流失肠腔大量水分、电解质和消化液,可出现脱水、低血容量、水 / 电解质紊乱、酸中毒、营养不良、体重下降及全身脏器衰竭。瘘口周围皮肤受消化酶腐蚀有广泛糜烂、疼痛,常可继发感染,在局部形成腹内脓肿。也可导致全身感染,如败血症、肺炎、脑炎等。

二、相关营养因素

肠瘘的临床特征决定了其对机体具有广泛的影响,不仅仅是局部的变化。病人通常处于高代谢状态,能量消耗增加,营养素大量丢失,还存在胰岛素抵抗等病理情况。其代谢特点表现为以下几方面:

(一) 水、电解质代谢紊乱

肠瘘会造成水和电解质不同程度的丢失,引起水、电解质紊乱、血容量下降、酸中毒等,严重者可出现周围循环衰竭、肾衰竭等,如不及时有效地补充可危及生命。

(二) 消化酶大量丢失

肠液的丢失会造成各种消化酶的损失,引起消化吸收障碍,出现营养不良、体重下降、肌肉和内脏器官萎缩。

(三) 营养物质摄入不足

肠瘘使消化道内的食物未经充分消化和吸收就流失到体外,机体对各种营养素的摄取均达不到生理需要量,引起蛋白质 - 能量营养不良、贫血、各种维生素以及镁、钙、锌等矿物质缺乏等。

三、营养治疗

(一) 治疗目的

保证肠瘘患者不出现营养衰竭的根本条件,并改善患者营养状况,促进瘘口的愈合,从而降低并发症和死亡率。

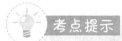

考点提示

肠瘘的饮食治疗

(二) 治疗原则

肠瘘的营养支持,早期以肠外营养为主,加强抗感染治疗。肠外营养虽不能改善肠瘘的病理生理,但可帮助患者度过凶险的病程。一旦病情稳定,即给予肠内营养,从而避免长期肠外营养带来的各种并发症以及细菌移位、肠源性感染等。

四、膳食指导

(一) 宜用食物

少渣、易消化的食物。

(二) 忌(少)用食物

肠瘘病人应忌食油腻、高脂、多渣、不易消化的食物及刺激性强的食物。

第五节　恶性肿瘤的营养治疗与膳食指导

一、疾病特点

肿瘤是机体在各种致瘤因素作用下,局部组织的细胞在基因水平上失去对其生长的正常调控,导致异常增生而形成的新生物,一般表现为局部肿块。肿瘤细胞在形态、代谢和功能方面均与正常细胞不

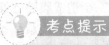

考点提示

营养素与肿瘤的关系

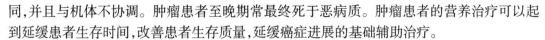

同,并且与机体不协调。肿瘤患者至晚期常最终死于恶病质。肿瘤患者的营养治疗可以起到延缓患者生存时间,改善患者生存质量,延缓癌症进展的基础辅助治疗。

（一）膳食中营养素与肿瘤的关系

1. 脂肪 脂肪与能量摄入量之间存在着相关性。乳腺癌、结肠癌、前列腺癌、子宫内膜癌等发病与脂肪摄入量,尤其是动物性脂肪中的含饱和脂肪酸的摄入量呈正相关。结肠癌发病率与人均动物性脂肪、肉类消费水平密切相关。另外,子宫内膜癌、卵巢癌、皮肤癌和肺癌的发生与动物性脂肪的摄入亦有关联。

2. 蛋白质 流行病学调查和动物实验表明,食管癌和胃癌的发病率增高与膳食中低蛋白质摄入有关,过高摄入蛋白质可增加化学物质诱发肿瘤。可见,蛋白质摄入量过低或过高都易引起某些癌症的发生,故摄入量应适当。

3. 膳食纤维 不溶性膳食纤维不能被发酵,可以通过吸收水分增加粪便体积,稀释和吸附潜在的致癌物,改善肠蠕动功能,缩短食物残渣残留在体内的时间,稀释致癌物或致癌物前体。可溶性膳食纤维能刺激肠道微生物的生长,产生短链脂肪酸,降低肠道 pH,抑制结肠癌、直肠癌的发生。

4. 维生素 缺乏维生素可导致机体的代谢发生紊乱,从而引发某些肿瘤。

（二）膳食因素与肿瘤发生的关系

1. 饮酒 酒精本身无致癌作用,但可加强其他致癌物的作用。有充分的流行病学证据表明,饮酒可增加口腔癌、咽癌、喉癌、食管癌以及原发性肝癌的危险性。如果饮酒合并抽烟,则患癌症的危险性

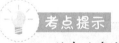
考点提示

饮食致癌的可能机制

会进一步增加。饮酒也有可能增加患结肠癌、直肠癌及乳腺癌的危险性。

2. 不良的饮食习惯 不良饮食习惯嗜好可以导致肿瘤的发生,如喜食腌渍、熏烤、过咸的食物和过量饮酒与消化管肿瘤的危险性呈正相关。

3. 膳食含致癌物 膳食致癌物如黄曲霉毒素、多环芳烃类、亚硝基化合物等,有可能启动癌变过程。

4. 高脂肪、过多能量摄入

5. 吸烟 吸烟与肺癌正相关。

二、相关营养因素

1. 能量 癌症病人能量代谢要比正常者高 10%。但亦有未见有明显差别。癌症病人的体重下降较明显,除能量摄入减少的原因外,机体消耗的增加亦是一个重要因素。

2. 碳水化合物 在癌症病人中常见葡萄糖不耐受症,这是由于胰岛素抵抗或胰岛素释放不足所造成的。

3. 脂肪 癌症病人往往丢失大量的蛋白质,应激和肿瘤本身释放的脂溶因素可使脂肪分解作用增加、合成降低,血清脂蛋白酶活性降低,进而出现高脂血症。另外由于食物摄入量的减少,促发体重下降。

4. 蛋白质 多有不同程度的蛋白质缺乏。患者可有体内蛋白质转换率增加、肝脏蛋白质合成增加,而肌肉蛋白质合成降低,病人血浆支链氨基酸含量也下降。

5. 维生素 病人血浆中抗氧化维生素含量下降,如 β- 胡萝卜素、维生素 C 和维生素 E 等。此外,其他维生素,如维生素 B_{12} 在食管癌、胃癌病人血浆中含量降低,叶酸亦有降低。

6. 微量元素 癌症病人大多都有硒含量的降低和锌含量的降低,同时可见到抗氧化能力降低和细胞免疫功能的下降。胃癌病人还可见到血钴和血锰含量的下降。

上述的能量及营养素代谢异常表明,癌症病人需要进行营养支持以改善机体营养状况,防止体重进一步下降,提高机体抗氧化能力和免疫功能。

三、营养治疗

(一) 治疗目的

满足病人的机体需要,改善其营养状况,增强免疫功能,提高病人对手术、放疗、化疗的耐受力。

(二) 治疗原则

1. 选用合理均衡的膳食结构 具体根据病情进行调整。

2. 改善饮用水质

3. 保持良好的心态与养成良好的饮食习惯

4. 改变不合理的烹调加工方法 食物加工过程中,减少煎烤时间,选择新鲜食物,少盐膳食。

5. 经常食用有防癌作用的食物 选用蘑菇类、海生植物类以及新鲜的蔬菜和水果。

6. 补充抗氧化自由基营养素 维生素 A、C、E 和微量元素硒。

四、膳食指导

(一) 宜用食物

蘑菇类、木耳类、金针菇、人参、鱼类、海参、海带、乳类、豆制品、萝卜、茄子、胡萝卜、蒜、四季豆、苹果、无花果、茶叶等。

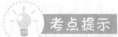

考点提示

常用抗癌食物

(二) 忌(少)用食物

动物脂肪、虾蟹类、烟渍食物、烟熏食物、酸泡食物、罐头、辛辣刺激性调味剂。

本章小结

术前营养治疗原则为尽可能采取病人自己进食的方式并且必须维持患者的良好营养状态。术后营养治疗原则是通过各种途径供给高能量、高蛋白、高维生素膳食。

烧伤的相关营养素代谢主要表现为分解代谢增强,耗氧量及产热增加,蛋白质过度分解,以及由于肌肉、脂肪、水分消耗所致的体重明显下降等一系列变化。

短肠综合征饮食治疗的原则是采用适量能量、低脂肪、少渣饮食,以少量多餐方式给予。

肠瘘治疗是为保证肠瘘患者不出现营养衰竭,改善患者营养状况,促进瘘口的愈合。

肿瘤病人需要进行营养支持以改善机体营养状况,防止体重进一步下降,提高机体抗氧化能力和免疫功能。治疗的目的也是满足病人的机体需要,改善其营养状况,增强免疫功能,提高病人对手术、放疗、化疗的耐受力。

(罗 凯)

目标测试

A1 型题

1. 择期手术前禁食、禁饮的时间是
    A. 4 小时禁食,2 小时禁饮   B. 6 小时禁食,4 小时禁饮
    C. 8 小时禁食,4 小时禁饮   D. 10 小时禁食,4 小时禁饮
    E. 12 小时禁食,4 小时禁饮

2. 下面不适于胃癌切除后患者的是
    A. 少食多餐   B. 干稀分食
    C. 限制碳水化合物的摄入   D. 高蛋白饮食
    E. 逐步增加食量和食物种类

3. 手术前的膳食原则不包括
    A. 对消瘦者给予高能量、高蛋白膳食,使其增加体重
    B. 对肥胖者给予低能量、低蛋白膳食,控制体重
    C. 对肝、胆、胰患者要控制脂肪摄入量
    D. 对消化吸收功能较差、体质消瘦患者要增加营养的摄入
    E. 糖尿病患者必须控制病情,待血糖稳定后再进行手术

4. 与术前营养不良无关的是
    A. 摄入不足   B. 身体虚弱   C. 消化吸收障碍
    D. 丢失过多   E. 需要增加

5. 烧伤后体内的主要能量来源为
    A. 碳水化合物   B. 蛋白质   C. 脂肪
    D. 碳水化合物和蛋白质   E. 蛋白质和脂肪

6. 大面积烧伤患者应采用
    A. 高能量高蛋白膳食   B. 低蛋白膳食   C. 低脂膳食
    D. 低盐膳食   E. 低胆固醇膳食

7. 短肠综合征患者的主要并发症不包括
    A. 低体重   B. 腹泻   C. 脱水
    D. 低钾血症   E. 低血糖

8. 短肠综合征不应采用
    A. 高碳水化合物   B. 高蛋白   C. 高膳食纤维
    D. 少渣   E. 低脂肪

实 训 指 导

实训 1 膳食调查（记账法）

【实训目的】

1. 了解膳食调查的意义。

2. 熟悉膳食调查的方法，会计算热能和各种营养素。

3. 掌握膳食调查的正确评价方法，对结果做出评价，并提出改进意见。

【实训准备】

1. 物品　常用食物一般营养成分表、食堂学生每日用膳记账本。

2. 器械　计算器、电子秤。

3. 环境　学校学生食堂。

【实训学时】

4 学时。

【实训方法与结果】

（一）实训方法与步骤

用记账法调查同一类人群的膳食，该人群对热能和营养素的需要量相同。一般调查5~7 天的用膳。

1. 记录调查期间共消耗的食品数量　在调查之前，将库存各种食品进行称重。调查开始后，记录每天购买各种食品的数量，直到调查结束。最后，将每种食品原库存量加上逐日购买量，再减去调查结束时的库存量，就得到调查期间共消耗的各种食品的数量。

2. 计算每人每天平均摄取食品的数量　将调查期间共消耗的食品数量除以调查期间进膳总人数和调查天数，即可得到平均每人每天摄取的食品数量。

3. 计算平均每人每天摄入各种营养素量　根据食物营养成分表，计算每种食品可食部分重量，再算出其中热能和各种营养素的含量，将各种食品中摄取的各类营养素分别相加，即得各类营养素合计摄入量。

（二）实训结果

通过以上方法和步骤得出被调查人群的各类营养素合计摄入量，再将它与推荐的每日膳食中营养素供给量(中国居民膳食营养素参考摄入量)标准分别对比得出结果，并对被调查人群的膳食进行初步评价。

【实训评价】

通过膳食调查对某一类群体的膳食质量进行评价，为发现被调查者存在的营养问题和采取有针对性的营养改善措施提供科学依据。

实训实例:【典型案例】

采用记账法进行膳食调查。通过调查获得如下资料,并计算每人每天各种营养素摄入量,做出初步评价。

某封闭式管理学校,有就膳学生 2400 人,年龄 18~21 岁,全部为女性。采用记账法调查得知,9 月 10 日至 9 月 14 日 5 天内共消耗粳米 6000kg,白菜 3800kg,毛豆 1400kg,猪肉 450kg,鸡蛋 50kg,冬瓜 2000kg,南瓜 3020kg,茄子 1900kg,食盐 200kg,酱油 50kg,植物油 72kg。

(一) 膳食调查实例的计算步骤

1. 计算每人每天平均消耗的各类生食品的数量。

以粳米和毛豆为例,计算如下:

粳米:$6000 \times 1000 \div 2400 \div 5 = 500g$。

毛豆:$1400 \times 1000 \div 2400 \div 5 = 116.67g$。

2. 按可食率折算出平均每人每天食用的各类食品的净重。

粳米:可食率为 100%,故可食部分重量为 $500 \times 100\% = 500g$。

毛豆:可食率为 53%,故可食部分重量为 $116.67 \times 53\% = 61.8g$。

3. 按"食物成分表"计算各类食物所含热能和营养素量,查"食物成分表"得 100g 粳米含蛋白质 7.7g,故 500g 粳米含蛋白质 $7.7 \times 500 \div 100 = 38.5g$。同理,可算出 500g 粳米中的脂肪、碳水化合物等其他营养素的含量。查"食物成分表"得 100g 毛豆含蛋白质 13.1g,故 61.8g 毛豆含蛋白质 $13.1 \times 61.8 \div 100 = 8.1g$。同理,可算出 61.8g 毛豆中的脂肪、碳水化合物等其他营养素的含量。其余食物的各类营养素含量的计算方法相同。

(二) 膳食调查实例的计算结果及评价

1. 将计算结果填入实训表 1-1、实训表 1-2、实训表 1-3。

实训表 1-1　平均每人每天摄入营养素计算表

食物名称	日人均食品重	可食部分重量	蛋白质	脂肪 (g)	碳水化物 (g)	热能 (MJ)	钙 (mg)	碘 (mg)	铁 (mg)	维生素 A (RE)	维生素 B$_1$ (mg)	维生素 B$_2$ (mg)	烟酸 (mg)	抗坏血酸 (mg)
合计														
供给标准														
比较(%)														

实训表 1-2　每人每天三大热能营养素供热分析表

营养素类别	摄入量(g)	热能(MJ)	占总热能(%)
蛋白质			
脂　肪			
碳水化合物			
合计			

实训表 1-3　蛋白质来源分析表

食物类别	重量(g)	来源(%)
谷类		
豆类		
动物类		
其他		
合计		

2. 将计算结果与供给量标准比较,并结合平衡膳食的具体要求进行评价,提出改进意见。

评价时需注意,由于供给量标准一般要高于需要量,故通常认为,热能摄取量在供给量的 90% 以上可认为满足,在供给量的 80%~90% 为临界性不足,低于 80% 可认为摄入不足。其他营养素的摄取若在供给量标准的 80% 以上为基本满足,在 60%~80% 为缺乏,低于 60% 为严重缺乏。

（吴　苇）

实训 2　流质饮食的配制

【实训目的】

1. 熟悉流质饮食的特点。

2. 掌握多种流质饮食的配制方法。

【实训准备】

1. 物品　西瓜 1 个、牛奶 150ml、米汤 25ml、豆浆 25ml、鸡蛋黄 1 个、白糖 30g、炒面粉 10g、生油 5ml、食盐少许。

2. 器械　刀 1 把、勺 1 个、过滤箩 1 只、杵 1 个、锅 1 只、盛装容器、搅拌器 1 个、量杯 1 个、秤 1 台、(豆浆机或榨汁机 1 台)等。

3. 环境　模拟病房。

【实训学时】

4 学时。

【实训方法与结果】

(一) 实训方法

1. 豆浆机、榨汁机的使用。

2. 根据病情确定流质饮食的类型及配制浓度比例。

实训实例:【典型病例】

某患者,女,37 岁,身高 165cm。咽喉部术后伴高热,无其他并发症。请为其制定流质食谱。

1. 西瓜汁的配制步骤

(1) 将用具洗刷干净,经煮沸消毒后,取出罩好,备用。

(2) 将双手洗刷干净,穿上工作服,戴上帽子、口罩。

(3) 将西瓜洗净,揩干,然后切开,挖出瓜瓤,放在过滤箩内。取锅,将箩(也可用纱布袋)

放在锅上,用杵将瓜瓤捣烂,滤去瓜渣和子,再将瓜汁倒出,即可完成。

也可买无子西瓜去皮直接用榨汁机榨汁。

2. 特制鼻饲流质的配制步骤

(1) 将用具洗刷干净,经煮沸消毒后,取出罩好,备用。

(2) 将双手洗刷干净,穿上工作服,戴上帽子、口罩。

(3) 将牛奶 150ml 加入一容器中,再加入米汤和豆浆各 25ml。

(4) 取另一容器放入炒面粉加糖充分搅匀。

(5) 敲碎鸡蛋,将蛋黄置于一清洁容器中,徐徐加入熟油 5ml,边放边搅。

(6) 把牛奶的混合液冲入加糖的面粉内搅匀,最后倒入蛋黄边倒边搅,直到调匀至看不到蛋黄。

(7) 最后加少许盐(盐不能过多,以防奶内蛋白质凝固成块)。

(8) 制成后立即使用,若不用可置冰箱内。在使用时不得放在火上烧,只能用隔水保温。

(二) 实训结果

能够根据患者的病情选择配制适宜的流质。掌握了特制鼻饲流质的配制方法和步骤。

【实训评价】

通过以上实训能举一反三熟练掌握医院常用的流质饮食配制:

1. 普通流质饮食,如酸奶、果汁、藕粉等。

2. 清流质饮食,如果笋米汤、过滤果汁等。

3. 浓流质饮食,如藕粉、牛奶冲麦片等。

4. 冷流质饮食,如冷牛奶、冷米汤等。

(吴 苇)

实训 3　糖尿病患者食谱编制

【实训目的】

1. 根据患者的实际情况,利用所学知识,为患者设计出一份用食品交换法计算出的食谱。

2. 通过设计和评价糖尿病患者的食谱,掌握糖尿病患者的饮食控制方法。并能掌握标准体重及每日所需总能量的计算方法。

3. 会使用"等值食物交换表",掌握制定食谱的内容与技巧。

4. 对所设计出的食谱进行营养学评价,说明食谱的设计原理与目的。

【实训准备】

1. 物品　等值食品交换表。

2. 器械　所需食品见实例。

3. 环境　模拟病房。

【实训学时】

4 学时。

【实训方法与结果】

(一) 实训方法

1. 计算患者标准体重及确定每日所需总热量。

2. 确定用餐次数和每餐食物份数分配比例。

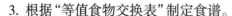

3. 根据"等值食物交换表"制定食谱。

实训实例:【典型病例】

患者,男,66 岁,身高 170cm,体重 82kg,从事办公室工作。2 型糖尿病,血糖基本控制。采用单纯膳食治疗。

首先应根据患者情况为其设计出科学、合理的食谱,并加以严格执行。

食谱设计步骤如下:

1. 计算能量及主要营养素的需要量 根据患者病情及身高、体重、性别、年龄、活动量等计算能量供给量,参考实训表 3-1。不同病情糖尿病患者三大营养素分配比例见实训表 3-2。

实训表 3-1 成年人糖尿病患者能量供给量(kJ/kg)

体型	轻体力劳动	中等体力劳动	重体力劳动
正常	126	146	167
消瘦	146	167	188~209
肥胖	84~105	126	146

实训表 3-2 不同病情患者三大营养素分配比例表

病情分型	碳水化合物(%)	蛋白质(%)	脂肪(%)
轻度:肥胖	54	22	24
消瘦	50	20	30
中重度	55	18	27
合并症 1. 高胆固醇	60	18	22
2. 高甘油三酯	50	20	30
3. 高血压	56	26	18
4. 肾功能不全	66	8	26
5. 多种并发症	58	24	18

根据以上病例其能量及主要营养素需要量的计算如下:

(1) 能量:患者 BMI=82/1.7^2=28.4,此值 >28,属于肥胖。能量需要量(查实训表 3-1):82(kg)×［84~105(kJ/kg)]=6855~8569kJ,年龄 66 岁,肥胖,应考虑减肥,取下限值,故确定能量供给量为每日 6855kJ。

(2) 碳水化合物:按占总能量 54% 计算,因采用单纯膳食治疗,故碳水化合物的供给不宜过多,每日碳水化合物需要量:6855KJ×54%÷16.81KJ/g=220g。

(3) 脂肪:按占总能量 24% 计算,每日脂肪需要量:6855kJ×24%÷37.56kJ/g=44g。

(4) 蛋白质:按占总能量 22% 计算,每日蛋白质需要量:6855kJ×22%÷16.74kJ/g=90g。

2. 确定餐次 每天至少进食 3 餐,应定时定量,早、中、晚三餐能量分配比例通常为 30%、40%、30%。用胰岛素治疗或易发生低血糖的患者,应在三餐之间加餐,加餐量应从定量中扣减,不可另外加量。

3. 编制食谱 编制食谱的方法有多种,这里主要介绍食品交换法。该法简便易学,实用性强,目前已被国内外普遍采用。具体操作步骤如下:

第一步:以食物成分为依据,将各种食物分为 6 大类,同时制订出每一类食品的 1 个交换单位所提供的能量、各种主要营养素的数量以及各类食品的等值交换表,同一表中的食品之间可按所标的重量互换,见实训表 3-3~ 实训表 3-8。

(1) 富含碳水化合物的谷类:包括薯类和粉条、粉皮等含淀粉食品。每交换单位可提供能量 376kJ,蛋白质 2.0g,脂肪 0.5g,碳水化合物 19.0g。根茎类食物一律以净食部计算。

实训表 3-3　等值谷类交换表(g)

食物名称	重量	食物名称	重量	食物名称	重量
生挂面	25	小米	25	玉米面	25
咸面包	37.5	生面条	30	银耳	25
大米	25	绿豆或赤豆	25	干粉条	25
凉粉	400	藕粉	25	土豆	125
慈姑	75	山药	125	荸荠	150
粳米	25	籼米	25	馒头	35
苏打饼干	25				

(2) 富含蛋白质的瘦肉类、蛋类、部分豆类及其制品:每交换单位可提供能量 334kJ,蛋白质 9.0g,脂肪 5.0g。

实训表 3-4　等值瘦肉类交换表(g)

食物名称	重量	食物名称	重量	食物名称	重量
猪瘦肉	50	猪舌	25	香肠	20
青鱼	75	酱肉	25	鸡肉	50
鸭肉	50	鲳鱼	50	虾仁	75
猪心	70	蛤蜊肉	100	牛瘦肉	50
猪肝	70	肉松	20	羊瘦肉	50
鲢鱼	50	鲫鱼	50	鸡蛋	55
鸭蛋	55	北豆腐	100	南豆腐	125
豆腐干	50	豆腐脑	200	黄豆	20
豆腐丝	50				

(3) 含蛋白质、脂肪、无机盐的乳类部分豆类及其制品:每交换单位可提供能量 334kJ,蛋白质 4.0g,脂肪 5.0g,碳水化合物 6.0g。

实训表 3-5　等值豆乳类交换表(g)

食物名称	重量	食物名称	重量	食物名称	重量
淡牛奶	110	豆浆	200	奶　粉	15
酸牛奶	110	豆汁	500	豆浆粉	20

(4) 油脂类:包括烹调油和坚果类,如花生、核桃等。每交换单位可提供能量 334kJ,脂肪 9.0g。

实训表 3-6　等值油脂类交换表(g)

食物名称	重量	食物名称	重量	食物名称	重量
豆油	9	菜油	9	花生油	9
芝麻油	9	花生米	15	核桃仁	12.5
葵花子	30	南瓜子	30	杏仁	15
芝麻酱	15				

（5）富含无机盐、维生素和纤维素的蔬菜类：每交换单位可提供能量334kJ，蛋白质5.0g，碳水化合物15.0g。每份量为净食部。

实训表3-7　等值蔬菜交换表（g）

食物名称	重量	食物名称	重量	食物名称	重量
白菜	500	圆白菜	500	菠菜	500
油菜	500	韭菜	500	芹菜	500
苤蓝	500	莴笋	500	西葫芦	500
水浸海带	75	冬瓜	500	黄瓜	500
苦瓜	500	茄子	500	绿豆芽	500
菜花	500	鲜蘑菇	500	甜椒	350
龙须菜	500	平菇	500	南瓜	350
丝瓜	300	豇豆	250	扁豆	250
四季豆	250	鲜豌豆	100	萝卜	350
胡萝卜	200	蒜苗	200	番茄	500

（6）富含无机盐、维生素和果糖的水果类：每交换单位可提供能量376kJ，蛋白质1.0g，碳水化合物21.0g。

实训表3-8　等值水果类交换表（g）

食物名称	重量	食物名称	重量	食物名称	重量
鸭梨	250	葡萄	200	苹果	200
桃子	175	李子	200	鲜枣	100
西瓜	750	鲜荔枝	225	香蕉	100
橘子	250	甜橙	350		

第二步：根据患者的具体情况，确定全日所需要的总能量，进一步确定食品的总交换单位、各餐交换单位及各类食品的交换单位，见实训表3-9。

实训表3-9　不同能量需要患者的膳食食物分配（交换单位）

总能量（kJ）	总交换单位	谷类	蔬菜	肉类	乳类	油脂
4184	12.0	6.0	1.0	2.0	2.0	1.0
5021	14.5	8.0	1.0	2.0	2.0	1.5
5858	16.5	9.0	1.0	3.0	2.0	1.5
6694	18.5	10.0	1.0	4.0	2.0	1.5
7531	21.0	12.0	1.0	4.0	2.0	2.0
8368	23.5	14.0	1.0	4.5	2.0	2.0
9205	25.5	16.0	1.0	4.5	2.0	2.0
10 042	28.0	18.0	1.0	5.0	2.0	2.0

第三步:运用食品交换表,选择食物品种,制定出一日食谱。

举例:仍以上述患者为例,其能量需要量为 6855~8569kJ,以 6855kJ 计算,由此确定总交换单位为 21.0,其中,谷类 12.0,蔬菜 1.0,肉类 4.0,乳类 2.0,油脂 2.0,制定的食谱见实训表 3-10。

实训表 3-10　糖尿病患者等值互换膳食参考食谱

类别	交换单位	各类食品交换单位及食谱内容
早餐	4.0	谷类 2.0 单位(咸面包 75g),豆乳类 2.0 单位(牛奶 220g)
中餐	8.5	谷类 5.0 单位(大米 125g),蔬菜类 0.5 单位(白菜 150g,冬瓜 100g),瘦肉类 2.0 单位(猪肉 50g,鸡蛋 55g),油脂类 1.0 单位(菜油 9g)
晚餐	8.5	谷类 5.0 单位(面条 150g),蔬菜类 0.5 单位(油菜 150g,黄瓜 100g),瘦肉类 2.0 单位(鸭肉 50g,鲫鱼 50g),油脂类 1.0 单位(豆油 9g)

(二) 实训结果

通过实训实例,能根据患者情况,为其设计出科学、合理的食谱,并能掌握换算和制定方法有效地操作执行,更好地运用于临床。

【实训评价】

学会糖尿病患者的食谱编制方法以提高营养治疗目的,达到保护胰岛 B 细胞,增加胰岛素的敏感性,减少药物用量;达到或接近血糖和血脂正常水平;维持或达到正常体重;防止和延缓各种并发症的发生和发展;全面提高营养水平,增强机体抵抗力,维持健康,保持正常的生长发育,从事各种正常活动,提高生活质量。

(吴　苇)

附录　中国居民膳食指南
——合理营养,平衡膳食,促进健康

（1997 年 4 月 10 日由中国营养学会常务理事会通过）

一、食物多样,谷类为主

人类的食物是多种多样的,各种食物所含的营养成分不完全相同,除母乳外,任何一种天然食物都不能提供人体所需的全部营养素。平衡膳食必须由多种食物组成,才能满足人体各种营养需要,达到合理营养、促进健康的目的。因而要提倡人们广泛食用多种食物。这也是与不同的经济水平和饮食习惯相适应的。多种食物应包括以下五大类:

第一类:谷类及薯类。谷类包括米、面、杂粮;薯类包括马铃薯、甘薯、木薯等。主要提供糖类、蛋白质、膳食纤维和 B 族维生素。

第二类:动物性食物。包括肉、禽、鱼、奶、蛋等,主要提供蛋白质、脂肪、矿物质、维生素 A 和 B 族维生素。

第三类:豆类及制品。包括大豆及其他干豆类,主要提供蛋白质、脂肪、膳食纤维、矿物质和 B 族维生素。

第四类:蔬菜水果类。包括鲜豆、根茎、叶菜、茄果等,主要提供膳食纤维、矿物质、维生素 C 和胡萝卜素。

第五类:纯能量食物。包括动植物油、淀粉、食用糖和酒类,主要提供能量。植物油还可提供维生素 E 和必需脂肪酸。

谷类食物是中国传统膳食的主体,是最好的基础食物,也是最经济的能量来源,但随着经济的发展,人民生活水平的提高,人们倾向于吃更多的动物性食物。根据 1992 年全国营养调查的结果,在一些比较富裕的家庭中动物性食物的消费量甚至超过谷类的消费量。这种膳食提供的能量和脂肪过高,膳食纤维过低,对一些慢性病的预防不利。提出谷类为主是为提醒人们保持我国膳食的良好传统,防止发达国家的膳食弊端。

另外要注意粗细搭配,经常吃一些粗粮、杂粮等。稻米、小麦不要碾磨太精,否则谷粒表层所含的维生素、矿物质等营养素和膳食纤维大部分流失到糠麸之中。

二、多吃蔬菜、水果和薯类

蔬菜和水果含有丰富的维生素、矿物质和膳食纤维。蔬菜的种类繁多,包括植物的叶、茎、花、果、鲜豆、食用蕈藻等。不同品种所含营养成分不尽相同,红、黄、绿等深色蔬菜和通常水果,它们是胡萝卜素、维生素岛和叶酸、矿物质(钙、磷、钾、镁、铁)、膳食纤维和天然抗氧化物的主要或重要来源。我国近年来开发的野果如猕猴桃、刺梨、沙棘、黑加仑等也是维生素 C 和胡萝卜素的丰富来源。

有些水果中维生素及一些微量元素的含量不如新鲜蔬菜,但水果含有的葡萄糖、果酸、枸橼酸、苹果酸、果胶等物质又比蔬菜丰富。红黄色水果如鲜枣、柑橘、柿子和杏等是维生素 C 和胡萝卜素的丰富来源。

薯类含有丰富的淀粉、膳食纤维以及多种维生素和矿物质。我国居民近十年来吃薯类较少,应当鼓励多吃些薯类。

含丰富蔬菜、水果和薯类的膳食在保持心血管健康、增强抗病能力、减少儿童发生眼干燥症的危险及预防某些癌症等方面起着十分重要的作用。

三、常吃奶类、豆类或其制品

奶类除含丰富的优质蛋白质和维生素外,含钙量较高,且利用率也很高,是天然钙质的极好来源,这是任何食物均不可比拟的。我国居民膳食提供的钙质普遍偏低,平均只达到推荐摄入量的一半左右。我国婴幼儿维生素 D 缺乏病的患病率也较高,这和膳食钙不足可能有一定的联系。大量的研究结果表明,给儿童、青少年补钙可以提高其骨密度,从而延缓其发生骨质丢失的速度。因此,应大力发展奶类的生产,促进奶类食物消费。豆类是我国的传统食品,含大量的优质蛋白质、不饱和脂肪酸、钙及维生素 B_1、维生素 B_2、烟酸等。为提高农村人口的蛋白质摄入量及防止城市中过多消费肉类带来的不利影响,应大力提倡豆类,特别是大豆及其制品的生产和消费。

四、经常吃适量的鱼、禽、蛋、瘦肉,少吃肥肉和荤油

鱼、禽、蛋、瘦肉等动物性食物是优质蛋白质、脂溶性维生素和矿物质的良好来源。动物来源蛋白质的氨基酸组成更适合人体需要,且赖氨酸含量较高,有利于补充植物来源蛋白质中赖氨酸的不足。肉类中铁的利用较好,鱼类特别是海产鱼所含不饱和脂肪酸有降低血脂和防止血栓形成的作用。动物肝脏含维生素 A 极为丰富,还富含维生素 B_{12}、叶酸等,但有些脏器如脑、肾等所含胆固醇相当高,对预防心血管系统疾病不利。我国相当一部分城市和绝大多数农村居民平均吃动物性食物的量还不够,应适当增加摄入量。但部分大城市居民食用动物性食物过多,粮谷类食物不足,这对健康不利。

肥肉和荤油为高能量和高脂肪食物,摄入过多往往会引起肥胖,并成为某些慢性病的危险因素,应当少吃。目前猪肉仍是我国人民的主要肉食,猪肉脂肪含量高,应适当控制猪肉消费量。鸡、鱼、兔、牛肉等动物性食物含蛋白质较高,脂肪较低,产生的能量远低于猪肉。应大力提倡吃这些食物,特别是水产品。

五、食量与体力活动要平衡,保持适宜体重

保持正常体重是一个人健康的前提。进食量与体力活动是控制体重的两个主要因素。如果进食过大而活动量不足,多余的能量就会在体内以脂肪的形式积存,即增加体重,久之发胖。因此,要避免毫无节制的饮食。相反若食量不足,劳动或运动量过大,可因能量不足引起消瘦,造成劳动能力下降。所以人们需要保持食量与能量消耗之间的平衡。脑力劳动者和活动量较少的应加强锻炼,进行适宜的运动,如快走、慢跑、游泳等。而消瘦儿童则应增加食量和油脂的摄入,以维持正常生长发育和适宜体重。体重过高或过低都是不健康的表现,可造成抵抗力下降,易患某些疾病,如老年人的慢性病或儿童的传染病等。经常运动会

增强心血管和呼吸系统的功能,保持良好的生理状态,可提高工作效率、调节食欲、强壮骨骼以及预防骨质疏松。

三餐分配要合理。通常早、中、晚餐的能量分别占总能量的 30%、40%、30% 为宜。

六、吃清淡少盐的膳食

吃清淡少盐的膳食有利于健康,既不要太油腻,也不要太咸,不要过多的动物性食物和油炸、烟熏食物。目前,我国城市居民油脂的摄入量一直呈上升趋势,这不利于健康。我国居民食盐摄入量过多,平均值是世界卫生组织建议值的两倍以上。大量研究表明,钠的摄入量与原发性高血压发病呈正相关,因而食盐不宜过多。世界卫生组织建议每人每天食盐用量以不超过 6g 为宜。膳食钠的来源除食盐外还包括酱油、咸菜、味精等高钠食品及含钠的加工食品等。应从小就培养清淡少盐的饮食习惯。

七、如饮酒应限量

我国的酒文化源远流长,在节假日、喜庆和交际的场合人们往往饮一些酒,但要注意适量,特别是白酒。白酒除供给能量外,不含其他营养素。无节制地饮酒,会使食欲下降,食物摄入减少,以致发生多种营养素缺乏,严重时还会造成酒精性肝硬化;过量饮酒也会增加患高血压、脑卒中(中风)等疾病的危险;此外,饮酒还可导致事故及暴力的增加,对个人健康和社会安定都是有害的。因此,应严禁酗酒,成年人若饮酒可少量饮用低度酒,不应允许青少年饮酒。

八、吃清洁卫生、不变质的食物

在选购食物时应当选择外观好,没有污泥、杂质,没有变色、变味并符合卫生标准的食物,严把病从口入关。进餐要注意卫生条件,包括进餐环境、餐具和供餐者的健康卫生状况。集体用餐要提倡分餐制,以减少疾病传染的机会。

与原指南相比,新修订的《中国居民膳食指南》强调"常吃奶类、豆类或其制品",以弥补我国居民膳食钙严重不足的缺陷;提倡居民注意食品卫生,增强自我保护意识。

参 考 文 献

1. 全国卫生专业技术资格考试专家委员会 . 营养学 . 北京 : 人民卫生出版社,2015
2. 刘晓芳,催香淑 . 营养与膳食 . 北京 : 人民军医出版社,2015
3. 张爱珍 . 临床营养学 . 第 3 版 . 北京 : 人民卫生出版社,2014
4. 姚颖 . 临床营养指南 . 北京 : 科学出版社,2013.
5. 陈锦治,苟云峰 . 营养与膳食指导 . 西安 : 第四军医大学出版社,2012
6. 葛可佑 . 公共营养师 . 北京 : 中国劳动社会保障出版社,2012
7. 焦广宇,蒋卓勤 . 临床营养学 . 第 3 版 . 北京 : 人民卫生出版社,2010
8. 黄承钰 . 医学营养学 . 北京 : 人民卫生出版社,2010

参 考 文 献

目标测试参考答案

第二章

1. B   2. B   3. E   4. C   5. B   6. C   7. B

第三章

1. B   2. D   3. D   4. D   5. A   6. D   7. D   8. C   9. D   10. A
11. B

第四章

1. A   2. C   3. B   4. C   5. B   6. B   7. E   8. D   9. A   10. A
11. B   12. C   13. A   14. D   15. E

第五章

1. D   2. C   3. D   4. B   5. D   6. A   7. B

第六章

1. B   2. B   3. B   4. C   5. A   6. D   7. D   8. E   9. B   10. D
11. E

第七章

1. E   2. B   3. B   4. E   5. C   6. C   7. A   8. D   9. B   10. D
11. B   12. A   13. B   14. A

第八章

1. C   2. D   3. B   4. C   5. B   6. D   7. A   8. C   9. B   10. B
11. B   12. C   13. E   14. A   15. D   16. A   17. A   18. C   19. D   20. D
21. B   22. A   23. C   24. D   25. B   26. D   27. D   28. D   29. C   30. A

第九章

1. A   2. B   3. B   4. D   5. C

第十章

1. E   2. D   3. A   4. B   5. E   6. B   7. C   8. A   9. C   10. E

第十一章

1. D   2. B   3. D   4. D   5. C   6. B   7. E   8. E   9. B   10. D
11. C   12. D   13. A   14. E

第十二章

1. B   2. E   3. E   4. A   5. C   6. E   7. B   8. C   9. E   10. C

第十三章

1. E   2. A   3. C   4. D   5. C   6. E

第十四章

1. A   2. C   3. C   4. E   5. A   6. D   7. D   8. A   9. A   10. E
11. C   12. C   13. A   14. E   15. C   16. C   17. D   18. B   19. B   20. D
21. A   22. B   23. A   24. E   25. A

第十五章

1. E   2. E   3. B   4. B   5. C   6. A   7. E   8. C

《临床营养》教学大纲

一、课程性质

《临床营养》是一门研究食物中的营养及其他生物活性物质对人体健康的生理作用和有益影响,以及对疾病发生、发展和康复的影响的科学,是中等卫生职业教育营养与保健专业一门重要的公共专业核心课程。本课程主要内容包括临床营养总论和各论两篇。其中,总论包括:绪论、临床营养咨询和评价、临床营养调查、食谱编制及营养教育、医院膳食、肠内与肠外营养治疗。各论包括:常见疾病的营养治疗与膳食指导,包含有呼吸系统疾病、循环系统疾病、消化系统疾病、泌尿系统疾病、内分泌及代谢性疾病、血液系统疾病、感染性疾病、妇产科疾病、儿科疾病与营养以及特殊状态下的营养支持等。全书共十五个章节,按学时编写,共 64 个学时,其中理论 52 学时,实训 12 学时。4 个学分。本课程的主要任务是通过临床营养学的教学,使学生掌握临床营养学的基本理论、基本知识和基本技能,了解医院基本膳食,治疗、试验和代谢膳食;掌握与营养、消化相关疾病的营养治疗原则与方法;能对病人配合进行初步的临床营养治疗;会配制肠内营养膳食;提高全方位的治疗、护理能力。为此,在教学过程中,要自始至终把握疾病的营养干预、营养支持、营养治疗与营养护理。

二、课程目标

通过本课程的学习,学生能够达到下列要求:

(一)职业素养目标

1. 具有良好的职业道德,重视医学伦理,自觉尊重患者人格,保护患者隐私。

2. 具有良好的法律意识,自觉遵守医疗、食品卫生相关法律法规。

3. 具有良好的职业素养,能将合理营养、平衡膳食、促进健康作为自己的职业责任。

4. 具有良好的人际沟通能力,能与社区居民、患者及家属进行有效沟通,与相关医务人员进行专业交流。

5. 具有良好的服务意识和一定创新精神。

(二)专业知识和技能目标

1. 具备必要的医学基础与临床知识、技能,能开展营养相关疾病的体格测量、临床检查,会识读理化检验报告。

2. 具有基础营养相关知识与技能,能正确提供健康成年人、老年人、孕妇、儿童等各种营养素的参考摄入量,正确计算热能分配。

3. 具有应用临床营养相关知识与技能,对病人配合进行初步的临床营养治疗,会配制常用治疗膳食。

4. 能开展膳食调查,建立饮食档案,具有基本的统计分析能力。

5. 具有评价健康人、病人等不同人群的营养和膳食状况的能力。

6. 能合理编制健康人、病人等不同人群的食谱。

7. 能开展营养与保健健康教育与咨询。

8. 会使用计算机软件进行食谱编制、结果评价、营养指导等。

三、学时安排

教学内容	学时		
	理论	实践	合计
一、绪论	2	0	2
二、临床营养咨询和营养评价	2	0	2
三、临床营养调查、食谱编制及营养教育	4	4	8
四、医院膳食	4	4	8
五、肠内营养与肠外营养治疗	4	0	4
六、呼吸系统疾病与营养	3	0	3
七、循环系统疾病与营养	3	0	3
八、消化系统疾病与营养	6	0	6
九、泌尿系统疾病与营养	3	0	3
十、内分泌及代谢性疾病与营养	4	4	8
十一、血液系统疾病与营养	3	0	3
十二、感染性疾病与营养	2	0	2
十三、妇产科疾病与营养	3	0	3
十四、儿科疾病与营养	5	0	5
十五、特殊状态下营养支持	3	0	3
机动	1	0	1
合　计	52	12	64

四、主要教学任务和要求

单元	教学内容	教学目标		教学活动参考	参考学时	
		知识目标	技能目标		理论	实践
一、绪论	（一）临床营养 1. 营养学 　营养的定义 2. 临床营养学 （二）临床营养治疗 1. 临床营养治疗的内容 2. 临床营养治疗的原则 （三）临床营养的进展 1. 中国营养学发展史 2. 西方营养学的发展 3. 临床营养的发展趋势和未来前景	掌握 掌握 熟悉 了解 了解 了解		理论讲授 讨论教学 案例教学	2	

单元	教学内容	教学目标		教学活动参考	参考学时	
		知识目标	技能目标		理论	实践
二、临床营养咨询和营养评价	（一）患者的营养咨询 1. 营养咨询的形式 2. 营养咨询的方法 3. 营养咨询的步骤 （二）患者的营养评价 1. 人体测量 2. 临床检查 3. 实验室检查 4. 营养状况综合评价	了解 了解 了解 熟悉 熟悉 熟悉 掌握		理论讲授 案例教学 讨论教学	2	
三、临床营养调查、食谱编制及营养教育	（一）临床营养调查 1. 膳食调查的方法 2. 膳食调查的计算和步骤 3. 膳食调查结果的评价 （二）临床食谱编制 1. 食谱编制的意义 2. 食谱编制的原则 3. 食谱编制的方法 （三）临床营养教育 1. 营养教育的相关理论 2. 营养教育的对象 3. 营养教育的方法和步骤 4. 营养教育的内容	掌握 掌握 掌握 了解 熟悉 熟悉 了解 了解 了解 了解		理论讲授 案例教学 讨论教学 启发教学	4	4
四、医院膳食	（一）基本膳食 1. 普通膳食 2. 软食 3. 半流质膳食 4. 流质膳食 （二）治疗膳食 1. 高能量膳食 2. 低能量膳食 3. 高蛋白质膳食 4. 低蛋白质膳食 5. 低胆固醇膳食 6. 低脂肪膳食 7. 限钠（盐）膳食 8. 少渣膳食 9. 低嘌呤膳食 （三）诊断膳食和代谢膳食 1. 糖耐量试验膳食 2. 隐血试验膳食 3. 肌酐试验膳食 4. 甲状腺 ^{131}I 试验膳食 5. 胆囊造影检查膳食 6. 钾、钠定量代谢膳食 7. 钙、磷定量代谢膳食	掌握 掌握 掌握 掌握 掌握 掌握 掌握 掌握 掌握 掌握 掌握 掌握 掌握 熟悉 掌握 掌握 熟悉 熟悉 熟悉 掌握		理论讲授 案例教学 角色扮演 情境教学 讨论教学	4	4

续表

单元	教学内容	教学目标		教学活动参考	参考学时	
		知识目标	技能目标		理论	实践
五、肠内营养与肠外营养治疗	（一）肠内营养治疗 1. 肠内营养制剂的种类 2. 肠内营养的调配及途径 3. 肠内营养的适应证和禁忌证 4. 肠内营养并发症 （二）肠外营养治疗 1. 肠外营养制剂的种类 2. 肠外营养的调配及途径 3. 肠外营养的适应证和禁忌证 4. 肠外营养并发症	 了解 熟悉 掌握 了解 了解 熟悉 掌握 了解		理论讲授 案例教学 角色扮演 情境教学 讨论教学	4	
六、呼吸系统疾病与营养	（一）急性上呼吸道感染的营养治疗与膳食指导 1. 疾病特点 2. 相关营养因素 3. 营养治疗 4. 膳食指导 （二）急性气管 - 支气管炎的营养治疗与膳食指导 1. 疾病特点 2. 相关营养因素 3. 营养治疗 4. 膳食指导 （三）支气管哮喘的营养治疗与膳食指导 1. 疾病特点 2. 相关营养因素 3. 营养治疗 4. 膳食指导 （四）慢性阻塞性肺疾病的营养治疗与膳食指导 1. 疾病特点 2. 相关营养因素 3. 营养治疗 4. 膳食指导	 熟悉 熟悉 掌握 了解 熟悉 熟悉 掌握 了解 熟悉 熟悉 掌握 了解 熟悉 熟悉 掌握 了解		理论讲授 案例教学 启发教学	3	
七、循环系统疾病与营养	（一）冠心病的营养治疗与膳食指导 1. 疾病特点 2. 相关营养因素 3. 营养治疗 4. 膳食指导 （二）高血压病的营养治疗与膳食指导 1. 疾病特点 2. 相关营养因素 3. 营养治疗 4. 膳食指导	 了解 熟悉 掌握 掌握 了解 熟悉 掌握 掌握		理论讲授 案例教学 讨论教学	3	

续表

单元	教学内容	教学目标		教学活动参考	参考学时	
		知识目标	技能目标		理论	实践
七、循环系统疾病与营养	（三）高脂血症的营养治疗与膳食指导 1. 疾病特点 2. 相关营养因素 3. 营养治疗 4. 膳食指导 （四）心力衰竭的营养治疗与膳食指导 1. 疾病特点 2. 相关营养因素 3. 营养治疗 4. 膳食指导	了解 熟悉 掌握 掌握 了解 熟悉 熟悉 熟悉		理论讲授 案例教学 讨论教学	3	
八、消化系统疾病与营养	（一）胃炎的营养治疗与膳食指导 1. 疾病特点 2. 相关营养因素 3. 营养治疗 4. 膳食指导 （二）消化性溃疡的营养治疗与膳食指导 1. 疾病特点 2. 相关营养因素 3. 营养治疗 4. 膳食指导 （三）肝硬化的营养治疗与膳食指导 1. 疾病特点 2. 相关营养因素 3. 营养治疗 4. 膳食指导 （四）胆囊炎与胆石症的营养治疗与膳食指导 1. 疾病特点 2. 相关营养因素 3. 营养治疗 4. 膳食指导 （五）胰腺炎的营养治疗与膳食指导 1. 疾病特点 2. 相关营养因素 3. 营养治疗 4. 膳食指导 （六）便秘的营养治疗与膳食指导 1. 疾病特点 2. 相关营养因素 3. 营养治疗 4. 膳食指导	了解 熟悉 掌握 掌握 了解 熟悉 掌握 掌握 了解 熟悉 掌握 掌握 了解 熟悉 掌握 掌握 了解 熟悉 掌握 掌握 了解 熟悉 掌握 掌握		理论讲授 案例教学 角色扮演 情境教学 讨论教学	6	

续表

单元	教学内容	教学目标		教学活动参考	参考学时	
		知识目标	技能目标		理论	实践
九、泌尿系统疾病与营养	(一) 急性肾炎的营养治疗与膳食指导 1. 疾病特点 2. 相关营养因素 3. 营养治疗 4. 膳食指导	了解 熟悉 掌握 掌握		理论讲授 案例教学 讨论教学	3	
	(二) 慢性肾炎的营养治疗与膳食指导 1. 疾病特点 2. 相关营养因素 3. 营养治疗 4. 膳食指导	了解 熟悉 掌握 掌握				
	(三) 肾病综合征的营养治疗与膳食指导 1. 疾病特点 2. 相关营养因素 3. 营养治疗 4. 膳食指导	了解 熟悉 掌握 掌握				
	(四) 肾衰竭的营养治疗与膳食指导 1. 疾病特点 2. 相关营养因素 3. 营养治疗 4. 膳食指导	了解 熟悉 掌握 掌握				
	(五) 泌尿系统结石的营养治疗与膳食指导 1. 疾病特点 2. 相关营养因素 3. 营养治疗 4. 膳食指导	了解 熟悉 熟悉 熟悉				
	(六) 透析患者的营养治疗与膳食指导 1. 疾病特点 2. 相关营养因素 3. 营养治疗 4. 膳食指导	了解 熟悉 熟悉 熟悉				
十、内分泌及代谢性疾病与营养	(一) 甲状腺功能亢进的营养治疗与膳食指导 1. 疾病特点 2 相关营养因素 3. 营养治疗 4. 膳食指导	了解 了解 掌握 了解		理论讲授 案例教学 角色扮演 情境教学 讨论教学	4	
	(二) 糖尿病的营养治疗与膳食指导 1. 疾病特点 2. 相关营养因素 3. 营养治疗 4. 膳食指导	熟悉 熟悉 掌握 了解				

续表

单元	教学内容	教学目标		教学活动参考	参考学时	
		知识目标	技能目标		理论	实践
十、内分泌及代谢性疾病与营养	(三)痛风的营养治疗与膳食指导			理论讲授 案例教学 角色扮演 情境教学 讨论教学	4	
	1. 疾病特点	了解				
	2. 相关营养因素	了解				
	3. 营养治疗	掌握				
	4. 膳食指导	掌握				
	(四)骨质疏松症的营养治疗与膳食指导					
	1. 疾病特点	了解				
	2. 相关营养因素	了解				
	3. 营养治疗	熟悉				
	4. 膳食指导	了解				
	(五)肥胖症的营养治疗与膳食指导					
	1. 疾病特点	熟悉				
	2. 相关营养因素	熟悉				
	3. 营养治疗	掌握				
	4. 膳食指导	了解				
十一、血液系统疾病与营养	(一)缺铁性贫血的营养治疗与膳食指导			理论讲授 案例教学 演示教学	3	
	1. 疾病特点	掌握				
	2. 相关营养因素	掌握				
	3. 营养治疗	掌握				
	4. 膳食指导	熟悉				
	(二)巨幼细胞贫血的营养治疗与膳食指导					
	1. 疾病特点	掌握				
	2. 相关营养因素	了解				
	3. 营养治疗	熟悉				
	4. 膳食指导	熟悉				
	(三)白血病的营养治疗与膳食指导					
	1. 疾病特点	掌握				
	2. 相关营养因素	了解				
	3. 营养治疗	熟悉				
	4. 膳食指导	熟悉				
十二、感染性疾病与营养	(一)病毒性肝炎的营养治疗与膳食指导			理论讲授 案例教学 启发教学	2	
	1. 疾病特点	熟悉				
	2. 相关营养因素	熟悉				
	3. 营养治疗	掌握				
	4. 膳食指导	了解				
	(二)结核病的营养治疗与膳食指导					
	1. 疾病特点	熟悉				
	2. 相关营养因素	熟悉				
	3. 营养治疗	掌握				
	4. 膳食指导	了解				

续表

单元	教学内容	教学目标		教学活动参考	参考学时	
		知识目标	技能目标		理论	实践
十三、妇产科疾病与营养	（一）功能失调性子宫出血的营养治疗与膳食指导 1. 疾病特点 2. 相关营养因素 3. 营养治疗 4. 膳食指导 （二）妊娠期高血压疾病的营养治疗与膳食指导 1. 疾病特点 2. 相关营养因素 3. 营养治疗 4. 膳食指导 （三）妊娠剧吐的营养治疗与膳食指导 1. 疾病特点 2. 相关营养因素 3. 营养治疗 4. 膳食指导 （四）妊娠糖尿病的营养治疗与膳食指导 1. 疾病特点 2. 相关营养因素 3. 营养治疗 4. 膳食指导	了解 熟悉 熟悉 掌握 了解 熟悉 熟悉 掌握 了解 熟悉 熟悉 掌握 了解 熟悉 熟悉 掌握		理论讲授 案例教学 启发教学	3	
十四、儿科疾病与营养	（一）小儿腹泻的营养治疗与膳食指导 1. 疾病特点 2. 相关营养因素 3. 营养治疗 4. 膳食指导 （二）佝偻病的营养治疗与膳食指导 1. 疾病特点 2. 相关营养因素 3. 营养治疗 4. 膳食指导 （三）儿童糖尿病的营养治疗与膳食指导 1. 疾病特点 2. 相关营养因素 3. 营养治疗 4. 膳食指导 （四）儿童肥胖症的营养治疗与膳食指导 1. 疾病特点 2. 相关营养因素 3. 营养治疗 4. 膳食指导	熟悉 掌握 熟悉 了解 熟悉 掌握 熟悉 了解 熟悉 掌握 熟悉 了解 熟悉 掌握 熟悉 了解		理论讲授 案例教学 启发教学	5	

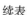

续表

单元	教学内容	教学目标		教学活动参考	参考学时	
		知识目标	技能目标		理论	实践
十四、儿科疾病与营养	（五）苯丙酮尿症的营养治疗与膳食指导 1. 疾病特点 2. 相关营养因素 3. 营养治疗 4. 膳食指导 （六）糖原累积病的营养治疗与膳食指导 1. 疾病特点 2. 相关营养因素 3. 营养治疗 4. 膳食指导 （七）半乳糖血症的营养治疗与膳食指导 1. 疾病特点 2. 相关营养因素 3. 营养治疗 4. 膳食指导	 熟悉 掌握 熟悉 了解 熟悉 掌握 熟悉 了解 熟悉 掌握 熟悉 了解		理论讲授 案例教学 启发教学	5	
十五、特殊状态下营养支持	（一）围术期的营养治疗与膳食指导 1. 疾病特点 2. 相关营养因素 3. 营养治疗 4. 膳食指导 （二）烧伤的营养治疗与膳食指导 1. 疾病特点 2. 相关营养因素 3. 营养治疗 4. 膳食指导 （三）短肠综合征的营养治疗与膳食指导 1. 疾病特点 2. 相关营养因素 3. 营养治疗 4. 膳食指导 （四）肠瘘的营养治疗与膳食指导 1. 疾病特点 2. 相关营养因素 3. 营养治疗 4. 膳食指导 （五）恶性肿瘤的营养治疗与膳食指导 1. 疾病特点 2. 相关营养因素 3. 营养治疗 4. 膳食指导	 掌握 熟悉 熟悉 掌握 掌握 熟悉 熟悉 掌握 掌握 了解 了解 掌握 掌握 了解 了解 掌握 掌握 熟悉 熟悉 掌握		理论讲授 案例教学 启发教学	3	

单元	教学内容	教学目标		教学活动参考	参考学时	
		知识目标	技能目标		理论	实践
实训	实训1:膳食调查(记账法)		1. 会用记账法进行膳食调查。	临床见习案例分析技能实践		4
	实训2:流质饮食的配制		2. 能根据患者的适应证配制流质饮食。			4
	实训3:糖尿病患者食谱编制		3. 能为糖尿病患者编制食谱。			4
	机动				1	

五、说明

(一) 教学安排

本课程标准主要供中等卫生职业教育营养与保健专业教学使用,第4学期开设,总学时为64学时,其中理论教学51学时,实践教学12学时,机动1学时。

(二) 教学要求

1. 本课程对知识部分教学目标分为掌握、熟悉、了解三个层次。掌握:指对基本知识、基本理论有较深刻的认识,并能综合、灵活地运用所学知识解决实际问题。熟悉:指能够领会概念、原理的基本含义,解释现象。了解:指对基本知识、基本理论能有一定的认识,能够记忆所学的知识要点。

2. 本课程重点突出以岗位胜任力为导向的教学理念,在技能目标分为能和会两个层次。能:指能独立、规范地解决实践技能问题,完成实践技能操作。会:指在教师的指导下能初步实施实践技能操作。

(三) 教学建议

1. 本课程依据营养与保健岗位的工作任务、职业能力要求,强化理论实践一体化,突出"做中学、学中做"的职业教育特色,根据培养目标、教学内容和学生的学习特点以及执业资格考试要求,提倡项目教学、案例教学、任务教学、角色扮演、情境教学等方法,利用校内外实训基地,将学生的自主学习、合作学习和教师引导教学等教学组织形式有机结合。

2. 教学过程中,可通过测验、观察记录、技能考核和理论考试等多种形式对学生的职业素养、专业知识和技能进行综合考评。应体现评价主体的多元化,评价过程的多元化,评价方式的多元化。评价内容不仅关注学生对知识的理解和技能的掌握,更要关注知识在临床实践中运用与解决实际问题的能力水平,重视职业素质的形成。

(吴　苇)